# 눈의 검사법

眼科檢査法 −手技の實際と讀み方のこつ−

# 눈의 검사법

## 眼科檢査法 −手技の實際と讀み方のこつ−

이혜정 · 엄정희 · 두하영 · 김홍선
백승선 · 성덕용 · 황정희 역

● 監修
眞鍋 禮三 大阪大学名誉教授

● 編集
田野 保雄 大阪大学教授
木下 茂 京都府立医科大学教授
大橋 裕一 愛媛大学教授
不二門 尚 大阪大学眼科
細谷比左志 大阪大学眼科

南江堂 도서출판 대학서림

# 執筆者


| | | |
|---|---|---|
| 湯浅武之助 | ゆあさ たけのすけ | 国立大阪病院眼科部長 |
| 大路 正人 | おおじ まさひと | 大阪大学眼科 |
| 大橋 裕一 | おおはし ゆういち | 愛媛大学眼科教授 |
| 荒木かおる | あらき かおる | 大阪大学眼科 |
| 原 二郎 | はら じろう | 近畿中央病院眼科部長 |
| 岡本 茂樹 | おかもと しげき | 大阪厚生年金病院眼科 |
| 井上 幸次 | いのうえ よしつぐ | 大手前病院眼科 |
| 濱野 孝 | はまの たかし | 大阪船員保険病院眼科部長 |
| 木下 茂 | きのした しげる | 京都府立医科大学眼科教授 |
| 真野 富也 | まの とみや | 多根記念眼科病院部長 |
| 畑崎 泰定 | はたざき たいじょう | 大阪大学眼科視能訓練士 |
| 細谷比左志 | ほそたに ひさし | 大阪大学眼科 |
| 松田 司 | まつだ まもる | 松田司眼科医院院長 |
| 渡辺 潔 | わたなべ きよし | 大阪大学眼科 |
| 前田 直之 | まえだ なおゆき | 大阪大学眼科 |
| 下村 嘉一 | しもむら よしかず | 大阪大学眼科講師 |
| 渡辺 仁 | わたなべ ひとし | 大阪大学眼科 |
| 原 吉幸 | はら よしゆき | 大阪大学眼科 |
| 柏木 豊彦 | かしわぎ とよひこ | かしわぎ眼科医院院長 |
| 春田 恭照 | はるた やすてる | 愛媛大学眼科助教授 |
| 飯塚 修三 | いいづか しゅうぞう | 明和病院眼科医長 |
| 清水 芳樹 | しみず よしき | 清水眼科医院院長 |
| 山本 良 | やまもと りょう | 大阪大学眼科 |
| 中谷 一 | なかたに はじめ | 成徳記念病院眼科 |
| 田野 保雄 | たの やすお | 大阪大学眼科教授 |
| 佐藤 勝 | さとう まさる | さとう眼科医院院長 |
| 別所 建夫 | べっしょ たけお | 別所眼科医院院長 |
| 斉藤 喜博 | さいとう よしひろ | 大阪大学眼科 |
| 恵美 和幸 | えみ かずゆき | 大阪労災病院眼科医長 |
| 池田 恒彦 | いけだ つねひこ | 大阪大学眼科 |
| 坪井 俊児 | つぼい しゅんじ | 多根記念眼科病院部長 |
| 石本 一郎 | いしもと いちろう | 大阪大学眼科講師 |
| 張野 正誉 | はりの せいよ | 淀川キリスト病院眼科部長 |

| | | |
|---|---|---|
| 福田 全克 | ふくだ まさかつ | 大阪逓信病院眼科部長 |
| 西川 憲清 | にしかわ のりきよ | 大阪警察病院眼科部長 |
| 檀上 眞次 | だんじょう しんじ | 大阪大学眼科講師 |
| 中尾 雄三 | なかお ゆうぞう | 近畿大学眼科助教授 |
| 不二門 尚 | ふじかど たかし | 大阪大学眼科 |
| 近江源次郎 | おうみ げんじろう | 大阪大学眼科 |
| 久保 喜美 | くぼ きみ | 国立大阪病院附属視能訓練学院教官 |
| 桑山 泰明 | くわやま やすあき | 大阪厚生年金病院眼科部長 |
| 井上 敬子 | いのうえ よしこ | 国立大阪病院眼科視能訓練士 |
| 大本 達也 | おおもと たつや | 関西労災病院眼科部長 |
| 萩原 正博 | はぎはら まさひろ | 伊丹市立伊丹病院眼科部長 |
| 切通 彰 | きりどおし あきら | 大阪大学眼科 |
| 眞鍋 禮三 | まなべ れいぞう | 大阪大学眼科名誉教授 |
| 西田 幸二 | にしだ こうじ | 京都府立医科大学眼科 |
| 宇野 敏彦 | うの としひこ | 愛媛大学眼科 |
| 桂 孝次郎 | かつら こうじろう | 桂眼鏡店 |
| 大黒 伸行 | おおぐろ のぶゆき | 大阪逓信病院眼科 |
| 法貴 隆 | ほうき たかし | 法貴眼科医院院長 |
| 宇都宮千鶴 | うつのみや ちづる | 市立松原病院主任視能訓練士 |
| 山本 保範 | やまもと やすのり | 箕面市立病院眼科部長 |
| 竹内 麗子 | たけうち れいこ | 行岡病院眼科 |
| 初川 嘉一 | はつかわ よしかず | 大阪府立母子保健総合医療センター眼科部長 |

（執筆者）

# 역자 서문

안경광학은 눈과 안경렌즈의 합성광학계를 다루는 학문으로 눈과 눈 검사에 대한 전반적인 지식이 필요하다. 이제까지 안경광학과에서는 굴절검사를 다루는 기초학문으로 안과학을 취급하여 시기해부 · 생리, 시기능 이상 및 안질환을 위주로 눈에 대한 기초적인 분야만을 다루었다.

그러나, 최근 과학의 눈부신 발달과 함께 안과학 분야가 세분화되고 고도로 발달하여 임상 안과 진료에서 사용하는 검사가 ~ 수십 가지가 되고 점점 늘어나는 추세이나, 이에 대한 정보가 미흡한 실정이다. 물론 안광학기기를 통하여 일부 안과 진료에서 다루는 기기 및 검사를 소개하고는 있으나, 보다 광범위한 눈 검사에 대한 전반적인 지식이 필요하다는 인식으로 저자들은 일본 원서인 '안과검사법'을 선택하여 번역서를 출간하게 되었다.

이 책은 눈의 검사법에 대한 입문서로 원저자의 의도는 안과 전문의를 지원하는 수련의나 안과 의사를 위하여 집필되었으나, 안경광학과에 재학하고 있는 학생, 대학원생 및 안경사들도 쉽게 이해할 수 있도록 기본적인 내용을 중심으로 설명하고 있다. 또한, 가능한 한 많은 검사법을 소개하고자 하였으며, 각 검사의 의의 및 방법 뿐 아니라, 원저자 각자의 임상 경험을 토대로 사례에 의한 구체적인 방법들도 소개하고 있다.

즉, 제 1장 시력검사, 제 2장 망막기능 · 전기 생리학적 검사, 제 3장 신경 안과질환, 제 4장 전안부의 질환, 제 5장 녹내장, 및 제 6장 후안부 질환의 총 6장의 구성되어 있으며, 각 장에서 소개한 검사만도 총 61가지에 달한다.

검사의 대부분이 실제 안경사의 업무 범위를 벗어나 어렵게 느껴질 수도 있겠으나, 소중한 인간의 눈을 다루게 될 학생 및 실제로 다루는 전문인이라면 이 정도의 정보 및 지식은 갖출 수 있기를 기대한다.

눈 검사법에 대한 기초에서 응용까지 광범위하게 기술되어 있는 이 책의 내용을 짧은 기간 동안에 하나의 교재로 편집하는 데는 여러 면에서 어려움이 많았다. 또한, 원서가 출간된 이후에도 하루가 다르게 발달하는 안과 기기로 이미 현장에서 사용되지 않는 기기들도 포함되어 있다. 그러나, 그 기본 원리는 동일한 것으로 생각되어 용기를 내어 출간하게 되었으며, 수정 및 보강하여야 할 부분은 저자의 개정판을 기다리며 독자 여러분의 애정 어린 관심과 지도 편달을 부탁드린다.

끝으로, 이 책을 출간하는 데 도움을 주신 대학서림의 임직원 여러분께 감사드린다.

# 목 차

## Ⅲ 신경 안과질환 65

## IV 전안부의 질환 115

# I

# 시력검사

# 1 시력 교정 · 안경 처방

## A ┤ 시력검사

시력검사는 나안시력 저하의 원인이 단순한 굴절이상 때문인지 또는 어떠한 안질환이나 심인성 반응에 의한 것인지를 명확히 할 목적으로 행하는 검사이다. 시력검사와 굴절교정 검사의 실제 측정방법은 다른 책을 참고하고, 여기서는 각 검사에 있어서의 주의점과 해석에 대하여 설명한다.

### 타각적 굴절검사

시력검사에서 자각적 검사를 하기 전에 먼저 타각적 검사를 한다. 최근에는 주로 자동 안굴절력계(auto-refractometry)에 의한 검사(적외선 안굴절력계를 포함)를 하지만, 3살 이하의 영유아는 검영법이 유용하다. 이 방법은 숙련되기까지 상당한 기간이 필요하다. 그러나 일반적으로 난시 굴절력 및 축의 정확도는 자동 안굴절력계에는 미치지 못한다.

### 자각적 굴절검사

타각적 굴절검사값을 참고로하여 자각적 검사를 한다. 만약 이 단계에서 적절한 교정 굴절력이 얻어지지 않으면 부정난시나 중간 매질 혼탁 등의 이상을 예상할 수 있다. 우선 자각적으로 가장 시력이 좋은 구면렌즈의 굴절력을 결정한 후 난시의 굴절력 및 축을 결정할 목적으로 운무법 또는 교차 원주렌즈법(crosscylinder lens)을 실시한다(그림 1). 물론 자동 안굴절력계로 정확한 정보를 얻을 수 있지만, 교차 원주렌즈의 사용으로도 충분한 검사가 가능하다. 단, 조절이 많이 작용하는 어린이는 운무법이 더 좋은 경우도 있다.

### 교차 원주렌즈에 의한 자각적 굴절검사

우선, 타각적 검사로 얻어진 구면과 원주렌즈를 착용하게 한 후(원주렌즈는 타각적 검사에서 얻어진 값의 1/2정도 가입), 가장 좋은 시력이 나오는 구면렌즈 굴절력을 구한다. 다음, 교차 원주렌즈를 사용하여 난시 유무의 확인, 난시축 및 굴절력을 결정한다. 교차 원주렌즈에 의한 검사에서는 운무법과 같이 (+) 방향으로 구면렌즈의 굴절력을 부가할 필요가 없기 때문에 최소착란원이 망막에 위치하는 상태에서 난시 굴절력과 축을 결정할 수 있는 장점이 있다. 이 때문에 검사의 정확도가 높고 검사의 주도권도 항상 검사자에게 있으므로 검사 시간을 단축할 수 있다. 그러나 교차 원주렌즈에 의한 검사에서는 항상 등가구면렌즈(교차

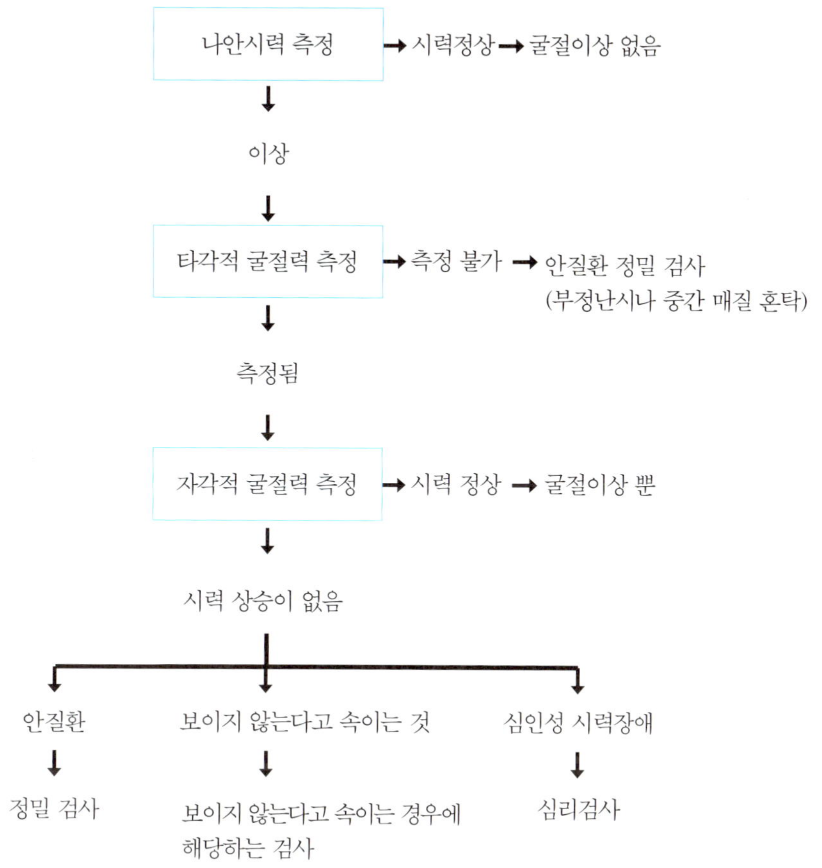


**그림 1** 시력검사의 흐름

원주렌즈에 의한 교정 굴절력의 1/2인 구면렌즈)로 재조정하면서 검사를 진행해야 한다. 이것은 난시의 교정렌즈로 (−)원주렌즈를 사용하기 때문에 항상 망막보다 후방에 결상되기 때문이다. 자각적 검사를 실시한 후 적절한 안경렌즈로 정상적인 시력이 얻어진다면 시력저하의 원인은 굴절이상에 의한 것이라고 할 수 있다.

## 시력이 나오지 않는 경우

시력이 나오지 않는 경우에는 안질환의 존재 가능성이 높으며 그 외의 원인도 부정할 수 없다. 다음에 설명하는 점에 주의하여 검사를 진행시켜야 할 것이다.

## ⓐ 핀홀(pin hole)에 의한 자각적 검사

우선 핀홀렌즈를 넣어 본다. 핀홀의 크기는 1 mm부터 시작해 보는 것이 좋으며 구멍(hole)이 매우 작아서 검사를 할 수 없다면 3 mm로 교환하여 검사한다. 이때 임상 기록지(chart)에 핀홀의 크기를 기록해 놓으면 나중에 편리하다. 핀홀검사로 시력이 나오면 시력저하의 원인은 부정난시이거나 자각적 검사에서 교정 할 수 없었던 굴절이상에 있다. 이 검사는 산동안에 대한 응급조치적인 검사로도 응용할 수 있다. 핀홀에 의한 시력은 망막의 감도에 의존하고 있기 때문에 굴절상태와는 거의 관계가 없으므로 피검안 망막에서의 최고 시력을 나타낸다.

## ⓑ 거짓으로 안보인다고 속이는 행위의 구별법

자각적 검사로 정상적인 시력을 얻지 못하고 진찰을 하여도 시력저하의 원인이 되는 안질환을 찾을 수 없다면, 우선 거짓으로 보이지 않는다고 속이는 행위를 의심할 수 있다.이러한 검사는 피검사자에 대한 설명이 매우 중요하다. 즉, 피검사자의 거짓에 말려들지 않도록 주의하면서, 검사자에게 피검사자가 걸려 들도록 할 필요가 있기 때문이다. 극단적인 경우 시력 측정 결과에서 5 m 안전지수가 나타날 수도 있다. 거짓으로 안보인다고 속이는 행위를 판단하는 방법은 다음과 같다.

① 우선 피검사자의 보행 상태, 얼굴 또는 시선의 움직임을 살 관찰한다. 특히 단기간에 시력이 저하된 피검사자의 움직임은 매우 둔할 것이다. 이와 같은 관찰이 이러한 행위를 파악하는 첫걸음이다.

② 렌즈 교환법 : 같은 굴절력의 볼록렌즈와 오목렌즈를 한 조로, 마치 굴절교정을 하고 있는 것처럼 하여 시력의 상승 여부를 관찰한다. 이 방법으로 2단계 이상의 시력 상승이 있으면 피검사자가 거짓으로 안보인다고 하고 있을 가능성이 높다.

③ 근거리 시력의 측정 : 근거리 시력을 측정해 본다. 만약 근거리 시력이 정상이면 원거리 시력도 정상일 것이다.

④ 양안시 기능의 측정(Titmus test, Synoptophore) : 한 눈의 시력 저하를 호소하여도 양안시 기능이 정상이면 거짓으로 보이지 않는다고 하고 있을 가능성이 높다(단, 약도의 시력 저하에서는 판정이 곤란하다).

⑤ 기타의 보조 진단 검사 : 중심 flicker값의 측정이나 시야검사의 결과도 참고로 한다. 또 최근 개발된 적외선 optometer는 조절 능력의 측정과 함께 동공의 크기도 모니터(monitor)할 수 있으므로 매우 유용한 검사 수단이다.

## ⓒ 기타 주의해야 할 병리(Pathology)

자각적 검사에서 거짓으로 보이지 않는다고 하는 경우 외에 굴절이상 교정이 불가능한 경우를 설명한다.

① 조절 경련 : 드물기는 하지만 타각적 검사의 결과 중등도 이상의 근시라도 시력이 대체로 좋거나, 굴절교정 후의 시력 변동이 심하여 자각적 검사값이 불안정한 경우는 조절 경련일 가능성이 매우 높다. 조절 경련은 젊은 여성에게 많으며 근시 안경을 착용하고 있는 경우도 있다. 단, 여기서 말하는 조절 경련은 가성 근시의 원인인 조절 긴장과는 다르므로 주의해야 한다.

② 심인성 시력 장애 : 대부분 어린이의 경우에 한정되지만, 거짓으로 보이지 않는다고 하는 것과의 구별이 어려운데 이것은 본인이 무의식 상태에서 시력저하를 호소하기 때문에 피검사자를 이완시켜서 검사하는 것이 중요하다. 검사를 잘 하면 그 자리에서 구심성 시야 협착이나 시력 저하가 개선되는 경우도 있다. 원인이 해결 되지 않는 한, 다음 검사에서도 같은 소견을 다시 나타내는 것도 임상적 특징의 하나이다. 심인성 요소가 있다고 여겨지는 경우에는 부모와의 관계나 병원에 온 동기 등 아동 피검사자의 배경까지 주의를 기울일 필요가 있다.

### 영유아의 굴절교정

영유아의 굴절검사는 조절마비제로 조절력을 제거한 상태에서의 타각적 굴절검사가 특히 중요하고 신뢰할 수 있으며, 자동 안굴절력계로 측정할 수 없는 경우가 많아 검영법에 의한 검사가 매우 유용하다. 만약 자각적 검사가 가능하다면 일반적인 굴절검사 방법으로 한 글자 시력표를 사용하는 것이 검사하기 쉽다. 자각적 검사가 불가능한 경우에는 타각적 굴절검사의 결과를 기초로 하여 안경 처방을 내는 경우도 있다.

### 근거리 시력 측정 요령

가장 좋은 원거리 시력을 얻은 안경을 착용시킨 상태에서 눈 앞 30 cm에 근거리 시력표를 두고 시력을 측정한다. 조절력의 저하가 의심될 경우에는 +1.00 ~ +3.00D의 볼록렌즈를 가입하여 시력을 측정하면 원거리 시력과 같은 시력을 얻을 수 있다.

## B ┤ 안경 처방

안경 처방은 일반적으로 피검사자의 일상 생활에서의 시력 향상을 목적으로 하는 것이며 최고 시력을 얻기 위한 것이 아니므로 착용하는 사람의 요구를 잘 이해하는 것이 중요하다. 단, 소아 약시안에 대한 안경 착용은 이에 포함되지 않는다. 예외적이기는 하지만 무한대(∞) 시력이 필요한 경우에는 5 m 시력표에 의한 굴절검사에서 얻어진 굴절력 보다 0.20D 더 (−)방향으로 굴절력을 조정하여 처방할 필요가 있다.

### 우위안(dominant eye)의 결정

안경 처방에서 우선 필요한 검사는 우위안의 확인이며 이것은 피검사자의 일상 생활에서 우위안 우선의 안경 처방을 해야 할 필요가 있기 때문이다.

## 원시안의 경우

최고 시력이 얻어지는 최대 굴절력을 처방하는 것이 기본이다. 이색검사(red · green test)에서는 녹색과 적색 안에 있는 검정 원의 선명도가 같거나 적색 안에 있는 검정 원의 선명도가 녹색 안에 있는 검정 원의 선명도 보다 높게 처방한다. 처방을 할 때에는 반드시 안정피로 유무를 확인한다. 만약 안정피로를 호소하면 완전교정으로 처방하지만 때로는 굴절검사에서 얻어진 굴절력보다 높은 볼록렌즈를 처방하는 경우도 있다. 단, 시력이 2.0 이상인 젊은 원시안의 시력을 1.5로 내리게 되면 오히려 안정피로를 유발한다. 원시안에서는 반드시 그 사람의 최고 시력을 유지하는 것이 필요하다.

## 근시안의 경우

근시안은 최고 시력을 얻을수 있는 최소 굴절력을 처방하는 것이 기본이다. 또 이색검사에서 적색 안의 검정 원 선명도가 녹색 안의 검정 원 선명도 보다 높음을 확인한다. 특히 안경 처방이 처음인 경우에는 구면 및 원주렌즈 모두 착용 가능한 굴절력까지 감하여 주는 것이 필요하다. 근시안의 과교정은 안정피로의 원인이 된다.

## 난시안의 경우

난시 굴절력의 처방을 결정할 때 가장 먼저 피검사자의 연령을 고려할 필요가 있다. 일반적으로 난시는 40대를 정점으로 직난시에서 도난시로 변화해 가기 때문이다. 따라서 중장년의 피검사자가 이미 도난시가 있으면 완전교정으로 처방하고 아직 직난시이면 다소 굴절력을 낮게 처방하는 것이 좋다.

## 노안의 경우

근용 안경을 처방함에 있어서도 피검사자의 연령을 고려할 필요가 있다. 어느 정도 조절력이 남아 있는지 또는 보는 대상이 무엇인지에 따라 처방은 달라진다. 또 난시의 굴절력도 대상에 따라 변한다. 예를 들면, TV를 보는 경우와 사전을 찾는 경우는 당연히 가입도가 다르다.

일반적인 원칙은 가입도 = 희망하는 근업 거리(D) − 잔존 조절력이다. 따라서 근업 거리가 다양하게 변하는 경우에는 다초점렌즈 안경을 처방해야 할 것이다. 또 원용 최량 시력이 0.5 이하인 피검사자는 작업 거리를 일반적인 거리보다 가까운 20 cm 정도로 맞추어 해상력을 높여야 할 경우도 생긴다.

# 2 안굴절력계(Refractometery) · 정점 굴절력계(Lensmetery)

## A ┤ 안굴절력계

자동 안굴절력계는 자각적 굴절검사의 보조 기구로 타각적으로 눈의 굴절력를 측정하며, 자각적 굴절검사를 할 수 없는 소아의 굴절 상태를 파악할 수 있는 필수 검사 기기이다. 여기서는 그 측정 원리나 각 회사의 자동 안굴절력계 특징에 대하여 설명한다.

### 측정 원리

자동 안굴절력계의 측정 원리를 광학적 측면에서 결상식, 합치식 및 검영식으로 분류할 수 있다. 어느 방식이라도 측정 광원은 근적외선을 사용하고 있으며 이 광원에 의한 망막 반사광의 굴절 상태를 광검출기에 의하여 전기 신호로 변환하여 컴퓨터 처리해서 굴절력을 측정한다. 다음에 이들 3가지에 대한 광학적 원리를 설명한다.

#### ⓐ 결상식(그림 1)

망막 반사광의 상이 가장 명료하게 보이는 위치에서 굴절력을 구하는 방법이다. 정시의 경우 광원 P는 망막 F에 결상하고, 망막에서 반사된 빛은 다시 P의 위치 P′에 결상된다. 근시에서 광원 P는 망막보다 전방 $F_1$에 결상되고 원시의 경우는 후방 $F_2$에 결상되므로 망막에서는 흐린 상(blured image)으로 되며 그 반사광에 의한 상 P′도 P에서는 흐린 상이 된다. 근시에서는 광원 P를 전방으로, 원시는 후방으로 이동시켜서 명료한 상을 얻을 수 있는데 이 이동량으로 굴절력을 구한다.

#### ⓑ 합치식(그림 2)

망막 반사광 상의 광축으로부터의 어긋남의 정도로 굴절력을 구하는 방법이다. Scheiner 실험의 응용이며, 광점 T에서 나오는 빛은 눈 앞 광축 밖의 슬릿(slit)에서 눈 안으로 입사된다. 정시는 광원이 망막 상의 광축 $T_0$에 결상되고, 반사광도 광원 T의 위치에서 결상된다. 근시는 망막의 전방에, 원시는 망막의 후방에 결상되므로 망막 상에서는 광속이 광축에서 어긋난 위치($T_0'$, $T_0''$)에 흐린 상을 만들고 그 상에서의 반사광도 T에서는 광축에서 어긋난 위치($T_1$, $T_2$)에 만들어진다. 이 반사 상이 광축에서 어긋난 정도로 굴절력을 구한다.

#### ⓒ 검영식(그림 3)

중화 상태를 구하는 원점 측정법은 아니고 피검안 안저에서의 반사광이 수광면에 설치되어 있는 한 쌍의 photocell을 횡단하는 속도로 굴절력을 구하는 방법이다. 정시안은 안저 반사광이 결상 렌즈의 초점 F에 결상되면 그 초점 위에 설치되어 있는 knife edge가 광축을 횡단하게 되면서 순간적으로 수광면은

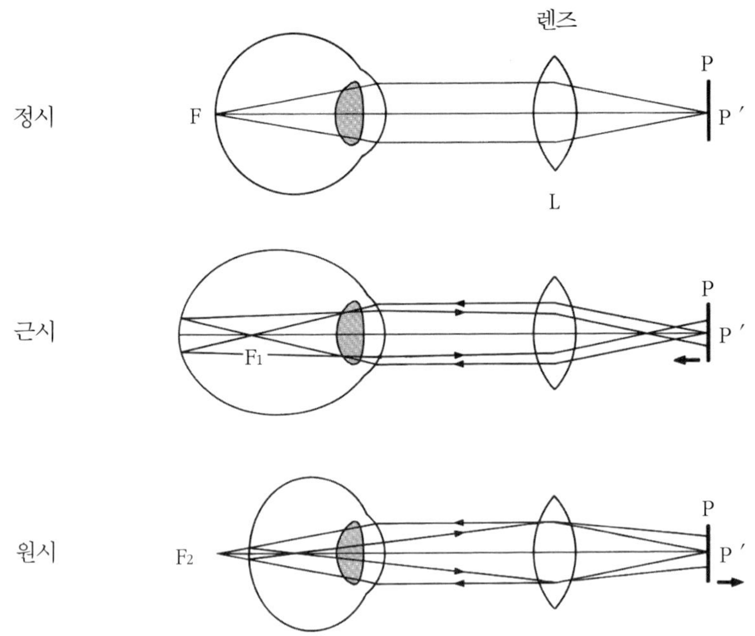


**그림** 1 결상식 안굴절력계의 원리

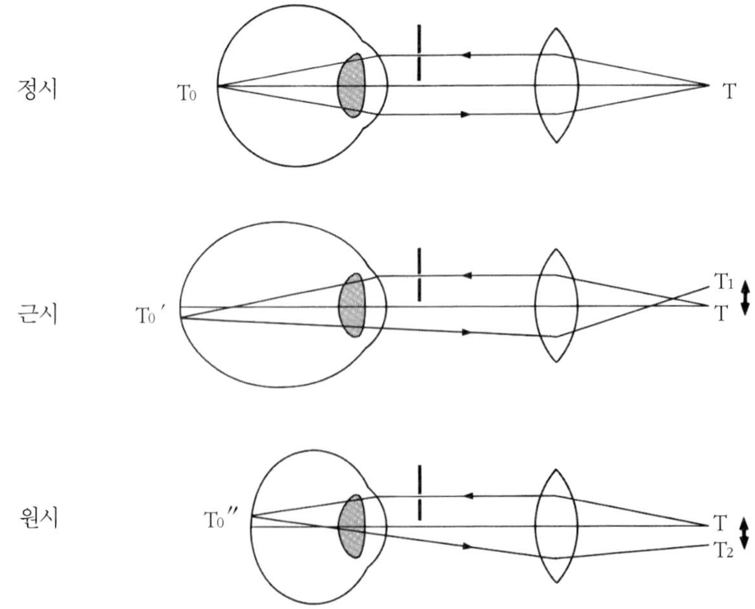


**그림** 2 합치식 자동 굴절력계의 원리

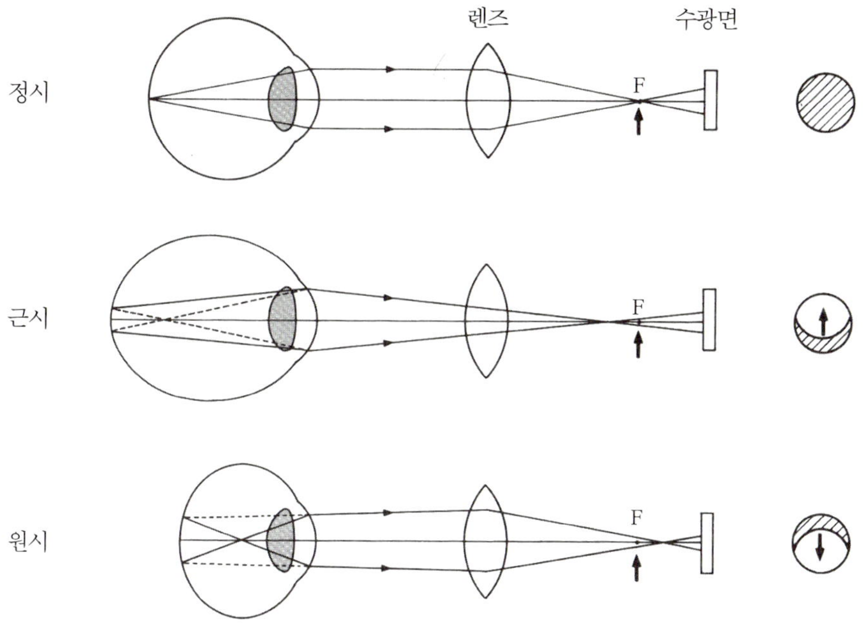


**그림 3** 검영식 자동 안굴절력계의 원리

어두워진다. 근시는 knife edge와 그 그림자의 움직임이 동행하고 원시는 역행하지만, 각각 굴절 정도에 따라 횡단 속도에 차이가 생기게 되고 이 속도차로 굴절력을 구한다.

### 측정 오차및 측정 불능의 원인

측정 오차의 주요 원인은 조절의 개입이며 그 외 속눈썹이나 안검의 개입이 난시의 굴절력과 축 오차의 원인이 되므로 주의해야 한다. 또한 매질의 혼탁, 작은 동공, 주시 불량(특히 소아에 있는 문제) 등의 원인으로 측정이 불가능한 경우도 있다.

## B ┤ 정점 굴절력계

렌즈미터는 안경렌즈 및 콘택트렌즈의 굴절력, 프리즘 굴절력의 측정과 렌즈의 광학중심점 위치를 검출할 수 있다. 최근에는 측정이 자동화된 간편한 것도 있으며, 크게 망원경식과 투영식으로 분류할 수 있다(그림 4). 여기서는 이제까지 많이 사용되고 있는 렌즈미터를 중심으로 사용할 때의 주의점과 그 측정 방법에 대하여 설명한다.

## 일반적 주의점

① 망원경식은 시도조절이 필요하지만 투영식은 필요없다.

② 일반적으로 렌즈의 후면을 렌즈받침대(광원)로 향하게 하지만 2중초점렌즈 중 근용부의 세그먼트(segment)가 렌즈의 전면에 붙어있을 때(융착형 이중초점렌즈의 가입도 측정은 렌즈의 전면을 렌즈받침대로 향하게 하여 측정해야 한다. 그렇지만 실제 가입도 측정에서 렌즈의 후면을 광원쪽으로 향하게 하여 측정해도 문제가 없는 경우가 많다.

## 토릭렌즈의 측정

먼저 디옵터(diopter) 조정 핸들(power knob)을 (+)쪽으로 돌렸다가 (−)쪽으로 움직여간다. 타켓(target)의 선명한 초선 상이 $\alpha$ 디옵터에서 보여진 후 $\beta$ 디옴터에서 다시 선명하게 보였다면 이 때 $\alpha$ 값은 렌즈의 구면굴절력(S)이며, $(\beta-\alpha)$ 값은 원주굴절력(C)이 된다. 또, $\beta$ 디옵터일 때의 선명한 초선의 방향이 원주렌즈의 축(axis) 방향이 된다(그림 5).

## 이중초점 렌즈의 측정

원용부의 굴절력은 단초점렌즈와 같이 측정할 수 있으나 근용부의 세그먼트가 영향을 미쳐 측정하기 어려운 경우는 렌즈의 약간 위쪽에서 측정한다(그림 6-①). 렌즈의 광학적중심점 이외의 위치에서 측정하는 경우, 렌즈의 프리즘 효과로 인하여 상은 중심에서 약간 편위되어 보인다. 이러한 경우에는 프리즘 컴펜세이터(prism compensator)의 프리즘 굴절력과 각도를 조절하여 상을 중심으로 이동시키면 정확한 측정을 할 수 있다. 또 근용부의 세그먼트가 렌즈의 전면에 있을 때는 렌즈의 전면이 광원을 향하게 하여 광학적중심점에 대하여 대칭인 2점의 굴절력 차이를 구하여 이것을 가입도로 한다(그림 6-②, ③). 그러나 약도의 렌즈에서 원용부의 굴절력을 측정한 후 렌즈를 그대로 밀어 옮겨서 렌즈의 후면이 광원을 향하게 한 채 근용부의 굴절력을 측정하여도 그다지 문제가 되지 경우도 많다.

## 누진굴절력 렌즈의 측정

누진굴절력 렌즈의 측정은 곤란하지만, 렌즈의 '숨긴 표시'를 사용하고 있는 제조 회사가 많고, 가입도를 각인해 놓았기 때문에 이것을 이용하여 측정한다(그림 7). '숨긴 표시'는 한 장의 렌즈 좌 · 우에 2개 있다. 이 2개의 '숨긴 표시' 중심이 렌즈의 광학적중심이다. 원용부의 굴절력은 각 제조회사에 따라 측정 위치가 다르지만 렌즈의 위쪽에서 측정한다. 이 경우도 상은 렌즈의 프리즘 효과에 의하여 중심에서 어긋나 보이므로 프리즘 컴펜세이터를 사용하여 상을 중심으로 이동시켜서 측정할 필요가 있다. 근용부의 가입도는

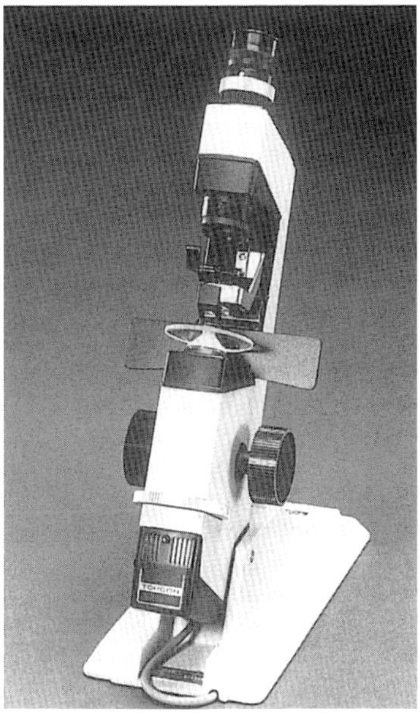

a. 망원경식 렌즈미터(TOPCON, LM - 6)

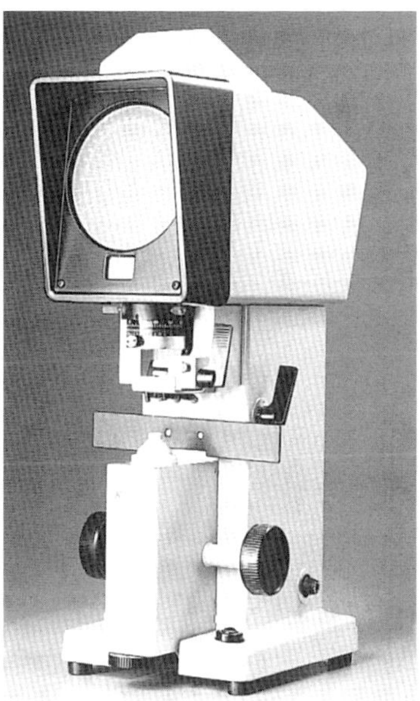

b. 투영식 렌즈미터(NIKON, PL - 2)

**그림 4** 망원경식 및 투영식렌즈미터

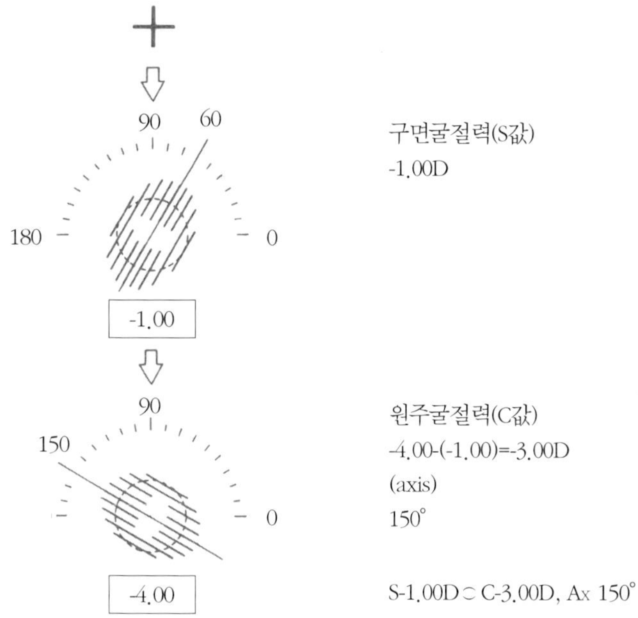


**그림 5** 토릭렌즈의 측정

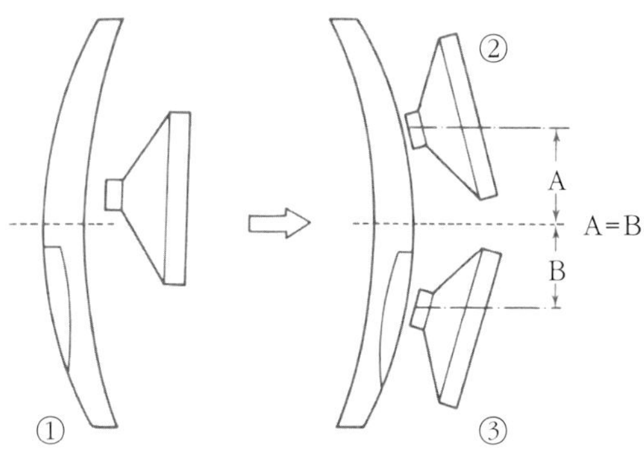


**그림 6** 이중초점 렌즈의 측정

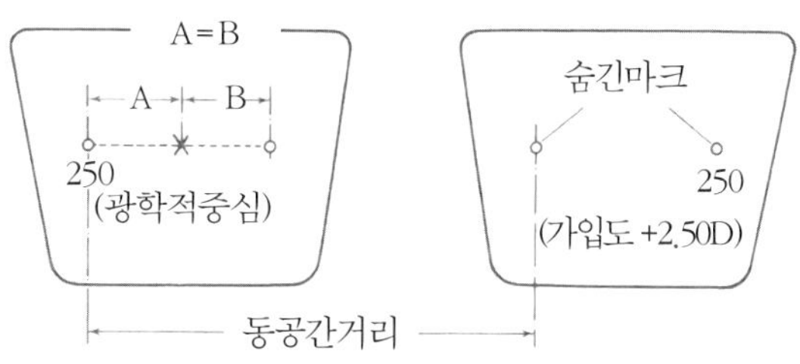


**그림 7** 누진굴절력렌즈의 측정

'숨긴 표시'의 아래쪽에 표시해 놓는 경우가 많다(예를 들면, 250으로 표시되어 있다면 2.50D의 가입도이다). 동공간거리도 이 '숨긴 표시'를 기준으로 측정하면 좋다.

## 자동 정점굴절력계

자동 정점굴절력계는 4개 또는 그 이상의 빔(beam)으로 측정한다. 따라서 렌즈의 흠 등이 그 빔에 걸리면 잘못된 측정 결과를 나타낼 수 있는 문제점은 있으나 프리즘 효과에 영향을 받지 않고 굴절력을 측정할 수 있다. 실제의 조작은 매우 간편하며 다초점렌즈의 가입도를 계산하는 기능이 있는 것도 많다.

# 3 안내렌즈(I.O.L)의 굴절력 결정

## A 안내렌즈 굴절력 결정의 이론

안내렌즈(I.O.L) 굴절력 결정 방법은 크게 2가지가 있는데 수술 전에 안축장과 각막 곡률반경을 측정하여 결정하는 방법(biometric method)과 수술 전 또는 수술 중 무수정체안의 굴절력을 기준으로 결정하는 방법(refractometric method)이 있다. 일반적인 백내장 수술에서는 biometric method를 취하지만 안내렌즈의 2차 삽입의 경우 등에서는 수술 전에 정확한 무수정체안의 굴절력이 구해지므로 refractometric method도 좋은 방법이다. 그 결정 방법의 개요를 소개한다.

### Biometric method

1) 광학 이론에 기초를 둔 방법.

안내렌즈를 삽입한 광학계는 그림 1과 같이 각막의 전·후면, 안내 렌즈의 전·후면인 4개의 굴절면과 계산상 안내 렌즈를 삽입한 눈의 굴절력을 표현할 필요성이 있으므로 안경을 합쳐서 모두 6개의 굴절면으로 이루어진다. 원리적으로는 수술 후의 각막 전면과 후면의 곡률반경, 안내렌즈의 전·후면의 곡률반경, 각 굴절면 사이의 거리와 안축장 및 매질의 굴절률이 주어지면 수술 후의 굴절력이 완전히 결정된다. 이와같이 안내렌즈 굴절력을 광학 이론적으로 결정하는 것이 이론에 의한 방법이다. 이론식에 속하는 것으로 가장 광범위하게 사용되는 것이 RTEC법(그림 2)이다. RECT법은 광선 추적법을 사용하여 안경 교정과 마찬가지로 시행 착오적으로 변화시켜서 목표로 한 안내렌즈의 굴절력을 결정하는 방법이다. 안내렌즈의 두께 변화에 의한 전방 깊이의 변화, 렌즈 고정 위치의 안축장에 대한 의존성, 안내렌즈의 형상계수(shape factor), 구면 수차, 각막의 비구면성, 망막의 두께 변화 등 모든 것이 계산에 포함되어 있다. 다른 이론식인 Binkhorst식이나 Hollady식(그림 3)에서는 일부 근사 계산을 사용하고 있으나 전방 깊이를 보정하면 충분히 사용할 수 있다.

2) 경험에 기초를 둔 방법

Retzlaff 등은 이론식이 현실과는 맞지 않는다고 비판하고 실제 data를 이용하여 선형회귀의 결과로 얻은 SRK식이나 SRK Ⅱ식(그림 4)을 사용할 것을 권하고 있다. SRK식은 간단하므로 가장 넓게 수용되고 있다. 그러나 SRK식과 SRK Ⅱ식 모두 전방 깊이는 안내렌즈 굴절력 결정과는 관계없이 양자 모두 볼록-평렌즈에서 얻어진 회귀식이므로 양볼록렌즈나 평-볼록렌즈에는 적용되지 않는다. 계수 A는 임상 data를 기초로 하여 각 수술의사 개인이 결정해야 한다.

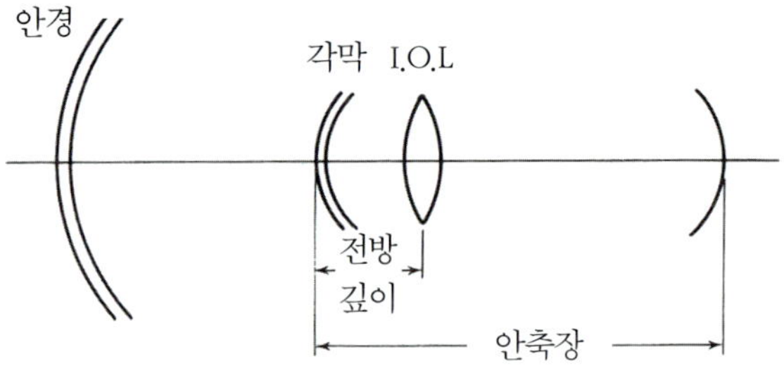


**그림 1** I.O.L을 삽입한 광학계

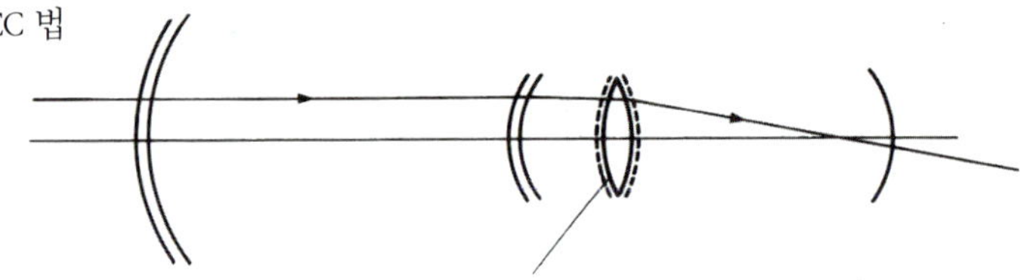


- 렌즈의 전면과 후면의 곡률반경을 일정하게 유지한 채 변화시킴.
- 광선 추적법으로 초점이 망막에 맞추어질 때까지 I.O.L 형상을 변화시킴

**그림 2** RTEC법

Binkhorst 방식

$$Dam = \frac{1{,}000n_2[n_2r-(n_1-1)L-0.001R\{V(n_2r-(n_1-1)L)+Lr\}]}{(L-C)(n_2r-(n_1-1)C-0.001R[V\{n_2r-(n_1-1)C\}+Cr)]}$$

Hollady 방식

수술 후의 희망하는 안내렌즈 굴절력

$$I = \frac{1{,}000n_a(n_aR-(n_c-1)Alm-0.001Ref[V\{n_aR-(n_c-1)Alm)+Alm R\}]}{(Alm-ACD-SF)(n_aR-(n_c-1)(ACD+SF)-0.001Ref[V\{n_aR-(n_c-1)(ACD+SF)\}+(ACD+SF)R]}$$

**그림 3** Binkhorst식과 Hollady식

SRK 식

$P = A - 2.5L - 0.9K$

SRK Ⅱ™

$P = A - 2.5L - 0.9K$

| | | |
|---|---|---|
| $\leqq 20$ | +3D | 가입 |
| $20 < L \leqq 21$ | +2D | 가입 |
| $20 < L < 22$ | +1D | 가입 |
| $24.5 \leqq L$ | -0.5D | 가입 |

**그림 4** SRK식과 SRK II식

## Refractometric method

수정체가 없는 상태(이미 백내장 수술이 되어 있고 현재 2차 삽입을 하고자 하는 경우나 수술 중인 경우)에서는 그 굴절력에서 안내렌즈 굴절력을 결정할 수 있다. RTEC법은 무수정체안의 굴절력에서 광학적 안축장을 광선 추적법으로 구하여 그 안축장의 값에서 안내렌즈 굴절력을 결정한다. 또다른 방법으로는 얻어진 굴절력에 적합한 계수를 곱하여 삽입해야 될 안내렌즈 굴절력을 결정한다.

## 안내렌즈 굴절력 결정 방법의 선택

안내렌즈 굴절력의 결정법 중 어떤 방법을 선택할 것인가는 안축장 측정의 정확도와 수술의사의 수술 기량과 수술 후에 바라는 굴절교정 정도와 밀접한 관계가 있으므로 이들의 정확도를 높이는 것이 매우 중요하다. 이들의 정확도가 높으면 높을수록 이론식이 가치를 얻게 되고 SRK식이나 SRK II식의 오차가 눈에 띄게 된다. 회귀식이 간단하다고 해서 반드시 좋은 것은 아니다. 몇 백년의 역사에 바탕을 둔 광학 이론에 따르는 방법이 70년 정도의 경험 밖에 갖지 못한 SRK식 등과 비교하여 훨신 많은 경험과 진리를 내포하고 있다.

# B ┤ 안내렌즈 굴절력 결정의 실제

안내렌즈 굴절력을 결정하기 위해서는 각막굴절력, 안축장 및 예상 안구굴절력을 결정하는 것이 필요하다. 예상 안구굴절력은 피검사자의 가장 바람직한 굴절 상태를 생각해서 결정하는 것이므로 수술의사가 임의로 결정할 수 있다. 또 각막곡률계(keratometer)의 발달로 각막굴절력은 매우 정확하게 측정할 수 있게 된 반면에 안축장 측정은 여전히 불확정 요소가 남아 있으므로 후방렌즈 삽입술에서의 수술 후 안구굴절력 오차를 결정하는 큰 요소가 된다. 물론 그 외에도 각종 원인에 의하여 오차는 나올 수 있겠지만 여기서는 후방렌즈 삽입술에서의 수술 전 검사 중에서 가장 중요한 안축장 측정의 요령을 임상적 관점에서 간단히 설명한다.

## 안축장 측정 · A mode법

① 검사법에 숙련되어야 한다.

모든 검사에 공통되는 것으로 반복 연습을 통하여 검사 방법을 숙련하는 것이 중요하다. 또 항상 수술 후의 안구굴절력과 예상 안구굴절력의 차이로 측정값의 정확함을 확인함과 동시에 사용하고 있는 기기의 특징을 빨리 파악하는 것이 중요하다.

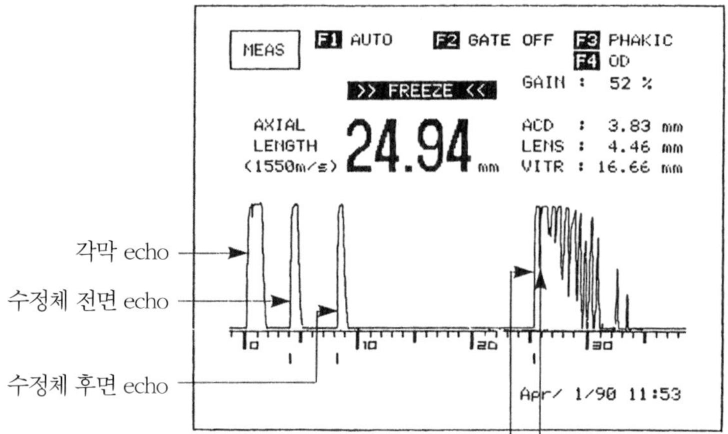


a. 좋은 A-mode 파형

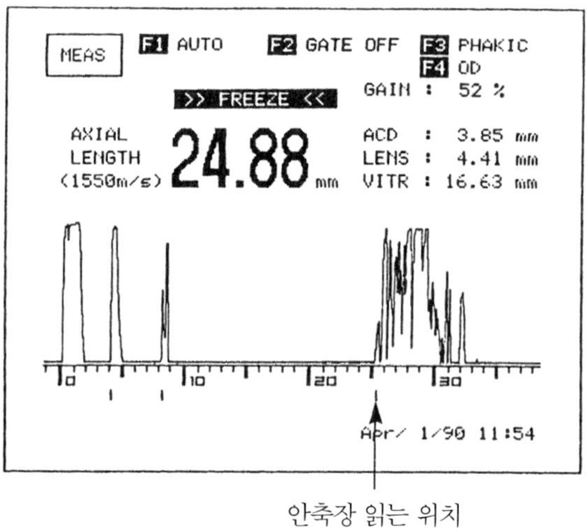


b. 좋지 않은 A-mode 파형

**그림 5** A-mode 파형

시축선 위에 probe(탐촉자)가 있으면(망막면에 수직인 경우) 망막 echo가 수직으로 서 있는 것에 비하여 그렇지 않는 경우(망막면에 경사져 있는 경우)에는 망막 echo의 peak가 낮아진다.

② 기본적인 설명을 익힌다.

각막을 지나치게 압박하지 않도록 주의하면서 동공 중심에 probe를 수직으로 댄다.

③ 피검사자의 협력을 얻을 수 있도록 노력한다.

말할것도 없이 측정값의 정확성은 피검사자의 협력없이는 있을 수 없다. 검사의 중요성을 잘 이해하도록 하여 순조롭게 검사가 종료될 수 있도록 한다. 특히 고령자에게는 여유를 가지고 부드럽게 대하면서 타협하지 않고 검사하는 것이 필요하다. 또 주시 불량의 경우는 주시 목표를 설정하여 주는 등의 배려가 필요하다.

④ 측정 회수는 많게, 반드시 두 눈을 측정한다.

측정 회수가 많을수록 보다 정확한 값에 가까워지는 것은 당연한 일이며 두 눈을 모두 측정하는 것은 특수한 경우를 제외하고는 측정값의 정확도를 보다 확실하게 확인하는 데 유용하다.

⑤ 사례에 따라 연구해야 한다.

일반적으로 산동하지 않고 검사하는 것이 정확한 값을 얻을 수 있다. 그러나 녹내장안에서 pilocarpine을 장기간 점안하고 있거나, 홍채후 유착이 있는 사례에서는 소동공이 많기 때문에 산동을 해야만 측정할 수 있음에 주의 한다. 또 인공 무수정체안이나 녹내장 수술 후에 동공 편위(corectopia)가 있는 사례에는 동공 크기 확보를 위한 산동이 필요하다.

## 기기 선정에 대하여

최근의 A-mode는 정확도가 향상되어 있으므로 어느 기종이라도 정확한 값을 기대할 수 있다. 따라서 다음과 같은 조건을 갖추면 어느 기종이라도 임상에서 사용하기 좋다.

① 여러 차례의 측정값을 기억하고 그 평균값으로 결정할 수 있는 것.

② Probe의 가동성이 좋은 것.

③ 오차가 일정한 경향을 갖고 있는 것.

앞으로 더욱 더 간단하며 정확한 기기가 개발될 것을 기대한다.

# 4 검영법(Retinoscopy)

최근에는 우수한 자동 안굴절력계를 일상 진료에 사용할 수 있게 되었으나 검영법을 전혀 사용하지 않는 것은 아니다. 특히 영유아에 대한 굴절검사는 검영법이 필수 적이다. 또한 콘택트렌즈나 안경의 과교정 처방 확인에도 유용한 수단이 된다.

## 기구

검영법에는 평면경, 점상검영기(spot retinoscope), 선조검영기(streak retinoscope) 등을 사용할 수 있다. 평면경은 어두워서 보기 어렵고, 선조 검영기는 한 주경선은 보기 쉽고 정확하지만 그곳과 90°를 이루는 다른 주경선은 선조광을 돌려야만 되기 때문에 그동안의 조절 작용으로 난시 굴절력이 부정확하게 측정될 가능성이 있다. 이러한 점에서 점상 검영기는 거의 동시에 여러 방향으로 빛을 움직일 수 있고 동공에서 회전하는 것처럼 움직이므로 난시축이나 굴절력을 실용적으로 측정할 수 있다. 검영기는 트랜스식(Trans type)과 전지식이 있으나. 전지식은 어둡고 보기 어려운 단점이 있으므로 트랜스식이 더 좋다.

## 방법

정확한 검영법을 하기 위해서는 피검사자 앞에 5 m 이상의 공간이 있는 것이 바람직하다. 만약 5 m 이상의 거리를 얻을 수 없는 경우나 5 m가 되어도 피검사자가 원시인 경우에는 적당한 (+)렌즈를 검사하지 않는 눈에 착용시켜 근견반사에 의한 조절의 영향을 제거할 필요가 있다. 피검사자 눈높이 5 m의 위치에 점멸하는 전구나 백색 시표(mark)를 놓고 피검사자의 시선을 고정시킨다. 또 피검사자가 근시여서 시표를 보기 어려울 경우에는 볼 수 있는 곳까지 시표를 가까이 해야만 정확한 검영법을 할 수 있다. 영유아를 검영할 경우에는 봉제 완구, 캐릭터 인형 큰 것, 흔들면 소리나는 장난감 등을 준비하여 피검사자의 주의를 끌고 있는 동안에 빨리 검영을 한다. 피검사자의 오른쪽 눈은 검사자의 오른쪽 눈으로 피검사자의 왼쪽 눈은 검사자의 왼쪽 눈으로 검영한다. 이때 중요한 것은 피검사자는 검사자의 방해를 받지않고 반대쪽 눈으로 시표를 볼 수 있어야 한다.

검사거리가 50 cm라면 중화된 검영법의 굴절력에서 검사거리에 해당하는 −2.00D를 더해준 것이 피검사자의 굴절력이 된다. 중화 굴절력에서 2.00D를 빼는 것과 같다. 그러나 검사자 · 피검사자의 거리를 일정하게만 한다면 중화 굴절력에서 몇 디옵터를 빼면 좋은지는 경험적으로 쉽게 알수 있으므로 문제가 되지 않는다. 고도 근시나 무수정체안의로서 강한 원시인 경우는 때로 검영값을 수정할 필요도 있으며, 검영법에 사용되는 판부렌즈의 위치는 가능하면 안경렌즈의 위치와 같은 각막정점에서 12 mm 떨어진 위치에 있도록 한다.

## 검사 방법

가급적 황반을 향하여 빛을 입사시키는 것이 중요하다. 동공에서 움직이는 빛이 검영기의 빛을 움직인 방향과 같은 방향으로 움직이면 (+)판부렌즈, 반대로 움직이면 (−)판부렌즈를 가하여 동공 전체가 같은 밝기로 되는 판부렌즈의 굴절력을 찾으면 된다. 사난시의 경우는 동공에서 움직이는 빛이 검영기의 빛을 움직이는 방향과 직각이 아니므로 이들이 직각으로 되는 축을 알아내면 대략적인 난시의 축을 알 수 있다. 정확한 축을 알려면 시험테(trial frame)를 착용시켜서 각도를 본다. 검영법을 정확하게 하기 위해서는 좋은 기기를 사용하여 반복 연습으로 숙련하는 방법 뿐이다.

# 5 대비 감도 검사(Contrast sensitivity test) · 눈부심 검사(Glare test)

### 원리 및 기구

일반적으로 시력검사는 대비가 강한 시표에 대한 망막의 분해능을 나타낸다. 빛이 전안부와 중간 매질에서 난반사되면 시력이 정상 범위에 있어도 희미하게 보인다. 이러한 상태(후낭하 백내장, 소프트 콘택트렌즈 착용 등)에서는 대비 감도의 저하가 인지된다. 망막과 시신경보다 더 상위 시각계에 장애가 있는 경우(약시, 녹내장, 시신경증 등)에도 대비 감도의 저하가 인지되지만 이것은 망막 내층 및 시각 중추에서의 측방 억제로 인하여 윤곽이 강조되는 부위 장애(mach 효과) 때문으로 여겨진다. Glare는 대상물 주변에서 밝은 빛이 나오는 경우(주변부 눈부심 : 주간 외출 때 사물을 볼 때의 눈부심) 및 대상물에 가까운 부위에서 빛이 오는 경우(중심부 눈부심 : 야간 운전때 마주오는 차를 볼 때의 눈부심)로 나눌 수 있으나 어느 경우도 광로의 혼탁에 따라 난반사가 증강되므로 대비 감도는 저하된다.

## A ┤ 대비 감도 검사

### 목적

① 백내장 피검사자의 보기 어려움에 대한 정량적 평가

② 녹내장, 시신경증, 약시 등의 시기능 평가

### 준비(panel형 – VCTS 6500)

① 검사거리의 확인 : Panel로 부터 3 m ± 30 cm의 위치에서 검사한다.

② 휘도의 확인 : Panel에서 5 cm의 휘도가 322.8~753.2 asb(30~70 ft-L, 부속 조도계에서 녹색의 범위) 임을 주변부의 4점에서 확인한다.

③ 굴절교정 : 굴절이상은 완전교정을 기본으로 한다(안경 및 콘택트렌즈 처방을 할 때에는 각 개인에게 적합한 굴절력으로 검사한다).

### 검사 방법

① 검사할 눈을 정하고 다른쪽 눈은 가린다.
② 공간 주파수가 낮은 열(줄무늬 간격이 넓은 열)에서 각각의 시표에 대해 줄무늬의 경사 방향을 대비가 강한 순서로 답하게 한다.
③ 바르게 답한 마지막 시표의 대비값을 기록한다(대비감도 기록지를 작성한다).
④ 다른쪽 눈에 대해서도 동일한 검사를 한다.

### 검사의 요령

① 대비감도는 배경 휘도의 영향을 받기 쉬우므로 배경 휘도를 정확하게 설정해야 한다.
② 공간 주파수가 높은 영역의 대비 감도는 시력과 관계가 있기 때문에 굴절교정은 정확하게 해야 한다.
③ 줄무늬 방향을 알기 어려운 경우에도 "모른다"라는 답이 아니라 생각되는 방향을 답하게 하여 그 옳고 그름으로서 판별 가능한 대비의 한계를 정하는 것이 중요하다.

## B 눈부심 검사

### 목적

역광에서 보이는 상태 및 야간에 보이는 상태 평가(백내장 및 콘택트렌즈 착용했을 때 등)

### 준비(들여다 보는 형 - MCT 8000)

들여다 보는 형을 사용하는 경우 검사 거리의 확인은 불필요하며 휘도는 manual에 따라 설정하고 굴절교정은 대비감도 검사와 동일하다.

### 검사 방법

들여다 보는 형이라도 Panel형을 사용한 대비감도 검사와 같은 방법으로 대비감도 기록지를 작성할 수 있으므로 대비감도의 변화도 볼 수 있다.

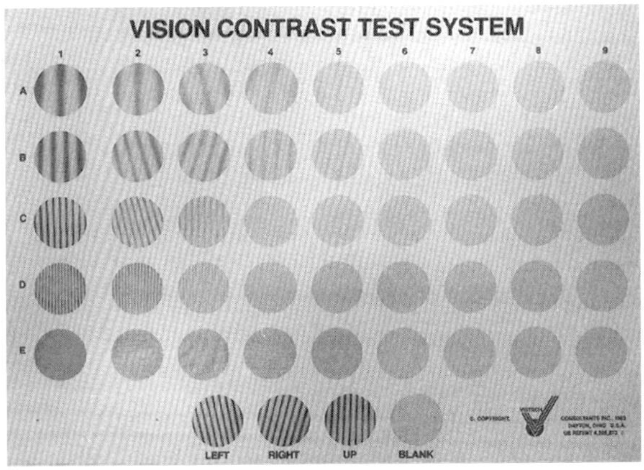


그림 1 대비 감도 측정 Panel(VCTS 6500)

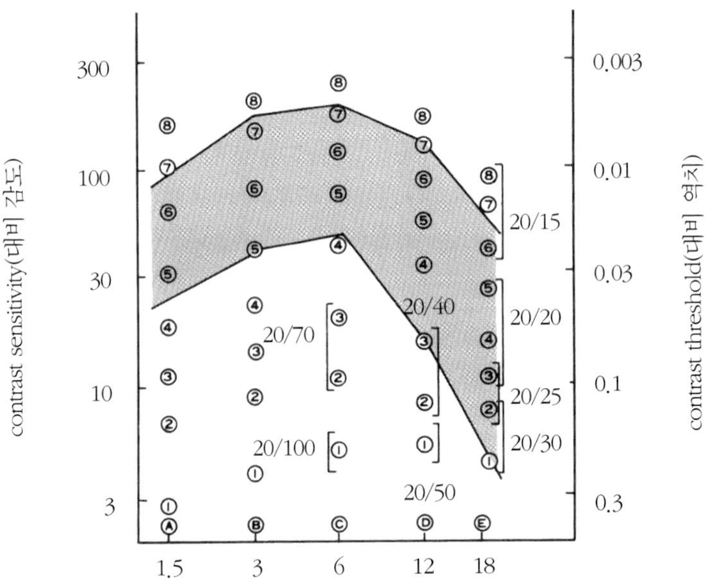


그림 2 대비 감도 기록지.

회색 부분은 시력이 좋은 경우의 정상 범위.

시력 저하에서는 분수 시력으로 나타낸 범위가 정상이 된다.

# Ⅱ

# 망막 기능 · 전기 생리학적 검사

# 1 색각 검사

## 목적

색각 검사에는 선천성 색각이상(이하 선천 이상)과 후천성 색각이상(이하 후천 이상)의 검사가 있으나 그 목적은 첫째, 색각이 정상인지 이상인지를 판정하는 것 둘째, 선천 이상의 경우에 그 이상이 어느 형에 속하는지(protan, deutan, tritan)를 분류하여 그 정도를 강도, 중등도, 약도, 미도의 어디에 해당되는지를 판정하는 것이다. 후천 이상의 경우에는 정상과의 경계가 명확하지 않고 장애의 기전(mechanism)도 다르기 때문에 선천 이상과 같은 분류나 정도 판정을 하는 것은 잘못이다. 색각 검사는 가능한 한 많은 종류를 해 보고 정확한 검사 결과를 기초로 지도한다. 또한 피검사자의 연령이 낮을 경우 색 판별력이 좋지 않더라도 색에 대하여 학습을 거듭함으로서 정도 판정을 가볍게 하는 경우가 있으므로 일년이 지난 후에 다시 검사해 보는 것이 필요하다.

## 종류

선천 이상용과 후천 이상용으로 분류할 수 있으나 대부분 선천 이상 검사에 사용된다.

1) 색각 검사표(가성동색표)

a) Ishihara-국제판 · 학교용 · 종합판.

b) Okuma 색맹 색약 검사표.

c) Ishihara-Okuma 신색각 이상 검사표.

d) 동경의대식 색각 검사표(TMC).

e) 표준 색각 검사표(SPP-1)

f) 표준 색각 검사표 제 2 부 · 후천 이상용(SPP-2)

2) 색상배열법

a) Panel D-15

b) Farnsworth Munsell 100 hue test

c) 색광법(Lantern test)

d) 색각경 검사(Anomaloscope)

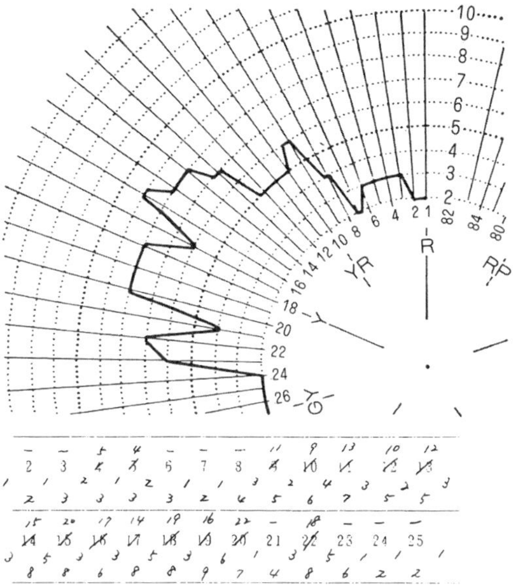

그림 1 기록하는 방법과 그림에 기입하는 방법

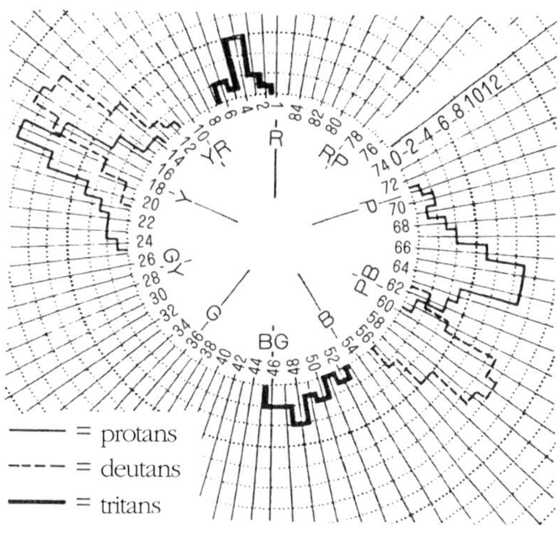


그림 2 protan, deutan, tritan의 pattern(Farnsworth)

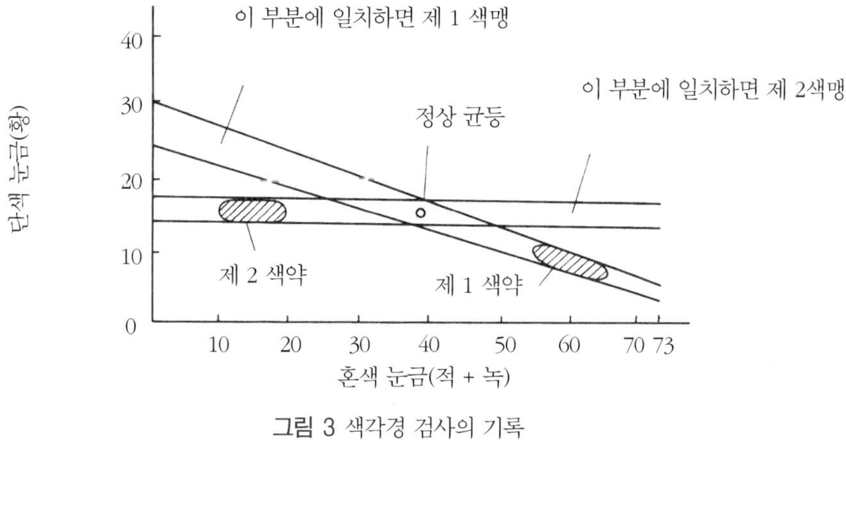


그림 3 색각경 검사의 기록

## A ┤ 색각 검사표

이상자의 검출(Ishihara · SPP · TMC), 병형 분류(TMC · SPP) 및 정도(Ishihara-Okuma표 · TMC)를 검사하기 위하여 사용한다.

### 사용 방법

다음과 같은 사항에 주의하여 검사한다.

① 검사표의 제시거리와 시간은 각각의 검사 표에 따라 다르므로 각 표에 기록된 사용 조건을 지킨다.

② 표는 시선과 직각으로 되도록 보여준다.

③ 조명은 맑은날 9시부터 15시 사이의 북쪽 창문으로부터의 빛이 좋으나 자연 주광색의 형광등을 사용할 수도 있다.

④ 피검사자의 응답을 이해하지 못해도 동일한 표를 반복하여 보이지 않는다.

⑤ 선천 이상일 경우에는 피검사자가 자각적으로 이상을 느끼는 경우는 드물고 타인으로부터 지적되어 검사를 받기 때문에 심리적으로 동요될 수가 있으므로 무턱내고 답을 또 다시 물어 본다든지 오답인 것 같은 태도를 취하지 않도록 한다.

⑥ 피검사자가 아동인 경우는 부모에게 말참견하지 않겠다는 약속을 받은 후에 아동의 뒤에서 보게 한다. 부모는 검사실에 들어오지 못하게 해야 한다는 의견도 있으나 검사 결과를 알리는 것으로는 납득하지 못하는 부모도 있으므로 아동이 어느 정도로 오답을 하는지 알게 할 필요가 있다.

⑦ 유아가 글자를 읽지 못하는 경우는 붓으로 문자나 그림 위를 비슷하게 따라 그리도록 한다.

### 검출(Screening)

① Ishihara표(국제판) : 검출표 20표 중에서 16표 이상을 옳게 읽으면 정상, 12표 이하는 이상이다.

② Ishihara-Okuma표 : 검출표 7표 중에서 오답 1표 이하는 정상으로 판정한다. 단, 제 2표에서 제 5표까지와 제 8표 중의 1표를 오인하는 경우에는 반드시 정상이라고 판정할 수 없다.

③ TMC : 검출표의 전부를 정독한 것이 정상이다.

④ SPP : 검출표 10표 중에서 8표 이상 정독한 사람이 정상이다.

오답이 적은 경도 이상자와 정상자의 구별은 어렵지만 2종류 이상의 검출표를 사용하면 구별하기 쉽다.

### 분류

어떤 검사표에서는 제 1이상으로, 다른 검사표에서는 제 2이상으로 판정되는 경우에는 어떤 표로 검사하였는지를 기록하고 색각경검사, Panel D-15, 100 hue test 등의 결과를 참고로 하여 판정한다. 그러나 아무리 해도 분류가 불가능한 경우는 무리하게 판정을 하지 말고 분류 불능으로 기록한다.

### 정도

2종류 이상의 정도표를 사용하고, 색각경검사, Panel D-15의 결과를 참고로 판정하지만 결과가 다를 경우는 사용한 검사표를 명기하며 그 정도를 기록한다.

## B | Panel D-15

일상 생활에서 필요한 색의 식별이 가능한 중등도 이상의 이상자를 'pass', 색 오인을 하는 강도 이상자를 'fail'로 분류한다.

### 사용 방법과 판정

좁고 긴 상자속에 16개의 원형 색표가 들어 있다. 이 중에서 청색 색표만 상자의 왼쪽에 고정되어 있으므로 나머지를 책상 위에 꺼내여 잘 섞은 후 고정된 청색 색표에 제일 가까운 색부터 순서대로 배열하게 한다. 전부 배열한 후 상자의 뚜껑을 닫고 뒤집으면 배열해 놓은 색표 번호가 나타난다. 이 숫자를 기록 용지에 배열해 놓은 순서대로 기입하고 그 순서에 따라 선으로 이어간다. 번호대로 배열하여 원이 그려지면 'pass', 약간의 전후 착오가 있다 해도 거의 원으로 되면 'pass'로 판정한다. 이어진 선이 원 안을 어떠한 경사를 갖고 횡단하는 경우는 'fail'로 하며 그 경사의 방향이 어느 표지선 (index line) 방향과 일치하는가에 따라 제 1, 제 2 및 제 3 색각이상 인지를 판정한다.

## C | Fransworth Munsell 100 hue test

색채와 관련된 직업에 종사하는 사람의 적합 여부를 조사하거나 색각이상자의 색 판별력 측정한다. 후천 이상의 판정에도 사용되나 저시력이나 시야가 좁은 사람에게는 사용하기 어렵다.

### 사용 방법과 판정

색표는 전부 85개 있고 4개의 좁은 상자에 각각 색표 No.85~21, 22~42, 43~63, 64~84로 나누어져 들어 있다. 상자 속의 색표를 책상 위에 꺼내 놓고 섞은 후 양끝에 고정되어 있는 색표와 비교하여 유사한 색표를 순서대로 상자 속에 배열한다. 배열이 끝나면 뚜껑을 덮고 뒤집어서 배열해 놓은 번호를 그림 1과 같이 기록 용지에 기입한다. 그 아래쪽 좌우의 숫자 차이를 적어서 다음 단에 그 차이를 옆끼리 더한 수치를 기록한다. 이 수치를 그래프상에 구성하여 선으로 이어가면 패턴이 된다. 선천 이상에서는 그림 2와 같이 특정 경향을 보인다.

## D ┤ 색광법

원래는 교통 기관 종사자의 적성 검사에 사용한 검사이다.

### 사용 방법

5 m의 거리에서 2초마다 바뀌는 적 · 녹 · 백색의 3색광 중 2색광을 짝지어 9조를 보여서 색 이름을 답하게 한다. 한바퀴 전부가 정답이면 'pass', 3바퀴의 평균 오답 수가 3이하이면 경계선(border line), 3바퀴 평균 오답 수가 4이상이면 'fail'로 한다. 색광의 점멸 시간이 2초로 짧기 때문에 시력이 나쁘거나 동작이 둔한 사람은 답하기 어려운 경우도 있다.

## E ┤ 색각경 검사

2색각(색맹)과 이상 3색각(색약)을 분류할 수 있다.

### 사용 방법

기계의 원통부를 한 눈으로 들여다 보면 적색과 녹색을 섞어 만든 황색과 단색으로 밝기가 변하는 황색이 상반원과 하반원으로 나누어 제시되어 있으므로 상 · 하의 반원이 같은 색으로 보이는 범위를 구한다. 조작 순서는 다음과 같다(그림 3 참조).

① 혼색 눈금을 40, 단색 눈금을 15 부근으로 맞추고 상하의 반원이 같은 색으로 보이는지를 묻는다. 같으면 정상이거나 2색각(색맹)이다. 이 위치를 정상 Ragleigh 균등이라 하며 기계에 따라 각각의 값이 틀리므로 미리 확인해 놓는다.

② ①의 정상 균등값으로 상하를 일치시켰을 때 혼색 눈금 0과 단색 눈금 24~30 부근, 혼색 눈금 73과 단색 눈금 3~5 부근이 각각 같은색으로 보이면 제 1색맹으로 판정한다. 혼색 눈금이 0, 40, 73이고 단색 눈금 15 부근에서 각각 같은 색으로 보이면 제 2색맹이다.

③ 위에 기록한 어느 위치에서도 같은 색으로 되지 않으면 색각 검사표에서 분류한 형을 참고로 그림 3에 나타난 사선 부분의 위치를 단색 눈금과 혼색 눈금을 조금씩 움직여서 상하가 같은색으로 보이는지를 계속 물어본다. 이 부분에서 일치하는 범위가 있으면 제 1색약이나 제 2색약이다. 이상과 같은 조작을 할 때에 피검사자가 원통부를 계속 보고 있으면 피로 때문에 균등값이 넓어지는 경우가 있으므로 유백색부의 빛을 10초간 보고 명순응을 한 다음 다시 원통부를 들여다 보는 방법을 반복하면서 검사한다.

## 색각검사의 요령

색각검사는 설명서대로 하여도 결과가 다른 경우가 자주 있으며 많이 하면 할수록 판정은 어렵다. 정도의 판정은 물론이고 분류도 하지 못하는 경우도 있다. 이러한 혼란을 피하기 위해서 반드시 색각검사 전용표(carte)를 만들면 좋다(그림 4, 5). 피검사자의 응답에 O표를 표시하는 것이므로 신속한 검사를 할 수 있고 검사가 끝날 때마다 분류 및 정도를 각각 판정할 수 있어 다음 검사에 참고가 된다. 모든 검사가 끝나면 그림 5에 나타낸 표에 각 결과를 기록한다. 무슨 이상이 어느 정도인지를 한 눈에 알 수 있으며 최종적으로 색 작업 능력까지 판정할 수 있으면 이상적이다.

## 가성 동색표 검사 성적

측정 시간 : 분 초　거리 : 75㎝　기준 : 1표 3초 이내

| 이시하라표 국제판 | | | | | | | | | | | | | | | | | | | | | | | | | | | |
|---|---|---|---|---|---|---|---|---|---|---|---|---|---|---|---|---|---|---|---|---|---|---|---|---|---|---|---|
| 표 | 1 | 2 | 3 | 4 | 5 | 6 | 7 | 8 | 9 | 10 | 11 | 12 | 13 | 14 | 15 | 16 | 17 | 18 | 19 | 20 | 21 | 22 | 23 | 24 | 25 | |
| 읽기 | | | | | | | | | | | | | | | | | | | | | | | | | | |
| 정상 | 12 | 8 | 6 | 29 | 57 | 5 | 3 | 15 | 74 | 2 | 6 | 97 | 45 | 5 | 7 | 16 | 73 | | | | | 26 | 42 | 35 | 96 | |
| P | 12 | 3 | 5 | 70 | 35 | 8 | 5 | 17 | 21 | — | — | — | — | — | — | — | — | 5 | 2 | 45 | 73 | (2)6 | (4)2 | (3)5 | (9)6 | |
| D | | | | — | — | | | | | | | | | | | | | | | | | 6(2) | 4(2) | 3(5) | (9)6 | |

측정 시간 : 분 초　거리 : 45㎝　기준 검출표와 정도 표 모두 1표 2초 이내

| 동경 의대표 | | | | | | | | | | | | | | | | |
|---|---|---|---|---|---|---|---|---|---|---|---|---|---|---|---|---|
| 표 | 1 | 2 | 3 | 4 | 5 | 1 | 검출표 판정 | 1 | 2 | 3 | 분류표 판정 | 1 | 2 | 3 | 정도표 판정 |
| 읽기 | | | | | | | | | | | | | | | |
| 정상 | 9 | 5 | 8 | 2 | 3 | 5 | | 22 | 66 | 55 | | 59 | 12 | 60 | Ⅰ |
| P | × | × | × | × | × | 5 | | ×2 | ×6 | ×5 | | 5× | 1× | 6× | Ⅱ |
| D | × | × | × | × | × | 5 | | 2× | 6× | 5× | | ×× | ×× | ×× | Ⅲ |
| T | 9 | 5 | 8 | 2 | 3 | × | | | | | | | | | |

측정 시간 : 분 초　거리 : 75㎝

문자 : 1표 3초 이내, 도형 : 1표 10초 이내

| 오쿠마 색맹색약 검사표 | | | | | | |
|---|---|---|---|---|---|---|
| 표문자 | 1 | 2 | 3 | 4 | 5 | 6 |
| 읽기 | | | | | | |
| 정상 | ァ | ニ | カ | サ | セ | ネ |
| $P_3$ | × | ○ | × | — | × | — |
| $D_3$ | ○ | × | — | × | — | × |
| $P_2$ | ○ | ○ | × | ○ | × | — |
| $D_2$ | ○ | ○ | ○ | × | — | × |
| $P_1$ | ○ | ○ | ○ | ○ | × | ○ |
| $D_1$ | ○ | ○ | ○ | ○ | ○ | × |
| $P_0$ $D_0$ | ○ | ○ | ○ | ○ | ○ | ○ |
| 표도형 | 7 | 8 | 9 | 10 | 11 | 12 |
| 읽기 | | | | | | |

거리 : 75㎝　1표 5초 이내

| 이시하라오쿠마신색각이상검사표 | | | | | | | | |
|---|---|---|---|---|---|---|---|---|
| 표의 번호 | 1 | 2 | 3 | 4 | 5 | 6 | 7 | 8 |
| 읽기 | | | | | | | | |
| 정상 | ○ | ○ | ○ | ○ | ○ | ○ | ○ | × |
| 적 · 녹 이상 | ○ | △ | △ | △ | △ | × | × | △ |
| 전색맹 · 전색약 | ○ | × | × | × | × | × | × | × |

| 표의번호 | 9 | 10 | 11 | 12 | 13 | 14 |
|---|---|---|---|---|---|---|
| 읽기 | | | | | | |
| 강도 제 1 이상 | × | ○ | × | — | × | — |
| 강도 제 2 이상 | ○ | × | — | × | — | × |
| 중등도 제 1 이상 | ○ | ○ | × | ○ | × | — |
| 중등도 제 2 이상 | ○ | ○ | ○ | × | — | × |
| 중등도 적녹이상 | ○ | ○ | × | × | × | × |
| 경도 제 1 이상 | ○ | ○ | ○ | ○ | × | ○ |
| 경도 제 2 이상 | ○ | ○ | ○ | ○ | ○ | × |
| 경도 적녹이상 | ○ | ○ | ○ | ○ | × | × |
| 미도 적녹이상 | ○ | ○ | ○ | ○ | ○ | ○ |

거리 : 75㎝, 1표 3초 이내

| 표준색각검사표 제 1 부 SPP | | | | | |
|---|---|---|---|---|---|
| 검출표 | | | 표분류 | | |
| 표번호 | 정상 | 제1, 제2 이상 | 표번호 | 제 1 이상 | 제 2 이상 |
| 5 | 3 | 8 | 15 | 8 | 3 |
| 6 | 2 | 9 | 16 | 5 | 7 |
| 7 | 4 | 못읽음 | 17 | 4 | 8 |
| 8 | 7 | 4 | 18 | 9 | 4 |
| 9 | 8 | 7 | 19 | 3 | 5 |
| 10 | 4 | 3 | 계 | | |
| 11 | 2 | 4 | 판정 정상 | | |
| 12 | 7 | 5 | 제 1 이상 | | |
| 13 | 8 | 못읽음 | 제 2 이상 | | |
| 14 | 3 | 6 | 기타 | | |
| 계 | | | | | |

**그림 4** 색각 검사 전용 표

## 색각 검사 전용 표

| 이름 | 남 여 | 년 월 일생 | 세 |
|---|---|---|---|
| 학교 년 반<br>유 치 원 | 주 소<br>TEL ( ) - | | |
| 안과 진단 | 시력 | R.V.=( )<br>L.V.=( ) | |

가계도

□정상 남자 ■이상 남자 ◇성 불명 아래의 숫자 : 연령
○정상 여자 ●이상 여자 △사 망(이 피검사자는 적색으로 표시함.)

측정 조건 일시 년 월 일 AM · PM 시 분부터 AM · PM 시 분까지
조명 자연(북향 ) 인공(형광등 표준C광원 )
날씨 매우맑음 맑음 구름 비 눈

| | 진단 구분<br>검사 방법 | 정상 | 실시 불능 | 병형 분류: 제1 이상 | 제2 이상 | 제3 이상 | 판정 불능 | 정도 분류: 강도 | 중등도 | 약도 | 미도 | 색각이상 의심 |
|---|---|---|---|---|---|---|---|---|---|---|---|---|
| 색감 | 이시하라(국제) | | | | | | | | | | | |
| | 이시하라 · 오쿠마 | | | | | | | | | | | |
| | 오쿠마 | | | | | | | | | | | |
| | 동경의대 | | | | | | | | | | | |
| | SPP I | | | | | | | | | | | |
| | 색각경 | | | | | | | AQ | | | | |
| | 100 Hue 총 편차점△값 | Pass<br>minor error | | | | | | Total | | | | |
| | Panel D-15 | Pass<br>minor error | | | | | | | | | | |
| | 등화법 | Pass | | Faill 1 2 3 4 5 6 7 8 9 | | | | | | | | |
| | 종합 진단 | | | | | | | | | | | |

지도와 조치
1. 재진( 년 월 일) 2. 경과 관찰 3. 기타(진로 상담, 유전 상담)

| 색작업능력판정 | |
|---|---|
| | A1. 색각은 완전히 정상이며 색채 판별력도 양호하고 색채에 관한 학습 및 작업에 대한 배려가 필요 없음. |
| | A2. 색각 이상의 정도는 약도 또는 중등도이나, 색채 판별력은 양호하므로 색채에 관한 학습 및 작업에 대하여 전혀 배려가 필요 없음. |
| | B1. 색각 이상의 정도는 약도 또는 중등도이며 색채 판별력에 약간 문제가 있으므로 색채에 관한 학습 및 작업에는 적절한 배려가 필요함. |
| | B2. 색각 이상의 정도는 강도이고 색채 판별력에 다소 문제가 있으므로 색채에 관한 학습 및 작업에 적절한 배려가 필요함. |
| | C1. 색각 이상의 정도는 약도나 중등도 이지만 색채 판별력이 불량하므로 색채에 관한 학습 및 작업에는 특별한 배려가 필요함. |
| | C2. 색각 이상은 강도이고 색채 판별력이 불량하므로 색채에 관한 학습 및 작업을 하는 경우 특별한 배려가 필요함. |

**그림 5** 색각 검사 전용 carte의 표지

# 2 광각 검사(암순응 검사)

망막의 광각(light sense) 검사로 빛을 자각하고 밝기의 차이를 판별하는 능력이다. 망막의 시세포에는 간체와 추체 2종류가 있는데 간체는 암소시(scotopic vision) 때에 작용하고 주로 광각을, 추체는 명소시(photopic vision) 때에 작용하고 주로 색각과 형태각을 관장한다. 두 세포에는 빛의 강함에 대한 감수성의 차이가 있는데 명순응(light adaptation)은 밝은 빛에 대한 망막의 적응으로서 일시적인 수명(40초~1분) 후에 익숙해져서 보여지는 추체만의 기능이고, 암순응(dark adaptation)은 어두운 빛에 대한 망막의 적응으로서 상당한 시간 후에 익숙해져서 보여지는 것을 말한다.

암순응은 추체와 간체에 의한 것으로 추체에 의한 것은 빠르지만(5~10분) 색각은 좋지 않은데 이것을 제1차 암순응이라 하며 추체 내의 감광 색소의 재생 과정에 해당된다. 간체에 의한 것은 늦지만(30분~1시간) 광각은 좋고 이것을 제2차 암순응이라 한다. 간체 내의 감광 물질인 시홍 재생을 바탕으로 한다.

## 암순응 검사 방법

암순응 검사는 전단계로 일정한 명순응을 한 후, 절대 암실에서 망막의 일정 부위에서 시표를 인지할 수 있는 최소 광량을 시간의 경과에 따라 구하고 가로축에 시간(분), 세로축에 휘도 (mL. = 10asb)를 표시하여 암순응 곡선(dark adaptation curve)을 얻는다. 측정 시작 5~10분 후에 제1차(추체)와 제2차(간체) 암순응 곡선의 교점인 Kohlrausch 변곡점(그림 1)이 있다. 측정 장치로는 Nagel의 암순응계, 일치식 암순응계 및 Goldmann-Weekers 암순응계 등이 있다.

## 주의 사항

① 전단계에서 명순응이 불충분하면 그 후의 암순응이 영향을 받는다.
② 동공이 최대로 산동하고 있으면 암순응 경과가 지연된다. 축동의 영향은 거의 없다.
③ 두 눈을 동시에 측정한다. 두 눈의 좌 · 우 차이를 볼 필요성이 있는 경우에는 한 눈씩 측정한다.
④ 렌즈에 의한 자극광의 흡수가 있으므로 안경은 착용하지 않고 측정한다.
⑤ 연령에 따라 생리적 편차가 있는데 노년이 되면 생리적으로 암순응 경과가 지연된다.
⑥ 피검사자의 신체 상태가 좋지 않으면 암순응 곡선에 영향을 미친다.
⑦ 고령자나 소아에서는 검사 중에 잠시 자리를 비워서는 안되는 것에 주의한다.
⑧ 피검사자가 정신적으로 불안정하게 되어 보조원이나 다수의 검사자를 요구하는 경우도 있다.
⑨ 사례에 따라 암순응의 완료 시간에 차이가 있다.
⑩ 질환에 따라서는 몇 시간 지나서야 정상 암순응을 나타내는 경우도 있다.

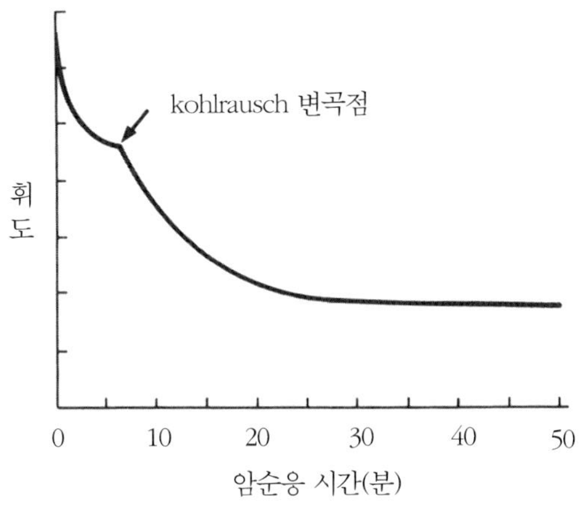


**그림 1** 정상 암순응 곡선
제 1차와 제 2차 암순응 곡선의 교차점이 kohlrausch 변곡점이다.

# 3 Purkinje 안내시 현상 검사

## Blue field entoptoscope

Purkinje 안내시 현상은 황반부 부근의 망막 모세혈관 내의 적혈구나 백혈구의 혈구 움직임을 자각하여 생기는 현상이다. 망막 모세혈관 중의 헤모글로빈(Hb)에 의한 빛의 흡수 결과, 혈구의 움직임이 무수한 작은 벌레가 부유하는것 같이 보이는 안내상(entoptic image)을 430 nm의 특수 파장광을 사용하여 명료하게 자각할 수 있도록 개발된 것이 blue field entoptoscope이다. Loebl 등(1978)이 시작하여 황반부 질환과의 관계에 대하여 보고 하였고, Sinclair 등(1979)은 중간 매질의 혼탁안이나 각막부종, 반흔, 전방 출혈, 백내장, 유리체 혼탁, 안저의 삼출물 등이 있는 사례에도 적용할 수 있도록 개량하였으며 이 장치에 의한 백내장 술전 성적과 수술 후 시기능과의 높은 상관관계를 보고하고 있다. 현재 이 장치는 특히 중간 매질 혼탁안에 대하여 황반부 기능 및 혈행 상태, 시신경 기능의 신속하고 쉬운 자각적 검사법으로 이용되고 있다.

## 방법

피검사자가 본체 접안부를 들여다보면 그림 1과 같은 십자선으로 4등분된 청색의 배경이 나타나고, 잠시후 안내상의 움직임을 자각하게 되면 검사를 할 수 있다. 이때, 십자선이 선명히 보일 수 있도록 초점 조절 레버(lever)를 조작함과 동시에 중간 매질의 혼탁 정도에 따라 배경의 청색광 조도를 증가시키거나 시력 불량자의 경우 검사자가 기기의 조명축을 피검사자의 시축에 맞추는 것이 필요하다.

## 주의 사항

관찰 할 때의 기본 주의 사항은 다음과 같다.

① 본 검사법은 자각적 검사법이다,

② 안내상이 맹점과 중심와 무혈관역을 제외한 시야 전체에서 관찰된다.

③ 피검사자에게 다음과 같은 질문을 한다.

시야 중앙에서 안내상이 적은지 아닌지, 또는 전혀 관찰되지 않는지의 여부,
다른 눈과의 비교, 안내상의 상대적인 수, 이동 정도, 맥동, 외관 등

관찰 할 때의 특징은 표 1에 나타나 있다.

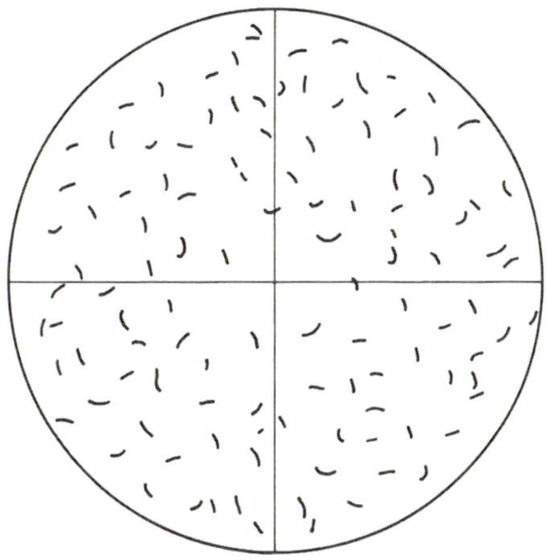

**그림 1** Blue field entoptoscope의 관찰

**표 1** Blue field entoptoscope에서의 안내상의 특징

| 비소구의 특징 | 정상적인 눈 | 이상이 있는 눈 |
|---|---|---|
| 움직임 | 정해진 loupe 모양의 움직임을 나타냄 | 한 눈 또는 두 눈에서의 움직임이 전부 또는 부분적으로 결여됨. |
| 맥동 | 심박에 따른 맥동을 나타냄 | 맥동의 결여 |
| 총수 | 안내상이 중심시야에 균일하게 분포되어 총수(20~40)는 두 눈에서 같음. | 두 눈을 비교하여 안내상의 총수에 차이가 있음. |
| 속도 | 안내상이 움직이는 속도는 두 눈에서 같음. | 두 눈을 비교하여 움직이는 속도에 차이가 있음. |
| 기타 | 유두(맹점)에서는 안내상이 관찰되지 않음 | |
| | 눈의 굴절기능의 영향은 받지 않음. | 관찰결과 이상이 있으면, 황반부 중심와의 혈행 불량 또는 망막 신경 손상이나 이들의 병발에 의한 것이므로 그 식별에는 다른 검사법과 진단법을 필요로 함. |

# 4 레이저 간섭무늬 인식 검사(Laser interference fringe pattern test)

## 목적

중간 매질에 혼탁이 있는 경우 혼탁을 제거한 후의 시력을 예상하기 위함이다.

## 대상

백내장 수술전 검사이다.

## 원리 및 기구

He-Ne Laser를 사용한 2개의 빔이 눈의 절점에서 초점을 맺듯이 입사되면 이들 광속이 교차하는 모든 영역에서 간섭무늬가 형성된다. 간섭무늬는 눈의 굴절 상태, 각막의 상태 및 중간 매질 혼탁의 영향을 받기 어렵다. 간섭무늬의 간격에서 망막의 간섭무늬 시력이 측정되며 이 값으로 전안부나 중간 매질의 혼탁이 제거되었을 때의 시력을 예상할 수 있다.

## 준비

피검사자의 눈을 산동시켜 놓는다.

## 검사 방법(Rodenstock사 Retinometer)

① 세극등 현미경의 빛이 각막 위에서 초점을 맺도록 조정한다.

② Retinometer의 전원을 켜고 세극등 현미경의 조명을 확산조명으로 한다.

③ 2개의 적색 spot이 수정체의 혼탁이 적은 부분을 투과하도록 조정하고 세극등을 끈다.

④ 피검사자에게 시표의 줄무늬 방향을 답하게 한다. 줄무늬 간격을 넓은 것부터 가는 것으로 순차적으로 바꾸어 가면서 판정 가능한 가장 좁은 간격의 줄무늬를 간섭무늬 시력으로 한다.

## 검사의 요령

① 중간 매질의 혼탁이 강한 경우는 줄무늬의 휘도를 높혀서 측정한다.

② 간섭무늬 시력은 대비(contrast)가 매우 강한 경우의 망막의 분해능을 나타내고 있기 때문에 수술 후의 시력은 예상값보다 나쁜 경우가 있는 것도 염두에 둘 필요가 있다.

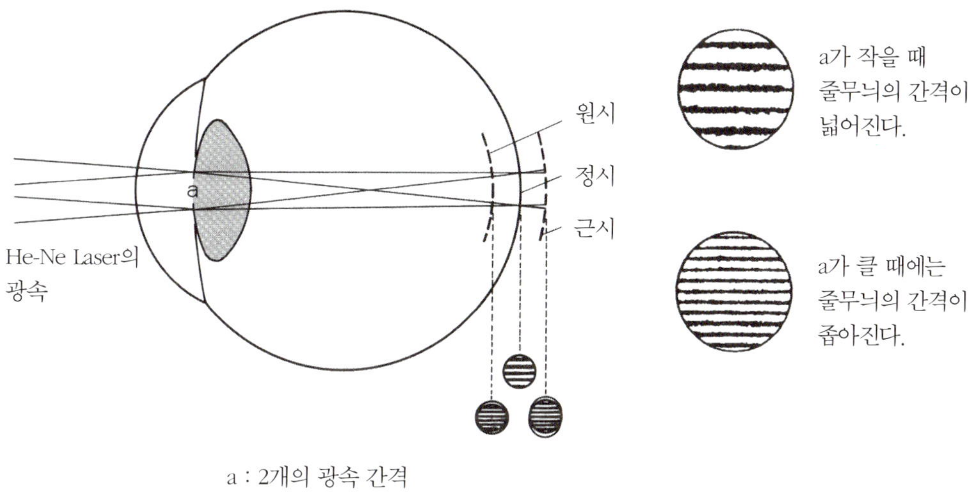


**그림 1** Laser에 의해 간섭무늬가 만들어지는 원리

# 5 중심암점계

중심암점계에는 암점의 검출을 쉽게 할 수 있도록 고안된 것이 많이 있으나 여기에서는 임상에서 가장 손쉽게 사용할 수 있는 Amsler chart와 Kawamoto식 중심암점계를 선택하였다. 두 기기 모두 몇 개의 도표로 이루어져 있으며 검사 방법은 피검사자의 한쪽 눈을 가리고 검사할 눈 앞 약 30 cm 거리에서 시선과 직각을 이루도록 암점계를 위치시키고 피검사자에게 도표의 중심을 주시하도록 하여 각각 몇 개의 질문을 하고 결과를 기록 용지에 기재하는 형식을 취한다. 검사하기 전에 굴절이상이나 조절 장애가 있으면 교정해야 하며 산동제나 조절마비제로 산동시키고 검사실은 밝게 한다. 검사 직전의 검안경 사용은 피하여야 하며 두가지 검사 모두 피검사자의 자각을 기초로 한 검사이므로 이 검사에서 좋은 결과를 얻는 것은 피검사자에게 이 검사 방법을 얼마나 이해시키는가에 달려있다.

## A Amsler chart

### 목적

황반 질환의 초기 이상은 변시나 암점으로 나타나는 경우가 많으며 Amsler chart는 이러한 기능적 장애의 단계에서 황반 질환 검출을 목적으로 한다.

### 검사 방향

흑색 바탕에 백색, 흑색 바탕에 적색, 백색 바탕에 흑색으로 그려진 5 mm 간격의 바둑판 눈금의 가로선 또는 점 모양을 그린 10 cm의 정사각형 도표로서 전부 7표로 이루어져 있다. 전체의 크기는 중심시야 20°×20° 내로서 황반부와 그 주위에 해당된다. 그물눈 같은 작은 4각은 시각 1°에 해당하며 Mariotte 맹점은 이 정사각형 밖에 있다. 검사를 할 때에는 6개의 질문을 하는데 이 때 먼저 기준인 제1표(그림 1)부터 시작한다.

① 정사각형 모양 표의 중심에 있는 백색점이 보이는가?
이것으로는 중심 암점의 유무를 알 수 있다. 보인다고 답한 경우에는 백색 점을 주시하면서 다음의 질문에 답하게 한다.

② 정사각형의 4개 각이 보이는가? 정사각형의 4개의 둘레가 보이는가? 정사각형의 전부가 보이는가?

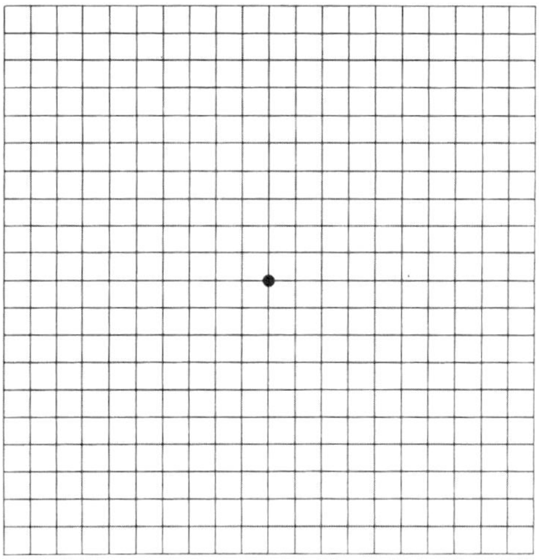

그림 1 Amsler chart의 제1표

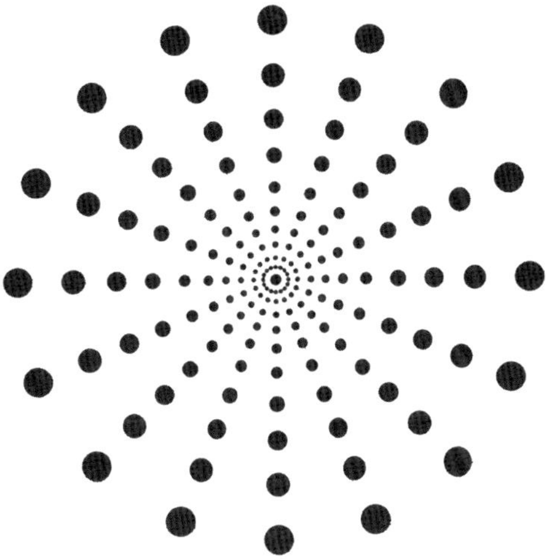

그림 2 Kawamoto식 중심 암점계 제1표

이것으로 중심부 10°의 협착을 알 수 있다.

③ 정사각형 속의 그물눈은 완전히 보이는가? 그물눈 속에 구멍이나 반점같은 끊어진 곳이 있는가? 어디인가 보이지 않는 부분이 있는가?
이것은 중심부근암점의 검출을 위한 것이다.

④ 전체의 선, 수평 · 수직의 두선이 보이는가? 선은 똑바르고 평행한가? 작은 4각형은 각각 크기가 같고 직각인가?
이것은 변시증 · 소시증 · 대시증의 검출을 위한 것이다.

⑤ 희미한 반점이나 비뚤어짐과는 다른 무엇인가가 보이는가? 선이 움직여 보인다면 어떤 선인가? 진동이나 흔들림이 있는가? 무엇인가 반짝이는 것이 있는가? 색에 물 들은것과 색이 다른 것이 있는가?
이것들은 초기의 암점 검출을 위한 것이다.

⑥ 눈을 움직이지 않고 희미한 곳과 비뚤어진 곳과 중심의 백색 점 사이에 몇 개의 4각이 보이는가?
이것은 이상이 중심와에서 어느 정도의 위치에 있는가를 알기 위한 것이다.

이상이 6가지 질문이며, 제2~7표는 각각의 이상을 더욱 상세히 알기 위하여 사용한다.

## B ┤ Kawamoto식 중심 암점계

### 검사 방법

흑 · 적 · 녹 · 황 · 청의 각 색깔 별로(흑 · 적 · 녹에 대해서는 각각의 엷은 색판을 포함) 크고 작은 색환을 동심원으로 배열한 직경 10 cm의 도표로 전체 8표로 이루어져 있다. 검사는 3개의 질문을 하는데 그때에는 우선 제 1 표(그림 2)에서 시작한다.

중심의 시표를 주변의 시표에 비교해서 다음의 3가지 질문을 한다.

① 불확실하게 보이는가? (중심시 흐림)

② 색조에 변화가 있는가? (중심 색약)

③ ①과 ②가 같이 나타나는가?

제 2~8 표를 사용하여 반복 검사한다.

정상자가 보면 중심부는 모양과 색이 가장 선명하게 보인다. 절대 중심 암점이 있으면 중심부가 전혀 보이지 않는다고 응답하고, 비교 암점이 있으면 중심부의 시표가 흐리지만 엷게 보인다고 답한다. 또 망막 질환에서는 청녹계, 시신경 질환은 적녹계의 이상을 호소하는 특징이 있다.

# 6 망막 전위도(Electroretinogram, ERG)

## 목적

① 백내장, 유리체 수술 및 각막 이식의 수술 전 검사(안저를 보는 것이 곤란한 경우은 망막 기능의 평가).

② 망막 색소 변성증 등의 유전성 안저 질환의 감별.

③ 당뇨병 망막증 등 광범위한 망막 이상이 있는 경우 망막 기능 평가.

④ 안저에 검안경적 이상은 보여지지 않지만 시력 저하가 있는 경우에 질환의 감별(상위 시로의 장애와 선천성 정지성 야맹 등, 망막의 기능적 이상 감별).

## 대상

① 콘텍트렌즈를 사용하는 경우 : 일반적으로 초등학생 이상.

② 피부 전극을 사용하는 경우 : 영유아도 가능.

## 암순응 상태에서의 백색광 자극에 의한 ERG

ERG의 정상파형은 a파, b파, 진동소파(op파)로 구성된다(그림 1-a-(i)). a파는 시세포, b파는 Müller세포 및 이극세포, op파는 주로 amacrine 세포가 그 기원으로 여겨지고 있다. 기록에 사용되는 필터의 조건은 일반적으로 0.3sec. high cut 1KHz이나, op파를 강조하는 필터의 조건은 0.003sec. high cut 1KHz이다(그림 1-a-(ii)).

## ERG의 이상

① 망막이 전반적인 기능 저하인 경우에는 모든 파형 성분이 낮게 나타난다(subnormal type, 그림 1-b). (당뇨병, 포도막염 등).

② 시세포는 유지되지만 망막 내층에 장애가 있는 경우, a파는 정상이고 b파 및 op파는 낮게 나타난다(negative type, 그림 1-c). (정지성 야맹, 망막 중심동맥 폐쇄증)

③ 시세포의 level에서 광범위한 장애가 존재하면 모든 성분이 소실한다(extinguished type, 그림 1-d). (망막 색소변성증 등)

## 특수한 ERG

간체계 및 추체계의 반응을 분리하여 기록하는 것이 필요할 경우가 있다. 암순응 상태에서 백색광 자극의 ERG는 간체계 및 추체계 반응 전체이지만 간체계의 기여가 더 크다. 명순응 상태에서의 ERG는 주로 추체계의 ERG를 나타낸다. 보다 순수하게 추체계의 ERG를 기록하기 위해서는 교대점멸(flicker) ERG를, 간체의 반응을 얻기 위해서는 암순응 상태에서 약한 청색광 자극에 의한 암순응(scotopic) ERG를 한다. 또 암순응 상태에서 적색광 자극을 주면 추체계와 간체계의 반응을 어느 정도 분리하여 기록하는 것이 가능하다.

## 준비

① 산동한다(산동하지 않아도 가능하다.)
② 암순응 상태에서의 백색광 자극의 ERG는 암순응을 10~15분간 행한다.
③ 명순응 ERG는 배경 휘도가 3ft-L (32.3asb) 이하의 조건에서 측정한다.

## 검사 방법

기종에 따라 조작 방법이 다르므로 일반적인 것을 설명한다(그림 2).

① 접지 전극(earth)은 귓부리에, 불관 전극(reference electrode)은 앞이마에 붙인다(심전도용 전극풀 사용).
② 콘택트렌즈형 전극(recording electrode)을 각막 위에 위치시킨다(국소 마취제를 점안한다).
③ 전극 선과 noise level이 정상 범위 내에 있는 것을 확인한다.
④ 피검사자를 광자극 장치 쪽으로 향하게 하고 눈을 뜨게 하여 섬광(flash) 자극을 준다.

## 검사의 요령

① 기록에 교류 noise의 혼입을 방지하는 방법으로는 보호매트(shield mat)를 깔거나 접지 전극을 한곳으로 집중시키는 것이 유효하다. 또 검사실은 꼭 방음을 할 필요는 없으나 검사실 안에서 noise가 적은 장소를 찾는 것이 필요하다.
② 기록에 근전도의 혼입을 방지하기 위하여는 피검사자가 편하게 검사받을 수 있도록 해야한다. 콘택트렌즈의 이물감을 호소하는 경우는 마취제의 점안을 추가한다. 긴장하여서 눈을 너무 크게 뜨지 않도록 주의한다.
③ 중간 매질의 혼탁이 강한 경우는 망막에 달하는 자극광 강도가 저하되고 op파가 낮게 나타날 수 있다. 이러한 경우에는 가능하다면 자극광 강도를 올린 측정도 병용하면 좋다.

④ 유 · 소아의 측정은 사전에 수면제를 마시게 하여 잠들게 하는 것도 필요하다.

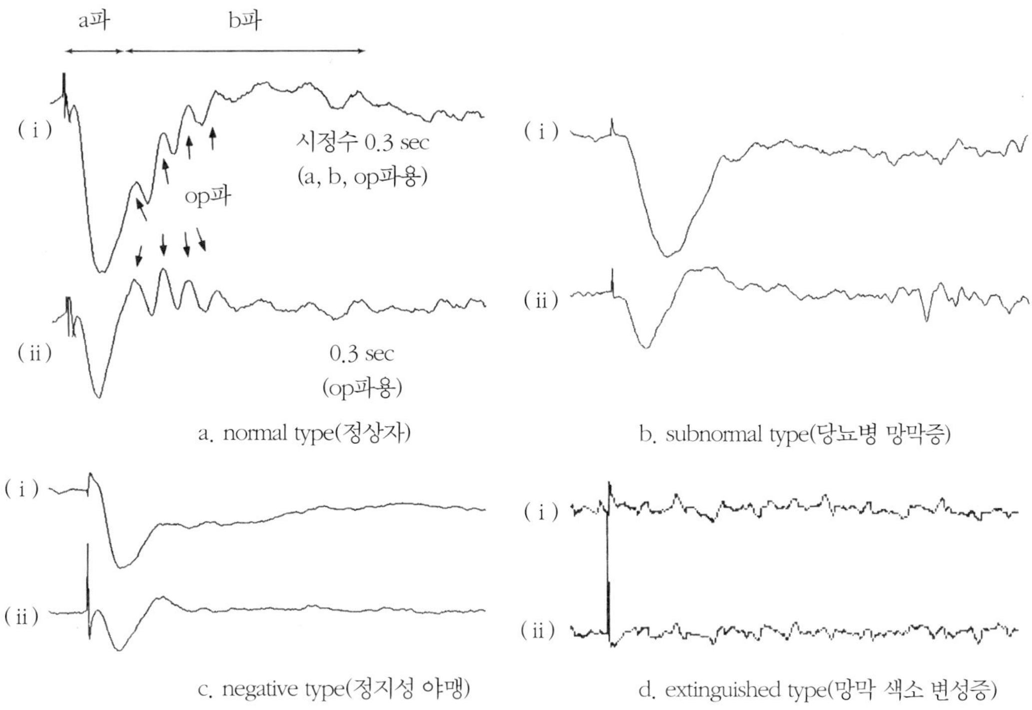


그림 1 ERG의 파형

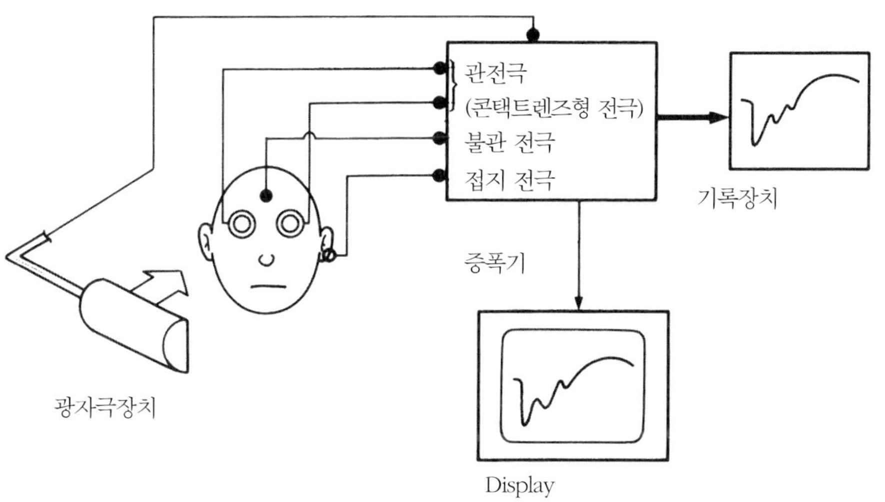


그림 2 ERG 측정

# 7 안 전위도(Electrooculogram, EOG)

척추동물의 눈에서 각막과 안구 후극간에는 각막이 (+) 6mV의 정지 전위(standing potential)가 있다(그림 1). 일반적으로 안구의 수평 방향 양쪽 피부에 2개의 피부 전극을 부착하면 안구의 수평 방향 움직임에 따라 안구 정지 전위의 변화를 기록할 수 있다. 이것을 안 전위도라 한다. EOG는 2가지 의미로 사용되는데 하나는 안구 운동의 기록을 위한 것이고 다른 하나는 망막색소상피 세포의 기능 검사를 위한 것이다.

## 기록 방법

염화은(Agcl)의 피복으로 덮힌 은전극이 분극없이 전위의 안정성이 가장 좋지만, 은접시 전극이 사용될 수도 있다. 전극풀을 발라 그림 2와 같이 부착한다. 일반적으로 AC－AMP를 사용하여 1.0~3.0초의 AC－EOG를 행한다. 피검사자의 얼굴 골격에 따라 안구에서 전극까지의 거리는 일정하지 않기 때문에 EOG의 진폭도 교정이 필요하다.

안구 운동의 기록은 정면에서 좌우로 40°까지는 안구 회전각의 정현각(sin각)과 EOG의 진폭은 비례하는 것으로 알려져 있다. 시표는 눈앞 30 cm~1 m 정도의 거리에서 좌우로 약 30°씩 흔들어서 기록한다. 활동성 안구 운동은 정현파나 삼각파를 사용하고 충동성 안구 운동은 교대 점멸 시표를 사용한다. 이동 빈도는 0.2~0.8 Hz가 좋다(그림 3). 눈떨림(안구진탕)도 같은 방법으로 기록할 수 있다(ENG, Electronystagmagraph).

망막 색소상피 세포의 기능을 검사하기 위해서는 0.5~1 Hz의 교대 점멸 시표를 사용하여 그림 4와 같이 각 전위의 평균값을 측정한다. 이 경우는, 피검사자에게 5분간 밝은 방에서 전단계 순응을 하여 EOG

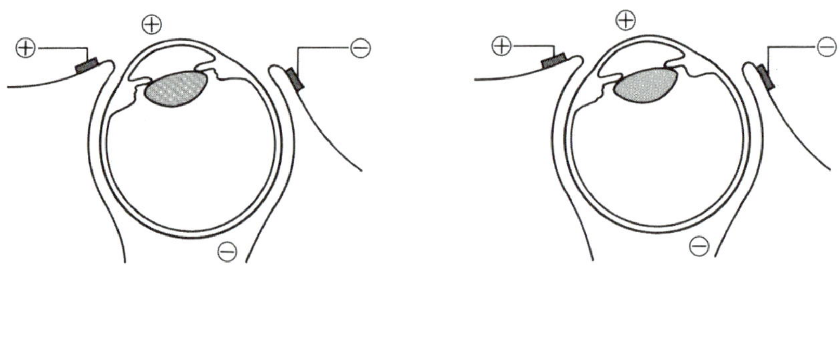


**그림 1** 안구의 정지 전위

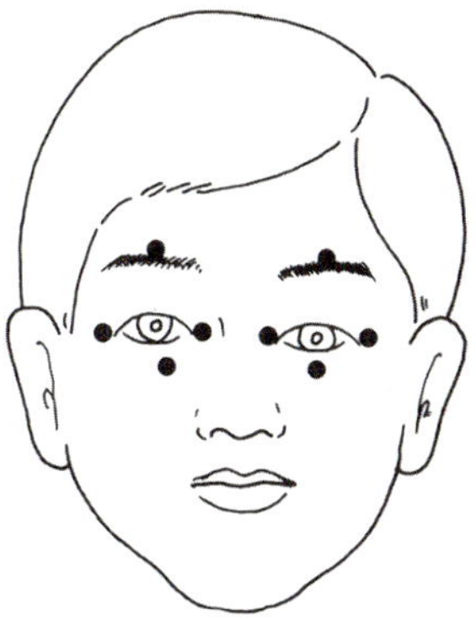

그림 2 전극의 배치 위치

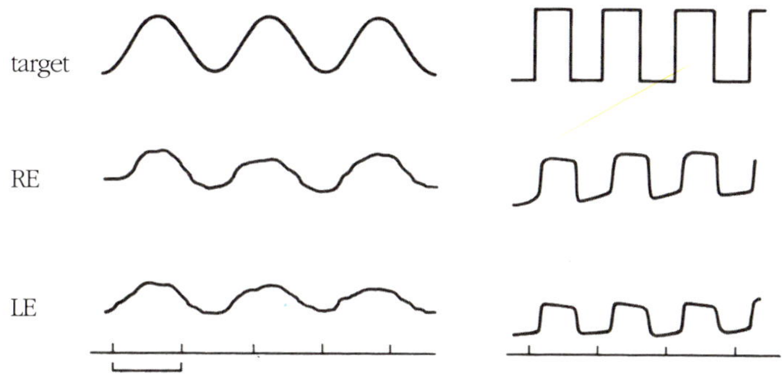


a. 활동성 안구 운동의 EOG　　b. 충동성 안구 운동의 EOG

그림 3 안구 운동의 EOG

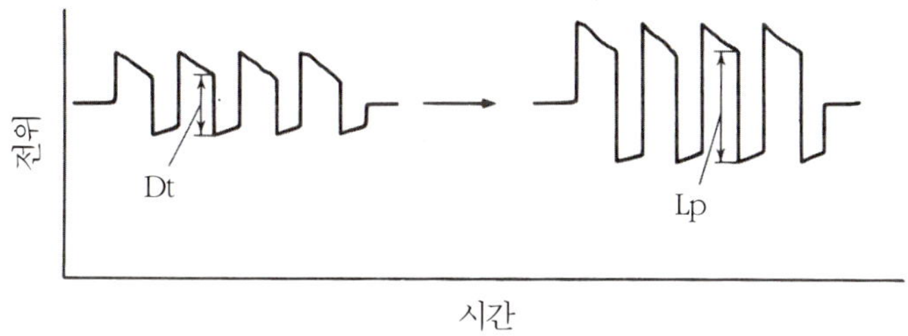


그림 4 전위의 측정

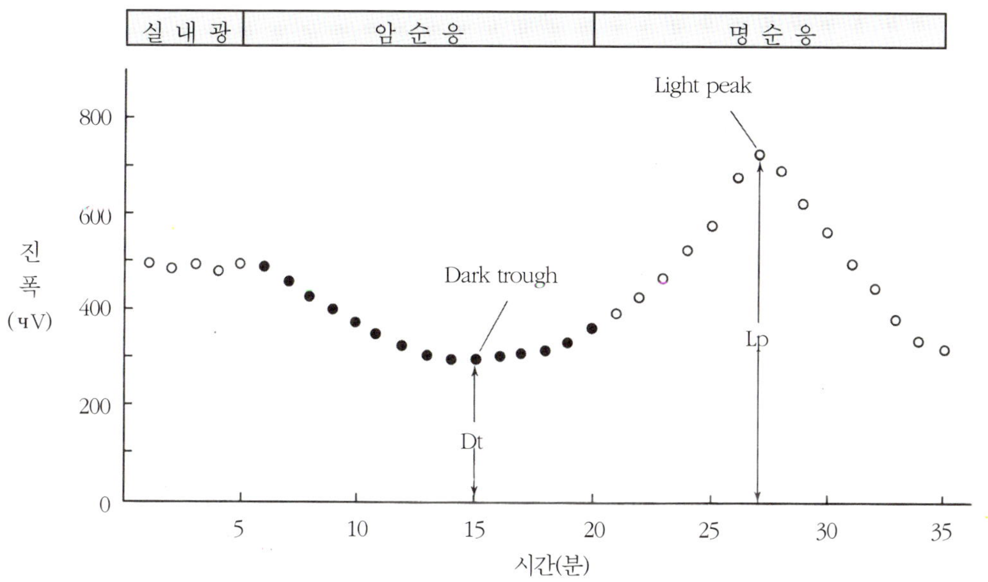


그림 5 EOG 진폭의 시간의 경과에 따른 변화

진폭을 안정시킨 후 15분간 암순응 상태에서 각 전위를 측정하면, EOG 진폭은 감소를 시작하여 10분 정도에서 최저값에 도달한 후 약간 증가한다. 실내광을 on으로 하면 EOG 진폭은 점차 커져서 수분 후에는 최대값(Light Peak, LP)에 도달한다. 정상인은 그림 5와 같다. 명순응 상태에서의 가장 높은 전위와 암순응 상태에서의 가장 낮은 전위의 비(Arden ratio, L/D 비)를 측정한다. L/D비의 정상값은 1.9~2.9이다.

## 결과의 분석

안구 운동의 측정에서 활동성 안구 운동의 이상은 staircase pattern을 나타내는데 이것은 다발성 경화증이나 Parkinsonism 등이 있음을 의미하며, 충동성 안구 운동의 이상은 over shoot, under shoot 등을 나타내는데 이것은 소뇌계 이상이 있음을 의미한다. 망막 색소상피 세포의 기능에서 L/D 비가 낮은 경우는 망막 색소변성증이나 노른자 모양 황반 이영양증(vitelliform dystrophy)을 의심할 수 있다. ERG의 결과와 합쳐 종합적인 진단을 한다. Diamox나 mannitol을 사용하여 색소 세포의 apical쪽인지 basal쪽인지를 진단하는 것도 가능하다.

# 8 시각 유발 전위(Visual evoked potential, VEP, VER)

## 구성

장치 전체의 구성은 그림 1에 나타나 있듯이 자극 장치, 증폭 장치, 가산 장치 및 기록 장치로 구성된다.

## 자극 장치

자극의 종류는 크게 나누어 섬광(flash)자극과 문양(pattern)자극이 있다. 섬광 자극에는 0.5~1J의 섬광이 자주 사용된다. 문양 자극 장치는 TV 화면을 사용하는 것이 많다. 서양 장기판 문양이나 가로 세로 줄무늬 문양을 화면에 표시하고 흑 · 백의 대비를 반전한다.

## 측정 장치

### ⓐ 전 극

관전극(+), 불관 전극(–), 접지 전극(earth)의 3전극이 필요하며 뇌파 측정용의 은판 전극을 사용한다. 뇌파용의 전극풀을 사용하여 부착하는데 붙이는 부분의 지방은 알콜로 충분히 닦아서 제거하는 것이 중요하다. 피부에 부착된 전극은 다시 테이프로 고정한다. 두피의 경우는 머리카락을 옆으로 잘 갈라서 부착한 후 충분히 눌러준다. 붙이는 위치는 관전극은 후두 결절에서 2~3 cm 위쪽의 Oz가 좋은 반응을 얻을 수 있으며 불관 전극은 앞이마부, 접지 전극은 양쪽 또는 좌 · 우 한 쪽의 귓부리에 부착한다.

### ⓑ 증폭기

증폭도(감도)는 10~30 $\mu$V로 설정한다. 필터는 불필요한 높은 주파수나 낮은 주파수의 전위 변화를 제거하기 위하여 사용하는 전기 회로이다. 불필요한 전위 변화는 전극의 근소한 움직임이나 근의 활동으로 생긴다. 고역 제거 필터는 주파수로, 저역 제거 필터는 시정수로 표시된다. 60 Hz(또는 50 Hz)의 성분을 선택적으로 제거하는 필터도 있는데 이들 필터를 함부로 사용하면 반응 파형의 변형을 일으키므로 주의가 필요하다. 필터를 전혀 사용하지 않고 측정하든가, 고역 제거 1,000~3,000 KHz, 저역 제거 시정수 0.1~0.3 sec 정도로 측정하는 것이 이상적이다. 그러나 조건이 나쁜 장소에서 측정하는 경우에는 고역 제거를 100Hz로 하고 부득이 한 경우는 Hamming 필터까지는 사용해도 상관없다.

### ⓒ 가산 장치

해석 시간은 기록의 가로 축 방향 왼쪽 아래 끝에서 오른쪽 끝까지의 시간을 말하는 것으로 200~ 1000 msec로 하고 가산 회수는 30회~100회 정도로 한다.

### ⓓ Transient VEP와 Steady state VEP

자극 간격을 200~1000 msec 정도로 하면 하나의 자극에 대한 반응의 과정을 모두 기록하는데 이것을 Transient VEP라한다(그림 3-1). 자극 간격을 짧게 해 가면 하나의 반응 과정이 모두 끝나기 전에 다음 자극에 의한 반응이 겹치게 되어 최후에는 정현파와 같이 되는데 이것을 Steady state VEP라한다(그림 3-2).

## 기록 장치

가산 장치의 파형 표시 화면을 사진 촬용하는 방법으로서 가산 장치의 메모리에서 XY recorder나 pen-recorder에 기록하기 시작하는 방법 등이 있다. 윗 방향을 (+)로 하는 경우와 (-)로 하는 경우가 있으며 어떤 것인지를 명확하게 해 둘 필요가 있다.

## 반응 파형의 진단

아래쪽-위쪽-아래쪽의 일련의 반응파가 100 msec 부근에 출현한다. 이 부분이 가장 재현성이 좋고 개인 차이도 적다. 이 윗방향의 반응을 P100이라 한다. 자극 시작에서 P100의 정점까지 시간을 측정한다. 섬광 자극의 시간은 70~150 msec이며 pattern 반전 자극은 90~120 msec이다. 또 P 100의 크기는 기준선으로부터의 진폭으로 계측한다. 정상안의 경우 5 mv이상이다(그림 3-1).

정상 반응이 인지되면 망막에서 후두엽 피질까지의 기능이 정상임을 의미하며, 반응을 인지하지 못하면 망막에서 후두엽 피질의 어느 부위에서 기능 이상이 있음을 의미한다. 일반적인 측정 방법으로는 이상 부위의 진단까지는 할 수 없다. 또 후두부에는 망막 황반부에서의 신경 섬유가 넓게 분포되어 있으므로 VEP는 주변 시야보다는 중심 시야의 기능을 잘 반영한다.

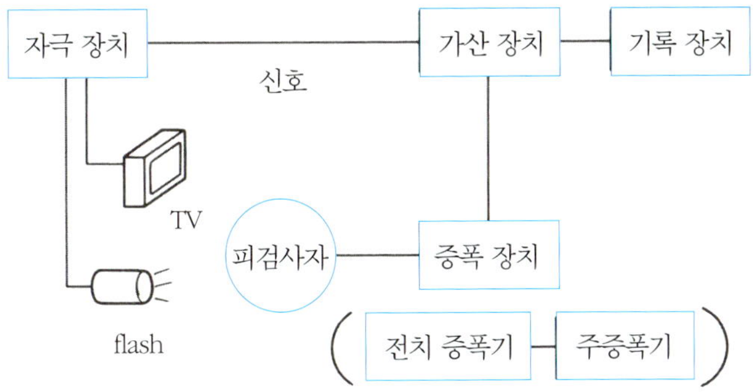


**그림 1** VEP 장치의 구성
각 장치의 일부 또는 모두가 완전히 통합되어 시판되고 있는 것이 많다. 방음장치된 검사실을 이용할 수 있으면 이상적이나 반드시 필요한 것은 아니다.

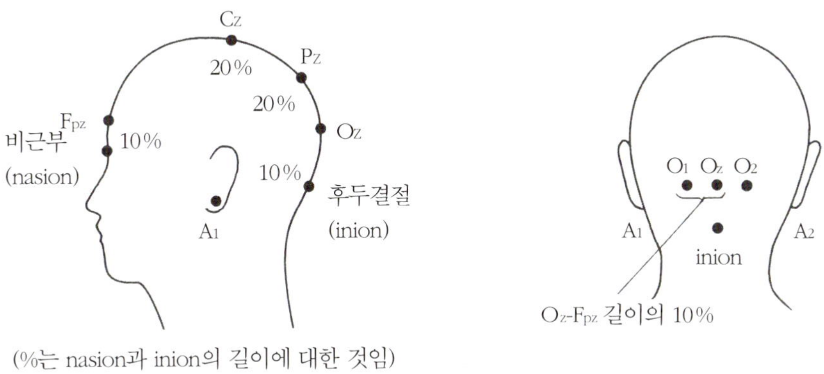


**그림 2** 전극을 붙이는 위치

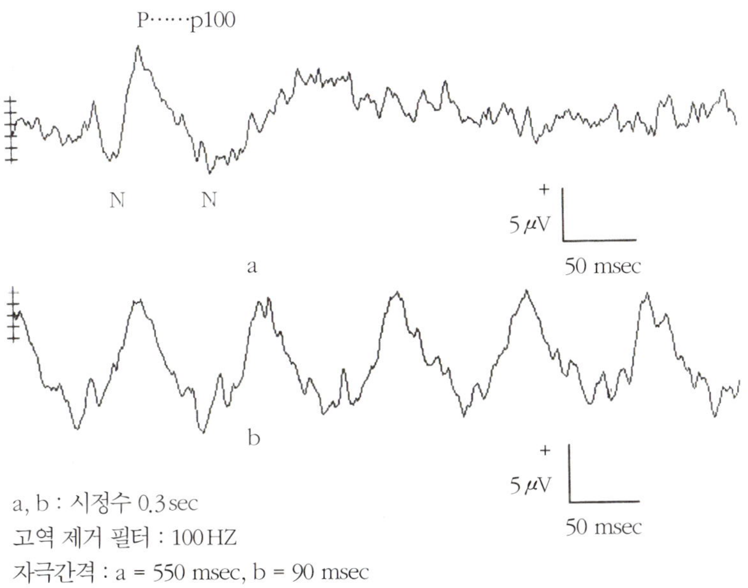


**그림 3** Transient VEP 와 Steady state VEP

# Ⅲ

# 신경 안과질환

# 1 동공 검사

동공 검사는 안과 진료의 기본 검사법의 하나로 타각적 검사이기 때문에 유아나 노인, 의식 상태가 좋지 않은 피검사자, 꾀병의 의심 등에도 신뢰도가 높은 중요한 정보를 얻을 수 있다. 충분한 동공 검사를 완료할 때 까지는 산동제를 점안해서는 안된다. 여기서는 진찰실에 있어서 복잡한 기구를 사용하지 않고 동공 검사를 할 때의 몇 가지 주의점에 대하여 설명한다.

## 동공의 크기

동공은 신생아나 노인은 작고 10대 후반에 가장 크기 때문에 신생아나 노인은 약간 어두운 곳에서 대광반사를 알아보기 쉽다. 동공은 잠 잘때는 축동하고 깨어나면 커진다. 녹내장의 축동제 점안이나 홍채염의 아트로핀 점안, 향정신성 약물 복용자의 산동 경향, 중독된 뇌장애에 대한 바르비탈 요법(barbital theraphy) 중의 축동, 뇌사 피검사자의 중등도 산동 등 특수한 조건에서의 동공에도 주의한다. 산동제를 점안하여도 불충분한 산동 밖에 얻지 못하는 경우는 홍채후 유착, 홍채 위축, 축동제 사용 후 외에도 당뇨병, 내경 동맥 폐쇄에 의한 홍채 신생혈관 증식, 망막 중심동맥 폐쇄증의 존재도 의심하여야 한다.

## 동공부등(anisocoria)

원칙적으로 동공부등은 대광반사의 원심로 장애로 발현하기 때문에 시신경 장애가 심하더라도 동공부등은 보이지 않는다(그림 1). 동공부등의 존재를 알고 있어도 좌 · 우 어느 쪽이 이상(이상 산동, 또는 이상 축동)인지가 명확하지 않을 때도 있다. 이때 밝은 곳에서 관찰한 동공부등의 정도가 어두운 곳에서 관찰한 동공부등의 차이 보다 크면 동공이 큰 쪽의 눈이 이상(밝은 곳에서 축동 할 수 없기 때문에, 동공 긴장증, Adie 증후군, 동안신경 차이 보다 크면 동공부등의 마비, 외상성 산동)이 있는 것이며, 어두운 곳에서 관찰한 동공부등의 정도가 밝은곳에서 관찰한 것 보다 차이가 크면 동공이 작은 쪽 눈이 이상(어두운 곳에서 산동 할 수 없기 때문에, Horner 증후군)이 있다. Honer 증후군은 축동이 가능하므로 자세히 관찰하기 위하여 밝게 하거나 들여다 보면 축동이 일어나 좌우 동공 차이가 적어지므로 오히려 알기 어렵다.

## 대광반사(light reflex)

피검사자의 시선을 가리지 않도록 충분히 강한 빛(펜라이트, 검안경 라이트 등)을 동공 내에 입사시켜 직접 및 간접 반응을 빨리 읽어 광자극에 의한 축동의 속도와 정도를 기록한다.

한쪽 시신경의 장애(대광반사의 구심로 장애)에서는 다음과 같은 것을 볼 수 있다.

① 장애안의 직접반응 이상과 간접반응의 정상(직접－간접 반응의 해리)을 볼 수 있다(그림 2).

② 장애안의 직접반응으로 일단 축동하기 시작한 동공은 빛을 계속 비추어도 산대한다.

③ 건강한 눈에 대한 광자극으로 장애안은 간접반응에서는 정상적인 축동을 나타내지만, 광자극을 장애안으로 이동(swing)하면 장애안은 빛을 계속 비추고 있어도 서서히 산대된다(swing flashlight test 양성, 또는 Marcus Gunn 동공)(그림 3).

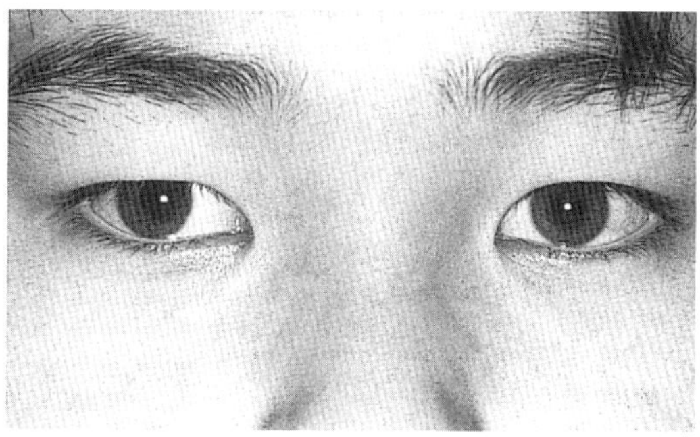

**그림 1** 오른쪽 눈 시신경 외상증(14세, 남)
오른쪽 눈의 시력은 광각도 없다. 오른쪽 눈은 외사시를 나타내나 동공은 두눈에서 크기가 같다.

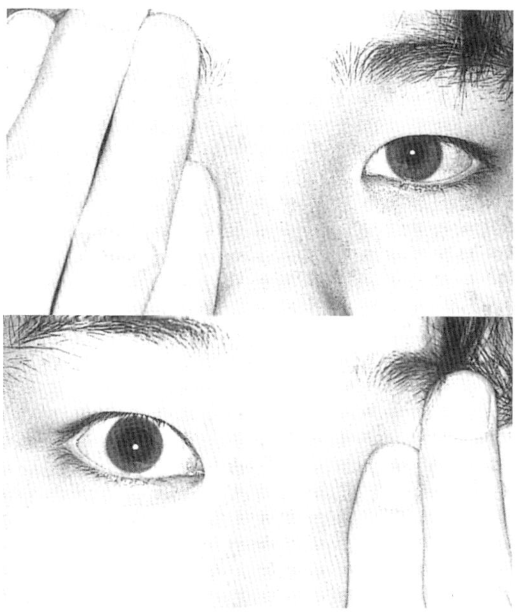

**그림 2** 오른쪽 눈을 가려도 왼쪽 눈의 동공은 그림 1과 다르지 않다. 왼쪽 눈을 가리면 오른쪽 눈의 동공은 산대된다(오른쪽 눈의 직접 반응은 없고, 왼쪽 눈에서의 간접 반응도 얻지 못하기 때문이다.).

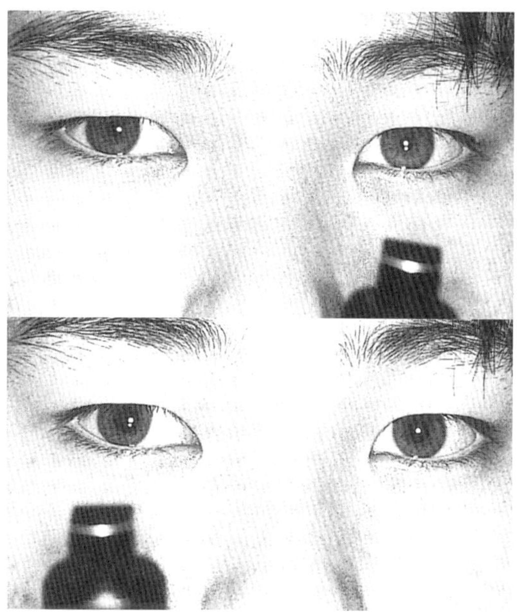

**그림 3** 왼쪽 눈에 빛을 비추면 왼쪽 눈은 직접 반응하고 오른쪽 눈은 간접 반응으로 두눈 모두 축동한다. 빛을 오른쪽 눈으로 이동하면, 두눈 모두 산대된다(오른쪽 눈 swing flashlight test 양성).

외상 등으로 한쪽 눈의 동공 산대(외상성 산동, 동안신경 마비)가 있을 경우에는 시신경 장애를 알기 위해서 직접반응은 유용하지 않고, 다른쪽 눈의 간접 반응으로 판단한다. 양안에 시신경 장애가 있을 경우에는 ②의 소견만 유용하다. 시신경염의 회복 과정에서 시기능 장애 정도와 대광반사 이상의 정도를 비교하여 그 관계를 알고 있으면 그 후의 사례에는 도움이 될 것이다.

## 근견반사(near reflex)

노인의 경우 노안 때문에 근거리를 보는 것이 어렵고 동공이 작기 때문에 근견반사의 판정이 힘든 경우가 있다. 대광반사는 없는데 근견반사가 존재하는 것은 대광-근견반사 해리(light-near dissociation)로 알려져 있다. 이것은 동공긴장증, 중뇌수도 증후군(산동), Argyll Robertson 동공(축동)에서 보인다. 동공긴장증(tonic pupil, Adies syndrom)은 동공은 산대하지만 근견에 의한 축동은 다소 늦게 일어나고 근견시를 멈추고 원방시를 할 때에도 동공 산대 속도는 정상보다 매우 느린 것이 특징이다. 송과체종(pinealoma) 등에 의한 중뇌수도 증후군(cerebral aqueduct syndrome)에서는 상방주시 마비(Parinaud 증후군)와 함께 산동한 동공에 대광-근견반사 해리가 보인다. 또 Argyll Robertson 동공은 축동한 동공에 대광반사-근견반사 해리가 보여진다.

## 약물 검사

동공긴장증에서는 홍채의 신경근 접합부에서의 탈신경 효과에 의하여 과민성이 생긴 경우, 2.5%의 메코릴(Mecholyl) 점안으로 축동된다(정상 동공은 축동하지 않음). 2.5% 메코릴과 함께 0.125%나 0.0313%의 필로카핀(pilocarpine)도 사용된다. Horner 증후군에서는 1.25% 에피네프린(epinephrine) 점안이 사용되며 산동과 더불어 안열 폭의 확대도 보여진다. 이들 약물 검사자는 장애의 부위, 정도, 장애 기간 등 개인 차이에 따라 영향을 받을 수도 있다.

# 2 조절 검사

## A 자각적 조절 검사

### 목적

① 원점 및 근점을 자각적으로 구하여 조절폭을 측정한다.
② 원 · 근 시표를 반복하여 보게 하여 조절력의 동적 특성(안정피로 등)을 본다.

### 대상

① 근견 장애자 … 근업 할 때의 안정피로가 노화에 의한 조절력의 저하 때문인지를 판정한다.
② V.D.T 작업자의 검진 … O.A 기기의 컴퓨터화에 따라 화면을 보고 일을 하는 사람이 증가하고 있다. 이들 작업에 대한 적성 판정(취업 전) 및 VDT 작업에 수반되는 안정피로의 원인 해명을 위하여 검사한다.
③ 두경부 외상에 따르는 조절 장애 … 채찍질 증상에 합병되어 초점이 흐린 것을 호소하는 피검사자의 조절 기능을 판정한다.

### 원리

연령의 증가와 더불어 조절력은 저하되는데, 연령에 비하여 조절력의 유의한 저하가 인지될 경우 조절력 장애라 진단한다. 자각적 조절력은 난시를 교정한 후 원점과 근점을 구한다. 자각적 검사이므로 조절력에는 수정체 굴절도의 변화 뿐 아니라 동공 수축에 따르는 초점심도의 증대, 망막의 감도 및 중추신경계의 반응 속도 등 시각계의 모든 상태가 관여한다. 조절폭에는 시표의 크기, contrast, 밝기 등이 영향을 미친다.

$$\text{조절력} = \frac{100}{\text{근점거리(cm)}} - \frac{100}{\text{원점거리(cm)}}$$

### 준비

피검사자의 자각적 굴절검사를 해 놓는다.

## 검사법

검사 장치로는 고전적인 Ishihara식 근점계와 조절 시간의 반복 측정이 가능한 accommodo-poly-recorder에 대하여 설명한다.

### ⓐ Ishihara식 근점계

① 각막 정점에 0점을 맞춘다.

② 원주렌즈는 자각적 굴절검사 값을 넣는다. 연령을 고려하여 근점이 30㎝ 이내에 오도록 구면렌즈를 넣는다.

③ 0.6정도 시표를 사용하여 원거리에서 근거리로 시표를 이동시키면서 흐림을 느끼는 점의 길이(근점)를 구하여 계산식(그림 1)을 참조하여 조절력을 구한다.

### ⓑ Accommodo-poly-recorder

조절 근점은 기본적으로는 Ishihara식과 마찬가지이지만 시표의 이동을 전동으로 하여 시표의 소실역 및 출현역을 각각 3회 측정한 평균값을 취한다.

## 조절 시간의 반복 측정(accommodo-poly-recorder)

① 근거리 시표는 근점에서 5 cm 정도 더 멀게, 원거리 시표는 원점에서 10 cm쯤 더 가깝게 설정한다.

② 근거리 시표와 원거리 시표를 번갈아 5초 간격으로 보이고 초점이 맞는 시점에서 스위치를 누르도록 지시한다.

③ 10~15회 반복 자극하여 기록한다(그림 2)(조절 시간, 이완 시간의 정상값은 2초 이내이다).

## 검사의 요령

① 교정렌즈는 난시는 완전교정렌즈로 하고, 구면은 근점이 10~30 cm의 범위에 오는 가급적 얇은 렌즈를 이용한다.

② 원점은 자각적 굴절검사의 구면렌즈의 굴절력에서 계산으로 구하는 방법이 오차가 적다.

③ 그림 1에 나타난 것과 같은 기록 용지를 작성하면 조절력 계산이 편리하다(여러번 측정한 평균값으로 계산한다.).

④ Accommodo-poly-recorder에 의한 반복 자극은 2~3회 시험적으로 자극하여 초점 맞추기가 어려우면 근거리 시표와 원거리 시표의 위치를 초점이 맞는 위치로 이동한다.

## 조 절 력

년 월 일 검사자 ____________

성명 __________ No __________ 연령 ________ 세

(좌 · 우) 시력 = (1.2 × S-5.0D ⌒ C-2.0D, Ax 180°)

착용 렌즈 : S-3.0D=C-2.0D, Ax 180°

근점 거리 : 27.7 cm

100/근점 100/원점 부가 렌즈

조절력 = (3.60D) - (5.00D) - (-3.0D) = 1. 6D

27.5 cm
28.1 cm
27.8 cm
27.2 cm
27.9 cm
Av.27.7 cm

정상 값

| 나이(세) | 10 | 20 | 30 | 40 | 50 | 60 |
|---|---|---|---|---|---|---|
| 조절력(D) | 12 | 9 | 6 | 4 | 2 | 0.5 |

**그림 1** 조절폭(Ishihara)의 기록
근점 거리는 렌즈를 착용했을 때의 근점을 나타냄(오른쪽에 5회 측정한 값이 제시되어 있음).
원점은 시력 교정 때의 구면 굴절력에서 구함(부호는 반대로 됨).
부가 렌즈의 값은 착용 렌즈의 구면 굴절력을 그대로 적음.

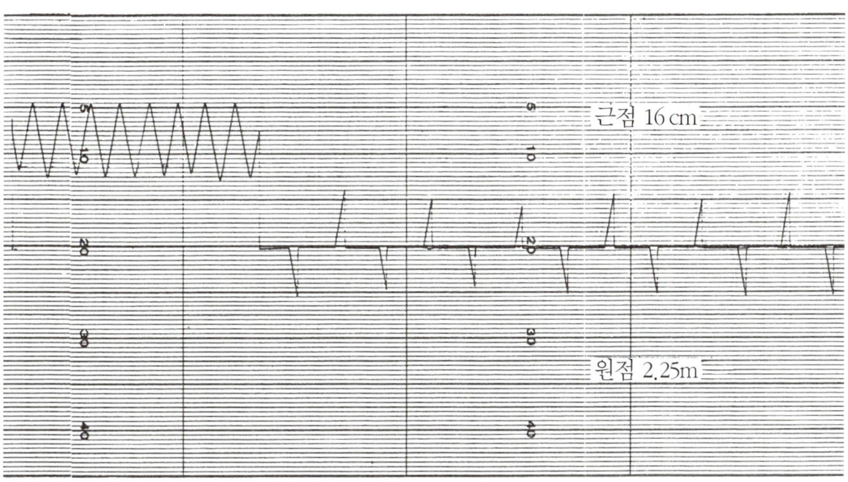


**그림 2** accommodo-poly-recorder의 기록(정상자)
왼쪽 : 근점 측정(출현역을 본 경우)
오른쪽 : 조절 시간의 반복 측정

## B ┤ 적외선 optometer를 사용한 조절 기능 검사

일반적으로 보급되어 있는 근점거리계인 accommodometer, accommodo-poly-recorder 등은 자각적인 조절 기능 측정 장치이다. 이에 대해 피검사자가 신뢰할 수 있는 조건이라면 근견 반사에 의한 굴절력의 변화를 auto-refractometer로 타각적 · 연속적으로 기록하여 조절 기능 전반을 측정할 수 있다. 조절 기능의 특성은 크게 정적 특성과 동적 특성으로 구분되지만 정적과 동적 조절 기능을 타각적으로 측정할 수 있는 적외선 optometer(그림 3) 장치의 개략 및 사용 방법에 대하여 설명한다.

### 적외선 optometer

적외선 optometer는 auto-refractometer를 개조한 것으로 시표(Badal 광학계)의 제어 및 굴절력(피검사자 눈의 수평 방향) 변화의 기록을 micro-computer로 처리하는 장치이다. 이 장치를 사용하면 비교적 단시간에 조절 기능 전반(눈의 굴절 상태 : base line, 조절 근점, 조절 원점, 조절력, 미동 조절, Ar/As비 등)을 기록 · 관찰 할 수 있다(준정적 특성). 또한 micro-computer의 제어 프로그램을 바꾸면 동적 특성도 측정 할 수 있다. 한 눈씩 측정하여 자극한 눈에서의 조절 반응을 얻는다. 적외선 optometer에 간이형 iriscode를 접속하면 조절과 동공의 해석도 가능하다.

### 준정적 특성

준정적 특성은 정적 특성을 잃지 않는 범위의 속도로 시표를 변화시켜 측정한 조절 특성이다. 최근, 조절의 준정적 특성 검사로 조절계에 관한 여러가지 새로운 지식을 얻고 있다. 이 검사는 재현성이나 신뢰도가 높고 조절 이상의 진단이나 치료 효과의 판정 등에 특히 유용하다. 준정적 특성을 측정하는(그림 4) 시표 제어의 조건 설정은 기준 위치에는 피검사자의 굴절력(refractometer 값)+2.00D를, 정지 시간은 60초, 이동 속도는 0.20/sec로 하여 사용한다. 적외선 optometer에 의한 조절력은 수정체 자체의 변화만을 잡고 있어, 위조절(동공에 의한 초점심도 등)도 포함하는 자각적 조절력보다 작은 값을 나타내므로 조절력 표에 의한 연령의 자각적 조절력을 그대로 사용하여 측정한다. 한번의 측정으로 조절 근점에서 시표를 완전히 따라가는 것 같은(조절력이 크다) 예에서는, 2.00D 정도 크게 이동 폭을 변경하여 재차 측정한다. 이 방법에서 최초의 60초는 멍하게 시표의 존재 위치만 아는 상태(조절 안정위)와 거의 유사한 상태를 관찰한다. 조절 안정위에서의 굴절력 변동폭, 조절 안정위의 굴절력(base line), 조절력 등 3개의 변수가 조절 기능을 이해하는 데 특히 중요하다(그림 5).

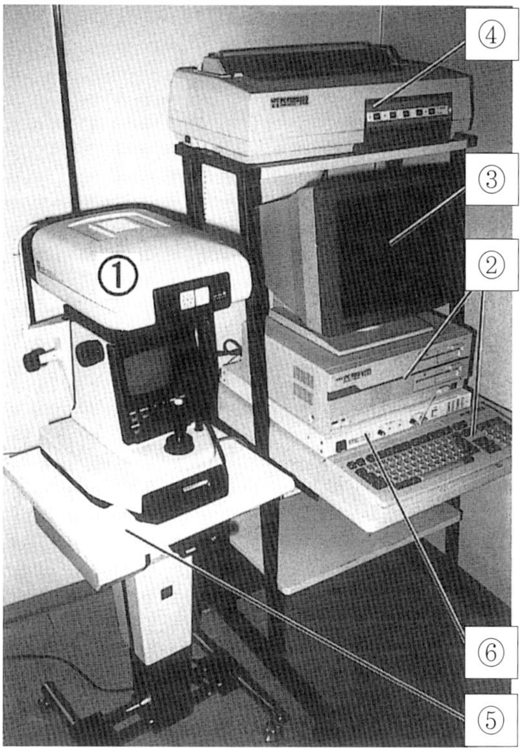


그림 3 적외선 optometer(AR-1100)와 간이형 iris code의 주요 기기의 명칭.
① Auto-refractometer
② Micro - compruter
③ Display
④ 프린터
⑤ 광학대
⑥ 간이형 iris code

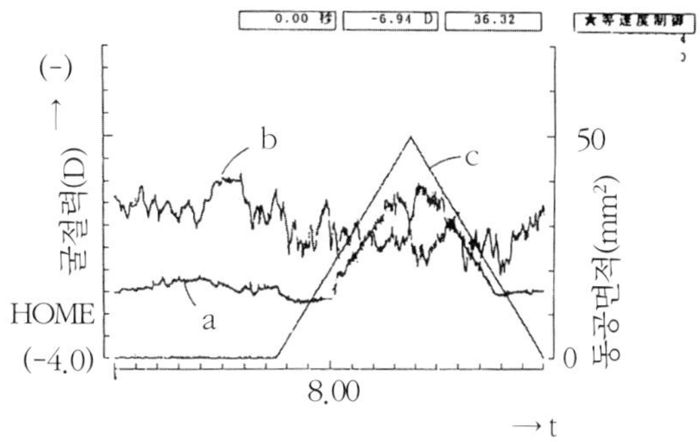


그림 4 준정적 특성 측정(28세 정상 남성)
시표 굴절력의 변화(c)에 대한 피검사자 눈 굴절력의 변화(a) 및 동공 면적의 변화(b)를 관찰하고 있다.

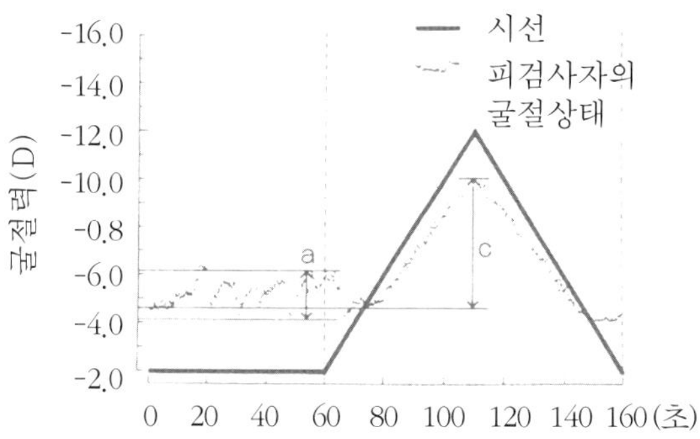


그림 5 준정적 특성의 3가지 변수
a. 조절 안정위의 굴절력 변동폭
b. 조절 안정위의 굴절력
c. 조절력

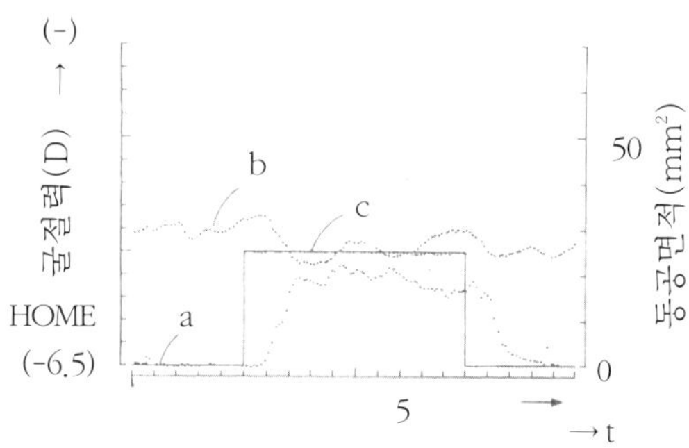


그림 6 동적 특성 측정(28세, 정상 남성)
시표 굴절력의 변화(c)에 대한 피검사자 눈의 조절력 변화 및 동공 면적의 변화(b)를 관찰하고 있다.

## 동적 특성

동적 특성을 측정할(그림 6) 때 기준 위치는 피검사자 눈의 굴절력(refractometer 값)을 그대로 또는 0.50D를 뺀 값을 사용한다. 정지 시간은 5초, 자극 회수는 5회, 이동폭은 5.00D(고령자일수록 적게 한다)가 표준이다. V.D.T 등에 의한 안정피로의 병태 파악 및 치료 효과의 판정에는 준정적 특성이 가장 중요하지만 동적 특성 검사(자극 회수에 의한 조절 파형의 변화)를 함께 관찰하는것도 중요하다. 고전적인 조절 기능 검사에 적외선 optometer를 사용한 준정적 특성 검사나 동적 특성 검사를 병용하면 조절 이상에 대하여 보다 신뢰도가 높은 병태 파악이 가능해지므로 임상 진단에 큰 도움이 될 것이다.

# 3 시야 검사

## A Goldmann 시야계

Goldmann시야계(Goldmann perimeter, 이하 GP로 함)는 대표적인 투영식 구면 시야계로서 동적 양적 시야의 계측에 현재 가장 많이 사용되고 있다.

### 기구

시표는 크기 및 휘도가 가변적으로 되어 있다. 시표 면적, 필터와 시표와의 관계는 표 1, 2에 나타나 있다. GP 940-ST형은 부속 기구를 사용하면 정적 시야 측정도 가능하다.

**표 1** 시표 크기

| 시 표 | V | IV | III | II | I | O |
|---|---|---|---|---|---|---|
| 시표 면적(mm$^2$) | 64 | 16 | 4 | 1 | 1/4 | 1/16 |

**표 2** filter와 시표와의 관계

| | | | | | | | | | | | |
|---|---|---|---|---|---|---|---|---|---|---|---|
| 4 | e | 1000 | 3 | e | 316 | 2 | e | 100 | 1 | e | 32 |
| | d | 794 | | d | 251 | | d | 79 | | d | 25 |
| | c | 631 | | c | 200 | | c | 63 | | c | 20 |
| | b | 501 | | b | 159 | | b | 50 | | b | 16 |
| | a | 398 | | a | 126 | | a | 40 | | a | 13 |
| | | (asb) | | | (asb) | | | (asb) | | | (asb) |

### 검사전 준비

① 시표 휘도, 배경 휘도의 조정 : 최대 시표 휘도 1000 asb, 배경 휘도 31.5 asb로 한다. 순서는 flow chart를 참고로 한다(그림 1).
Main lamp 조정하는 중요한 조작이다. 1 asb는 1 lux의 빛이 반사율 100%의 완전 확산면에 입사할 때 그 면의 휘도이다. 시야계 dome의 내면 반사율은 70%이므로 light meter의 눈금을 보고 1430 lux×0.7 ≒ 1000 asb가 되도록 조정한다.

② 피검사자에게 설명 : Dome 중앙의 주시점을 보고, 시표가 보임과 동시에 신호를 하게 한다.

## 동적 · 양적 시야 측정 방법

순서는 flow chart를 참고로 한다(그림 2).

### ⓐ 시표의 선택 방법

시표는 V/4, I/4, I/3, I/2, I/1를 선택한다. 선택한 아이솝터(isopter)의 간격은 넓은 부분은 중간 아이솝트로 바꾼다. V/4와 I/4 사이의 공간은 Ⅳ/4 이나 Ⅲ/4 이나 Ⅱ/4과 같이 면적을 바꾸어서 측정한다. I/4과 I/3, I/3과 I/2 등은 0.1 log unit의 필터로 휘도를 바꾼다. a~e표기는 주로 b.c가 선택된다.

### ⓑ 시표를 움직이는 방향, 간격, 속도

① 구심성으로 출현역을 구한다. Mariotte 맹점이나 암점의 측정은 원심성으로 움직인다.

② 경선에 상관없이 구해야 할 아이솝트에 직각으로 움직인다.

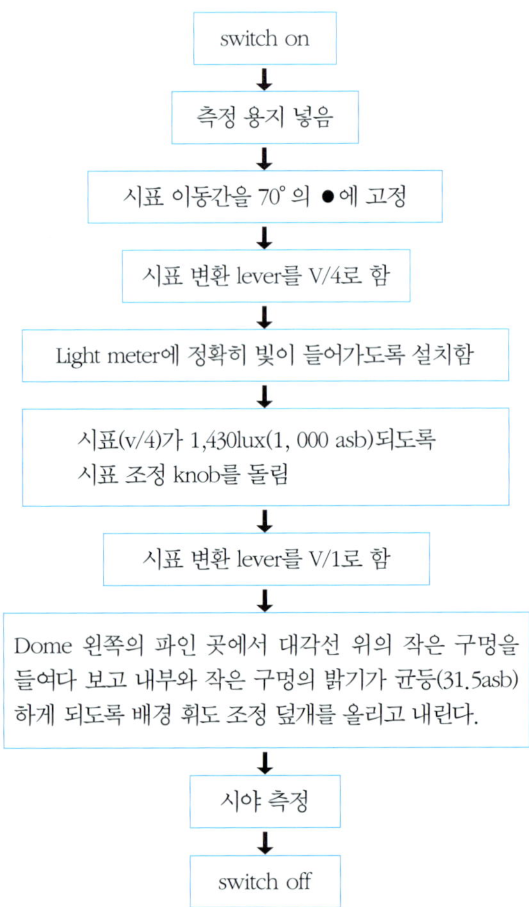


**그림 1** Goldmann 시야계의 시표 휘도와 배경 휘도를 맞추는 법

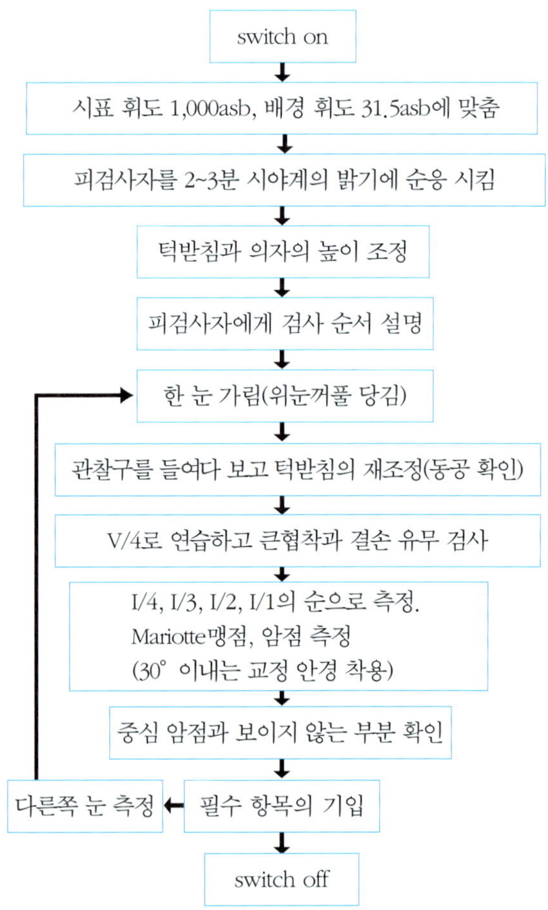


**그림 2** Goldmann 시야계의 사용 방법

③ 각 시표는 적어도 45° 간격으로 움직인다. 내부 아이솝트일수록 세밀하게 측정한다. 전아이솝트(pre-isopter) 측정점과 측정점 사이를 취하고 모든 경선을 측정한다.

④ 수평·수직 0°의 경선 위에는 움직이지 않는다. 각 상·하·좌·우 5° 정도 떨어진 평행선 위에서 움직인다.

⑤ 시표는 어느 방향부터라도 일정한 속도를 유지하여 조작할 수 있도록 한다. 중심부나 이상 부위는 천천히 간격을 좁혀서 움직인다.

### c Mariotte 맹점 및 암점의 측정법

① Mariotte 맹점은 원칙적으로는 I/4의 시표로 측정한다. 시표 점멸 셔터(shutter)를 닫아 Mariotte 맹점의 중심(귀쪽15° 수평에서 3° 아래)에 시표를 놓고, 오른쪽 손으로는 셔터를 내리고(시표 제시) 왼쪽 손으로는 시표를 움직여 보인 점에서 오른쪽 손의 셔터를 놓고(시표 제거) 기록한다.

② 암점의 측정도 Mariotte 맹점과 마찬가지로 시표 점멸 셔터를 유효하게 사용한다. 암점의 크기는 그 중심이라고 여겨지는 장소에 시표를 놓고 원심성으로 움직여 측정한다. 깊이는 시표 휘도를 서서히 밝게하여 인식할 수 있는 휘도를 구한다. V/4의 시표로 얻어진 암점은 GP에서는 절대 암점이다.

### d 필수 항목의 기입

피검사자 성명, 검사일, 검사자명, 좌·우 검사 순서(R-① L-②), 교정 렌즈의 굴절력, 윗눈꺼풀 올림의 유무, 주시 상태, 응답 상태 등 검사 중에 알아 낸 것을 기록 용지에 기입한다.

## 주의 사항 및 검사의 요령

① 시력이 좋은 눈부터 측정한다.

② 1회의 검사 시간은 15분 이내가 좋다.

③ 윗눈꺼풀의 영향에 의해 상방 시야가 V/4의 시표로 40°에 못미치면 가볍게 눈을 깜박일 수 있을 정도로 반창고 등으로 들어 올린다(각막 건조에 주의).

④ 강도의 굴절이상인 경우 굴절성 암점에 주의한다. 이 암점은 적당한 보조 렌즈로 소실된다. 0.75D 이상의 난시 굴절력을 반드시 교정한다. 시야 측정은 근거리 검사이므로 나이와 원거리 교정에 부가하는 굴절력을 표 3에 제시했다. 주로 중심 30° 이내에 사용한다.

**표 3** 원거리 교정에 부가하는 굴절력(30° 이내)

| 나이 | 부가 구면 굴절력 | 부가 난시 굴절력 |
|---|---|---|
| 41~44 | S + 1.00D | 0.25D 이하 : 무시한다 |
| 45~49 | S + 1.50D | 0.50D : 구면렌즈에 0.25D 부가하여 사용하고 난시렌즈를 사용하지 않는다. |
| 50~54 | S + 2.00D | |
| 55~59 | S + 2.50D | |
| 60세 이상 및 무수정체 | S + 3.00D | 0.50D 이상 : 난시 교정렌즈를 그대로 사용한다. |

⑤ 검사는 항상 정상 시야의 형태를 염두에 두고 측정한다.

⑥ 각 질환에 따른 특징적인 시야의 형태를 기억해 둔다. 측정할 때 어느 부분에 특히 주의해야 하는가를 참고로 할 수 있다(녹내장 : 코측으로부터의 결손, 중심 10~20° 사이, 두개 내 질환 : 수평 경선의 상 · 하 · 좌 · 우 내부 시표로부터의 변화, Riddoch-Zappia 현상 등).

⑦ 피검사자의 주시를 주의깊게 관찰하면서 항상 말을 거는 것은 검사를 원활하게 이루게 할 뿐 아니라 이상 시야의 검출에 반드시 필요하다.

⑧ 중심부 3° 이내의 측정은 주시 감시 망원경 때문에 불가능하다.

## B ┤ 자동 시야계

자동 시야계는 검사자의 숙련을 요하지 않고 표준화된 일정한 조건으로 시야 측정을 할 수 있으며 이상 검출 능력도 Goldmann 시야계와 동등 이상이다. 현재 보급되고 있는 자동 시야계에는 투영식 시표가 사용되는 기종과 diode(LED) 시표를 사용하는 기종으로 screening test나 정밀 역치 측정을 하지만 어느 것도 정적 시야 측정이라는 것(표 4)을 염두에 두는 것이 중요하다.

**표 4** 정적 시야 검사의 특징

- 암점(특히 시야 평탄부의 암점)이 검출되기 쉽다.
- 암점의 깊이를 측정할 수 있다.
- 움직이는 시표에 비하여 피검사자가 알아내기(발견) 어렵다.
- 집단검사(screening test)를 단시간에 할 수 있다.
- 암점이 넓게 퍼져가는 것을 알기 어렵다.
- 측정점 사이의 작은 암점은 검출할 수 없다.
- 측정점이 많으면 검사 시간이 길어진다.

### Screening Test

Screening test는 시야 이상 유무를 단시간에 아는 것을 목적으로 한 검사로서 일반적으로 볼 수 있는 정상값 보다 약간 밝은 시표를 시야의 섬 형태를 따라 측정 휘도를 바꾸어서 제시하는 상역치(supra-threshold)법 (그림 3)이 사용된다. 상역치법에도 항상 같은 휘도의 시표를 제시하는 기종과 피검사자의 나이에 따라 휘도를 바꾸는 기종, 먼저 중심 부근의 점에서 역치 측정을 하여 피검사자의 시야의 모양을 예측하고 그 상역치 자극을 제시하는(그림 3, Threshold related suprathreshold법) 기종 등이 있다.

또는, ① 상역치 자극에도 보이지 않은 점을 암점으로 표시하는 방법

② 상역치 자극에도 보이지 않았던 측정법에 다시 한번 가장 밝은 시표를 제시하며 절대 암점 여부를 판정하여 검사점을 정상, 비교 암점, 절대 암점의 3종류로 분류하여 표시하는 방법(그림 3).

③ 상역치 자극에서 보이지 않았던 측정점의 역치를 측정하여 암점의 깊이를 수치로 표시하는 방법 등이 있다.

일반적인 screening에는 30° 이내의 70~80개 정도의 점이 검사에 사용된다(그림 5). 단, 녹내장이나 시신경 질환의 초기 변화는 일반적으로 중심 30° 이내에서 발생되지만 녹내장 피검사자의 약 5%는 주변의 코쪽 계단이 초기 변화라는 것도 명심해야 한다. 그러나 검사 범위를 30° 이상으로 넓게하면 신뢰성은 낮아지고 교정 안경을 벗어야하는 복잡함이 발생되므로 screening의 효과가 올라가는 것은 아니다. 측정 점의 수는 많을수록 정밀하기는 하지만 피검사자의 피로가 증가한다. 측정 점의 배치에는 일반적인 패턴과 특정 질환의 진단을 목적으로 한 패턴이 각 기종에서 연구되고 있다.

## 정밀 역치 측정

각 부위의 망막 감도를 up-down법(그림 4)으로 측정하여 역치로서 수치(dB, 그림 6)를 표시하는 방법으로 시야 이상을 보다 정확하게 파악하거나 악화·개선을 관찰하기에는 통계 처리가 쉬운 이 방법을 사용할 필요가 있다. 결과의 표시에는 측정값을(dB) 그대로 표시하는 수치 표시(그림 7－①)와 측정 결과를 진하고 연함으로 표시하는 gray scale 표시(그림－②)가 일반적이다. Gray scale 방법은 인상적이기는 하지만 측정점 이외는 컴퓨터 처리에 의한 측정값이므로 약한 정도의 변화는 놓치게 될 수가 있다. 어디까지나 보조적 정보로서 이상 유무 판정에는 그다지 적합하지는 않다.

## 실제의 검사 방법

① 검사의 설명 : 피검사자에게 중앙의 주시표를 볼 것, 보이지 않는 시간이 계속되어도 이상이 아니라는 것, 뚜렷이 보일 때에만 신호를 하면 오히려 빨리 끝난다는 것 등을 설명한다.
② 굴절교정 : 중심 30° 이내의 검사인 경우 50세 이상에서는 근거리 교정을 한다.
③ 측정 시작 : 피검사자의 자세, eye patch의 상태 등을 확인하고 측정을 시작한다.
④ 잠시 동안 옆에 있으면서 주시 상태를 확인하고 피검사자에게 말을 건다.

## 검사 결과의 판독

① 신뢰성은? : 신뢰성(그림 7-③)이 낮은 것은 재검사를 한다.
② 이상 점의 연결은? : 이상 점이 2점 이상 연결되어 존재하는 경우에는 시야 이상일 가능성이 높다. 역치 저하가 산재하고 있으면 시야의 전체적 저하의 가능성이 있다.
③ 이상 점의 깊이(역치)는? : 역치가 얕은 이상 점일수록 실제 시야 이상일 가능성이 높다.

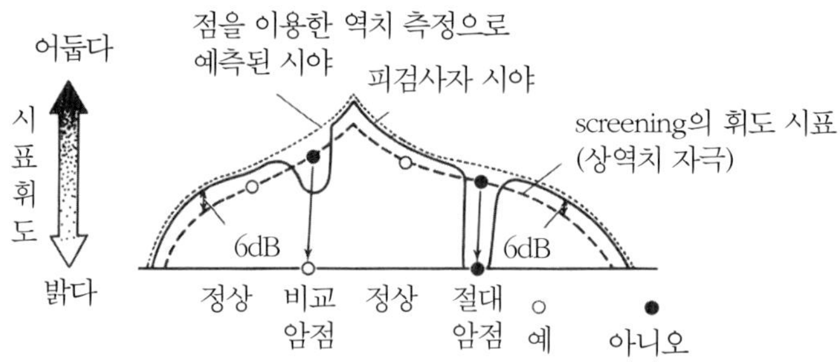


**그림 3** Threshold-related suprathreshold법 중에서 측정점을 정상, 비교 암점, 절대 암점의 3개로 분류하는 방법(two level법 혹은 three-zone법을 나타냄).

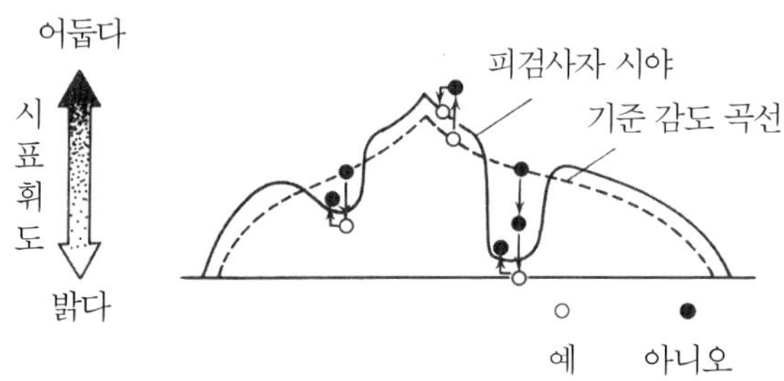


**그림 4** 정밀 역치 측정방법
up-down법(bracketing법)으로 전체 측정점의 역치를 측정한다.

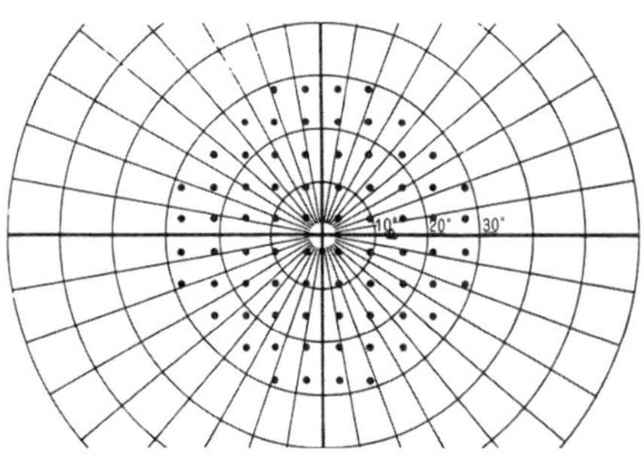


**그림 5** Screening test의 대표적인 측정점 배치 (중심 30° 이내, 76점)

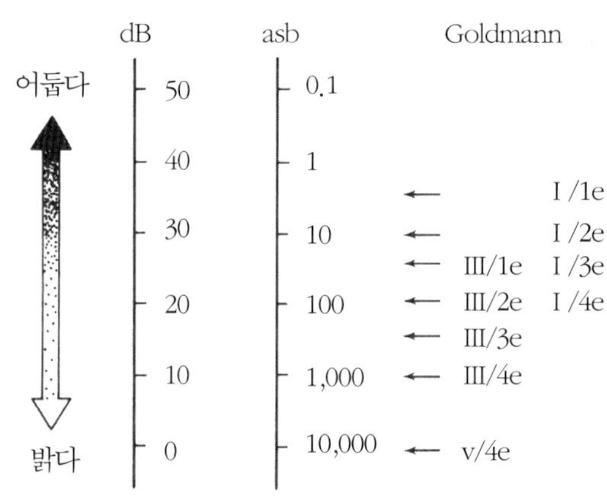


**그림 6** dB와 asb와 Goldmann 시야계의 시표 휘도 비교(Humphrey 시야계)

④ 이상점의 위치는? : 시야 결과가 다른 소견과 일치하는지의 여부를 검토한다. 또한 정상이라도 주변부에서는 변동이 크게 됨에도 불구하고, screening test에서는 주시점으로부터의 거리에 관계없이 일정한 감도 저하를 이상으로 판정하기 때문에 주변부일수록 시야 이상이라고 표시되기 쉬운 경향이 있다.

⑤ 재현성은? : 이상이 검출되면 주저하지 말고 재검하여 재현성을 확인한다.

⑥ 전체적 저하의 유무는? : 연령의 증가에 따라 시야는 전체가 저하하므로 연령대별 정상값과 비교하여 전체적 저하의 유무를 검토한다. Threshold-related suprathreshold법은 암점 검출에 뛰어나지만 시야 전체의 저하는 보지 못하고 놓치기 쉬우므로 주의를 요한다.

⑦ 이상이 없는 정상이라는 결과가 얻어졌다 하여도 측정점 사이에 작은 암점이 존재할 가능성은 부정할 수 없다.

정밀 역치 측정의 결과는 Goldmann시야와 달리 시야 변화의 유무를 한번 보고 판정하는 것은 곤란하다. 기본적으로는 수치 표시로 수평선의 위쪽과 아래쪽, 수직선의 귀쪽과 코쪽, 오른쪽 눈과 왼쪽 눈과 대응하는 측정점의 역치를 비교하여 암점을 찾는다. 그러나 내장된 컴퓨터로 통계학적 처리를 하여 정상값과 비교하여 시야 이상 유무의 판정을 하는 해석 프로그램도 개발되어 있다. 대표적인 것은 각 측정점의 연령 대응 정상자와의 비교(그림 7-④), 백내장 등에 의한 시야의 전체적 저하에 감추어져 있는 시야의 국소적인 요철 표시(그림 7-⑥), 각 측정점이 정상으로 있을 수 있는 확률(그림 7-⑤, ⑥) 등이 표시된다. 또, 측정 결과를 보존하여 시야의 악화·개선을 판정하는 프로그램을 갖는 기종도 있다. 측정값에 각종 통계학적 처리를 하여 시야 전체의 특징을 숫자로 나타낸다는 개념이 도입되어 이것을 시야 지수(그림 7-⑦)라 한다.

## Decibel(dB)

자동시야계에서는 망막 감도를 dB로 표시하는 경우가 많다. dB는 감각량을 나타내는 단위로, −10 log (측정값/기준값)로 정의되고, 10 dB은 자극량의 기준이 되는 자극의 1/10, 20 dB은 1/100이 되는 것을 의미한다. 기준값(0 dB)은 Humphrey 시야계는 10,000 asb, Octopus 시야계는 1,000 asb로서 시야계에 따라 다르므로 같은 dB값이라도 시야계에 따라 휘도가 달라진다. 시야계 상호 비교를 할 때에는 주의가 필요하다.

## 신뢰성의 변수(그림 7-3)

① 주시의 좋고 나쁨 : 신뢰성 중에서 가장 중요한 인자이다.

주시 감시법에는 다음과 같은 방법이 있다.

- 자동 주시 감시 장치(주시 어긋남마다 자동 재검사를 하면 검사 시간이 길어진다)
- 검사 중에 Mariotte 맹점에 가끔 시표를 제시하여 반응이 있으면 주시의 어긋남으로 간주하여 그 비율로 주시의 좋고 나쁨을 평가하는 Heijl-Krakau법(고정 불량율이 20% 이상이면 신뢰성이 낮다)

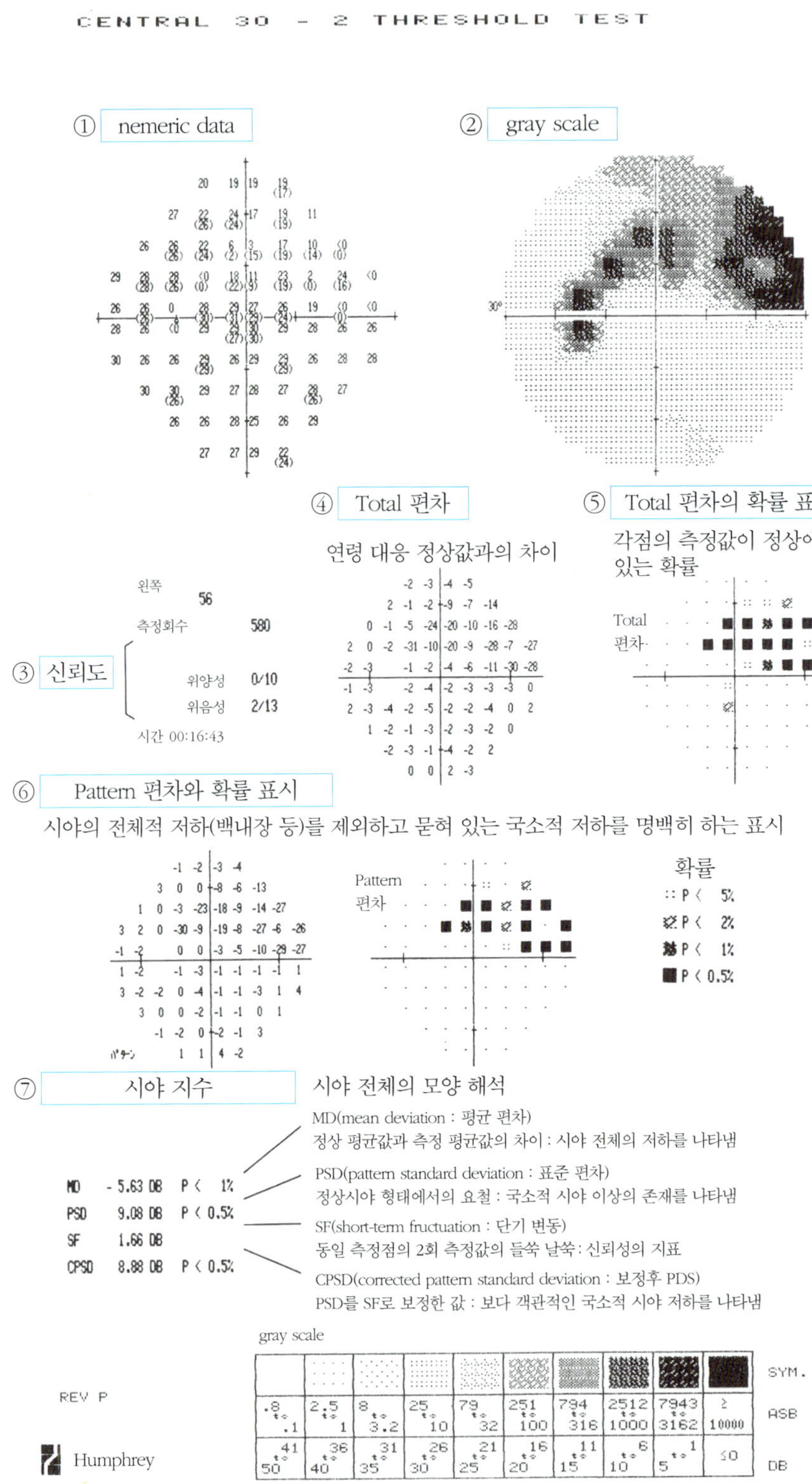


그림 7 Humphrey 시야계의 정밀 역치 측정과 단일 시야 해석

· TV 모니터나 망원경에 의한 주시 감시.

② 위양성율(ratio of false positive) : 시표를 제시하지 않고 기계음만 내도 반응이 있었던 비율(30% 이상이면 신뢰성이 낮음)

③ 위음성율(ratio of false negative) : 원래 보여야 할 시표에도 반응을 하지 않았던 비율(30% 이상이면 신뢰성이 낮음)

### 기타 주의 사항

① 안경테 : 교정 안경테가 바른 위치에 놓여 있지 않으면 인공음영(artifact)으로 된다. 30° 근처의 높은 역치 저하의 경우는 의심스럽다.

② 눈꺼풀처짐(안검하수) : 상부에 인공음영이 생긴다. 의심스러울 때에는 반창고 등으로 올려서 측정한다.

③ 동공매질 : 축동은 전체적인 시야 저하를 일으킨다. 녹내장 피검사자는 주의해야 한다.

④ 중간 매질의 혼탁 : 전체적인 시야 저하를 가져온다.

⑤ 굴절이상 : 굴절교정이 불충분한 경우는 전체적인 시야 저하를 일으킨다.

⑥ 연습 효과 : 첫번째 검사보다 두 번째 이후의 검사가 더 신뢰성이 높다. 첫번째 검사에서 이상이 의심되거나 신뢰성이 낮을 경우에는 재검사를 하여 판정한다.

## C 중심시야

### 기계

B & L사의 Auto plot-tangent sceen(그림 8)은, 평면 스크린 위에 투영되는 시표의 위치와 기록 용지 위의 펜의 위치가 같이 움직이게 되어 있다. 피검사자의 눈과 스크린과의 거리는 1 m, 스크린 위의 조명을 간접 조명광으로 8-10asb로 하고, 시표는 직경 6 mm 백색을 사용한다. 2, 4, 8배의 ND 필터를 준비한다.

### 검사 방법

필터의 조합으로 시표 휘도를 변화시켜 시표를 움직여서 아이솝트를 구한다(명도 식별 중심 시야 측정법, LC).

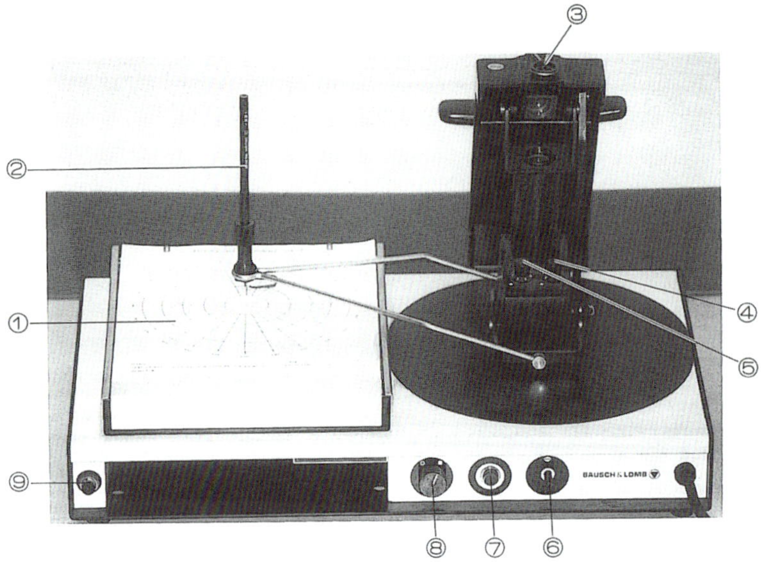


**그림 8** Autoplot tangent sceen(B&L사)

### 검사의 요령

주시의 감시와 측정 조건의 설정이 곤란하므로 피검사자에 대한 설명과 머리부의 고정, 조명 장치 등의 설치가 중요하다.

## D ┤ 중삼 flicker

### 기계

중심 flicker값 측정기(그림 9)는 다이얼(dial)로 모터(motor)의 회전수를 변화시켜서 시표의 점멸 회수를 가감하게 되어 있다. 접안통을 붉은선까지 끌어내면 시표의 시각은 2°, 배경은 8°로 된다. 3방향 변환 스위치를 오른쪽으로 하면 시표 광원, 왼쪽으로 하면 배경 광원의 밝기가 기기에 나타나는데 모두 붉은점을 가리키면 각각 1000 asb와 4 asb에 해당된다. 붉은 점을 가리키지 않으면 각 조정 나사로서 조정한다. 3방향 변환 스위치를 중앙으로 하면 시표의 점멸 회수가 기기에 나타나고, 정지버튼을 누르면 기기의 침은 정지한다.

## 검사 방법

비교 암실에서 3방향 변환 스위치를 중앙으로 하고, 접안통을 붉은선까지 끌어 내어 한 눈으로 통의 중심을 주시하게 한다. 먼저 매우 느린 회전수부터 천천히 올려서 점멸을 전혀 느끼지 않게 되었을 때에 신호를 하도록 한 후 충분히 높은 회전수에서 서서히 내려서 점멸이 조금이라도 느껴지면 신호를 하라고 지시한 후 이 값을 flicker값으로 한다. 두 값이 일정하지 않으면 몇 번 더 되풀이 하고 경우에 따라서는 두 값을 함께 기록하는 경우도 있다.

## 검사의 요령

① 우선 좋은쪽 눈부터 측정하는데 그때의 점멸 의미를 충분히 되풀히 설명하여 순간적인 신호의 중요성을 이해시킨다.

② 안경을 벗고, 접안통에 눈을 빈틈없이 대고 다른 눈은 가볍게 가려서 시표에 집중하도록 한다.

③ 접안통의 앞끝이 외안부에 강하게 닿지 않도록 또 접안통을 밀어 넣지 않도록 주의한다.

④ 생리학적 인자(피로, 연령, 휘도 등)에 영향을 받는 것에 유의하며 다른 검사에 앞서 가능한 한 빨리 행한다.

⑤ 신호는 버튼을 누르는 것 보다 말로 하는 것이 더 상세한 응답을 얻을 수 있다.

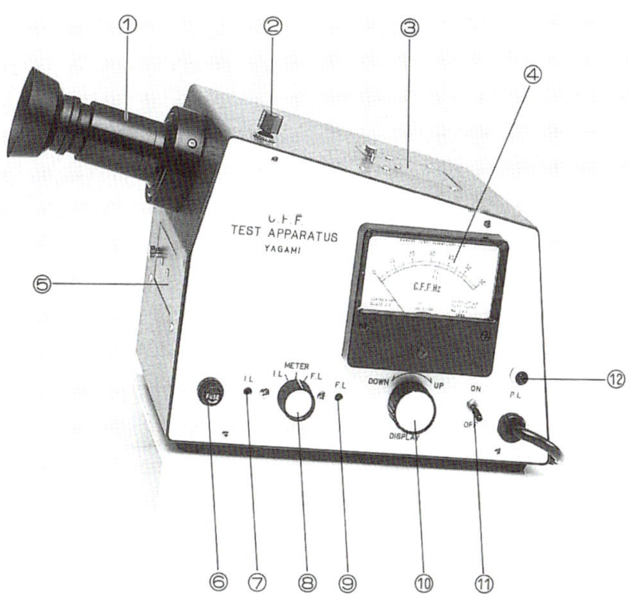


① 접안동
② 정지 단추
③ 중심 lamp house
④ meter(Hz 또는 cps)
⑤ 주변 lamp house
⑥ fuse
⑦ 주변 휘도 조정 나사
⑧ 3방향 변환 스위치
⑨ 중심(시표) 휘도 조정 나사
⑩ 회전수 가변 dial
⑪ 전원 스위치
⑫ Pilot lamp

**그림 9** 중심 flicker 측정기

# 4 헤스 검사(Hess test) · 복시 검사(Diplopia test)

## A 헤스 검사

### 장치 및 방법

Hess screen(그림 1-a)에는 주시점이 정면과 8방향 및 그 주변에 모두 25개 있으나 보통은 정면과 8방향만 사용한다. 시판되고 있는 제품에는 각 점에 적색의 작은 등(lamp)을 설치한 것과 프로젝트를 사용하여 스크린 전체를 적색광으로 투영하는 것이 있다. 피검사자는 주시안에 적색 필터 검사안에 녹색 필터를 착용하고 녹색 화살표를 투영하는 지시기를 손으로 조정한다. 이 상태에서 적색 필터를 착용한 주시안에는 헤스 스크린의 시표만 보이고 녹색의 화살표는 보이지 않으며, 녹색 필터를 착용한 검사안에는 녹색 화살표만 보이고 스크린은 보이지 않는다. 양안의 시선이 일치하지 않으면 주시안으로 하나의 시표를 보고 있을 때 검사안은 그 시표에서 편위된 방향을 향하게 된다. 그 편위된 방향이 어디인지 녹색 화살표를 사용하여 지시하게 한다. 피검사자는 주시안으로 보고 있는 적색 시표와 편위된 위치를 녹색 화살표로 지시하고 있으나 피검사자의 중추에서는 적색 시표와 녹색 화살표는 겹쳐 보이고 있다.

9개의 점에 대하여 하나씩 피검사자가 녹색의 화살표로 지시하는 위치를 기록한다. 검사는 두 눈 각각에 대하여 한다. 오른쪽 눈의 검사(왼쪽 : 적색, 오른쪽 : 녹색)는 기록 용지의 오른쪽에 기록하고 왼쪽 눈의 검사(좌 : 녹색, 우 : 적색)는 왼쪽에 기록한다. 피검사자에게 시표를 볼 때 머리를 움직이지 않도록 지시한다. 시판되고 있는 기기에는 머리부를 고정시키기 위한 턱받침부가 부속된 것이 많다.

### 결과의 예

#### ⓐ 오른쪽 눈 외전신경 마비

그림 2는 약도의 오른쪽 눈 외전신경 마비이다. 오른쪽 검사에서 오른쪽의 시표를 볼 때 왼쪽 눈은 내전하여 시표를 볼 수 있으나 오른쪽 눈은 시표의 위치까지 외전할 수 없다. 그 위치를 오른쪽 눈에만 보이는 녹색 화살표로 지시한다(그림 2의 오른쪽). 왼쪽 눈 검사에서는 오른쪽의 시표를 볼 때 오른쪽 눈을 무리하게 외전시켜면 왼쪽 눈도 오른쪽을 보기 위하여 과잉으로 내전하여 시표보다 더 오른쪽에 시선이 있게 된다(그림 2의 왼쪽). 어떤 근이 마비되고 있을 때의 일반적인 그림 모양은 마비가 있는 눈의 마비근 방향이 좁아지고 반대쪽 눈의 같은 방향은 넓어진다.

#### ⓑ 정상 양안시 기능을 갖는 사시(사위)의 경우

시선의 어긋남이 어느 방향에서도 동일한 간격으로 된다. 사시와 안근 마비가 합병하고 있는 경우는 그 마비 방향만 동일한 간격으로 되지 않는다. 그림 3에 외사시와 오른쪽 눈 내직근 마비가 합병된 예가 제시되어 있다.

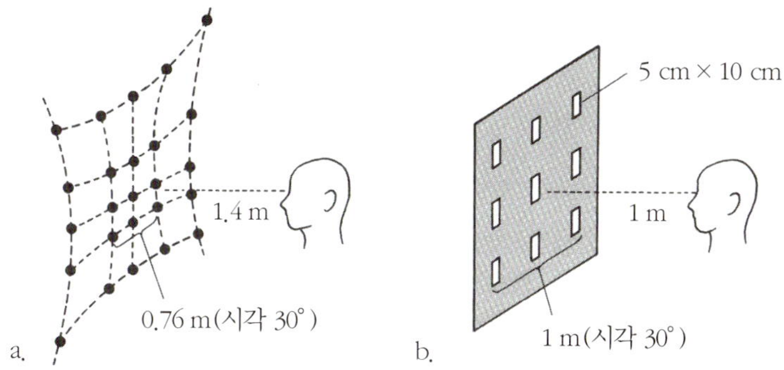


그림 1 Hess screen (a)과 복시 검사 (b)

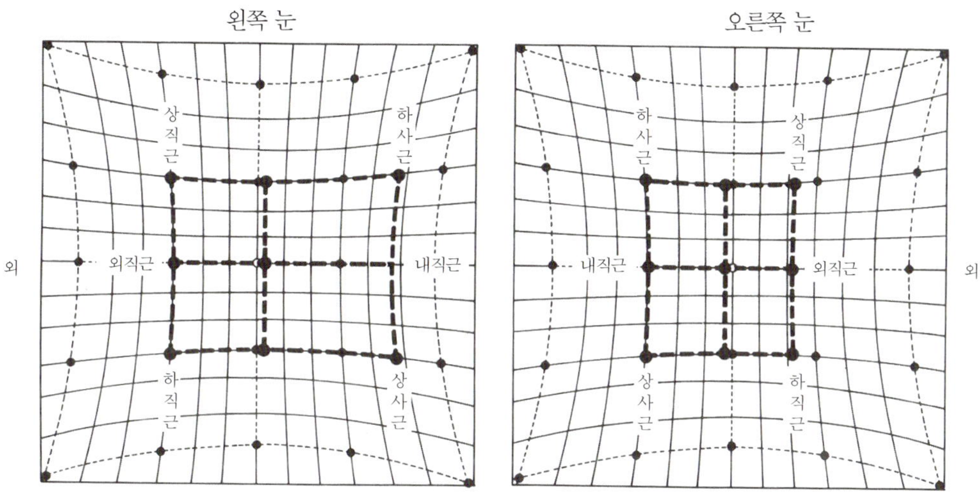


그림 2 오른쪽 눈 외전신경 마비

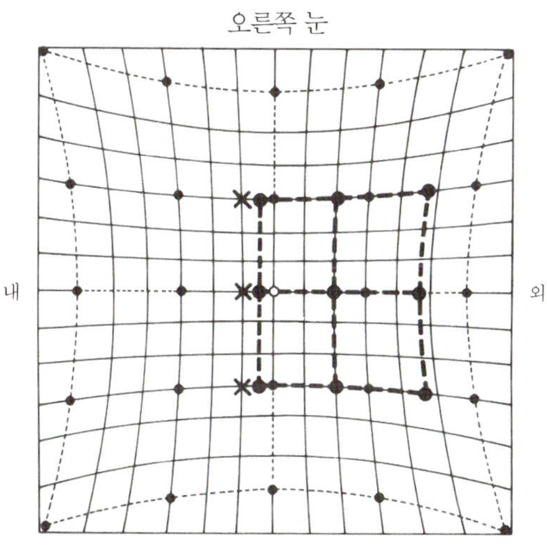


그림 3 공동성 외사시와 오른쪽 눈 내직근 마비의 합병(외사만있는 경우는 ×로 표시한다.)

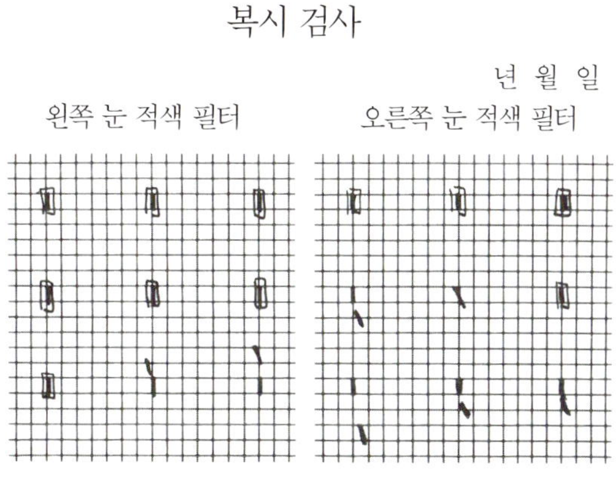


그림 4 오른쪽 눈 활차신경 마비

### B ┤ 복시 검사

그림 1-a와 같이 정면 및 8방향에 1개의 장방형 백색광 시표를 놓는다. 주시안은 나안 또는 교정 안경을 착용한 상태로 검사안에는 복시의 자각을 쉽게 하기 위하여 적색 필터를 착용하게 한다. 두눈의 시선이 일치하고 있지 않으면 주시안으로 하나의 시표를 주시할 때 검사안은 그 시표에서 어긋난 방향으로 향하게 된다. 시표는 검사안의 경우에는 시선에서 벗어난 위치에 적색 필터를 통한 빨간 빛으로 인식된다. 이것을 가상(false image)이라 한다. 이 가상의 위치가 주시안에 인식되고 있는 백색 시표 위치에서 어느 정도 어긋나 있는지를 피검사자에게 답하게 하여 기록한다. 또 가상이 진상(true image)과 평행인지 경사져 있는지도 답하게 한다. 이것으로 안구의 회선 편위를 알 수 있고, 활차신경 마비의 경우에는 진단의 도움이 될 수도 있다(그림 4). 일반적인 그림의 모양은 마비가 있는 눈의 마비근의 방향은 확대되고 반대쪽 눈의 같은 방향은 축소된다.

# 5 대형 약시경(Synoptophore)

대형 약시경은 주로 안위 검사, 양안시 기능 검사 및 시기능 교정 훈련에 사용한다. 여기서는 가장 표준적인 검사법에 대하여 Clement Clarke사의 대형약시경을 사용하여 설명한다.

## 기구

구조의 특징은 다음과 같다.

① 좌 · 우가 경통에 의해 완전 분리되어 있다.

② 경통은 수평 · 수직 · 회선과 안구 운동에 따라 자유롭게 움직일 수 있다.

③ 접안부에는 볼록렌즈가 부착되어 있어 광학적으로 시표가 무한대에 있도록 되어 있으므로 굴절이상을 완전교정하면 무조절 상태에서 시표를 명시할 수 있다(조절성 폭주를 제거한 상태). 그러나 들여다 보고 검사할 때 일어나기 쉬운 기계근시 때문에 조절성 인자의 개입과 시표가 가까이 있는것 같이 느껴져 일어나는 근접성 폭주의 영향 등에 의해 내사시의 측정값이 약간 크게 나오는 경향이 있다.

④ 시표로 사용되는 슬라이드에는 표 1과 같은 종류가 있다.

**표 1** 슬라이드의 종류

| | |
|---|---|
| 1. 크기에 의한 분류 | |
| 중심와 지각용(1°) | foveal size |
| 황반부 지각용(3°) | macula size |
| 황반부근 지각용(10°) | peripheral size |
| 2. 사용 목적에 의한 분류 | |
| 이질 도형 | 안위 · 동시시 검사용 |
| 표시를 한 동질 도형 | 융합폭 검사용 |
| 시차가 있는 닮은 도형 | 입체시 검사용 |
| 기타 | $\gamma$각 검사용 · 잔상 검사용 |

## 검사전 준비

### 기기의 준비

① 광학대, 의자의 조정 : 유 · 소아라도 피검사자 자신이 앉는 것을 원칙으로 한다.

② 턱받침, 이마받침의 조정 : 접안부를 2 cm로 하고 피검사자 눈 움직임을 보기 쉬운 위치로 한다.

③ 동공간거리를 맞춘다.

④ 굴절이상의 교정 : 교정 렌즈를 lens holder에 넣어 검사하는 것을 원칙으로 한다.

⑤ 모든 눈금을 0°에 맞춘다.

⑥ 검사할 때의 주시안을 결정한다.

#### b 피검사자에 대한 설명

피검사자는 유소아가 대상으로 되는 경우가 많기 때문에 검사에 대한 설명을 충분히 한다(꼬리가 없는 토끼와 꽃을 갖고 있는 토끼의 차이점, 차가 2대인지 3대인지와 수의 인식 등 어느 정도의 이해력이 없으면 정확한 정보는 얻기 어렵다).

## A 안위 검사

이질도형의 시표를 사용하며 시력이 허용하는 한 작은 주시 목표가 있는 것이 좋다.

### 주시안 점멸법(cover · uncover test와 같은 원리)

① 주시안을 0°로, 비주시안은 각막 반사에 의한 대략의 사시각에 맞춘다.

② 양쪽의 광원을 점등한 채로 피검사자에게 주시안 시표를 보도록 한 후 주시안의 광원을 끄는 동시에 비주시안 시표를 보도록 지시한다.

③ 이때의 비주시안 움직임에 주의하고 주시를 하기 위하여 교정 운동을한 방향(예를들면, 바깥쪽에서 안쪽으로 움직임이 있으면 외)으로 비주시안 경통을 움직인다.

④ ②와 ③을 반복 검사 했을 때 비주시안의 움직임이 없어진 위치가 타각적 사시각(현성 편위량)이다.

### 교대 점멸법(alternate cover test와 같은 원리)

#### a 방법

① 주시안 점멸법과 같다.

② 비주시안의 광원을 끄고 주시안 시표를 보도록 하여 주시 확인 후 주시안의 광원을 끄는 동시에 비주시안을 점등하여 시표를 보도록 한다.

③ 이때의 비주시안 움직임을 기억한 후 비주시안 광원을 끄는 동시에 주시안 광원을 켜서 주시하도록 하고 그 사이에 비주시안 경통 위치를 수정한다.

④ ②와 ③을 반복하여 안구 운동이 없어진 위치가 타각적 사시각(전 편위량)이 된다.

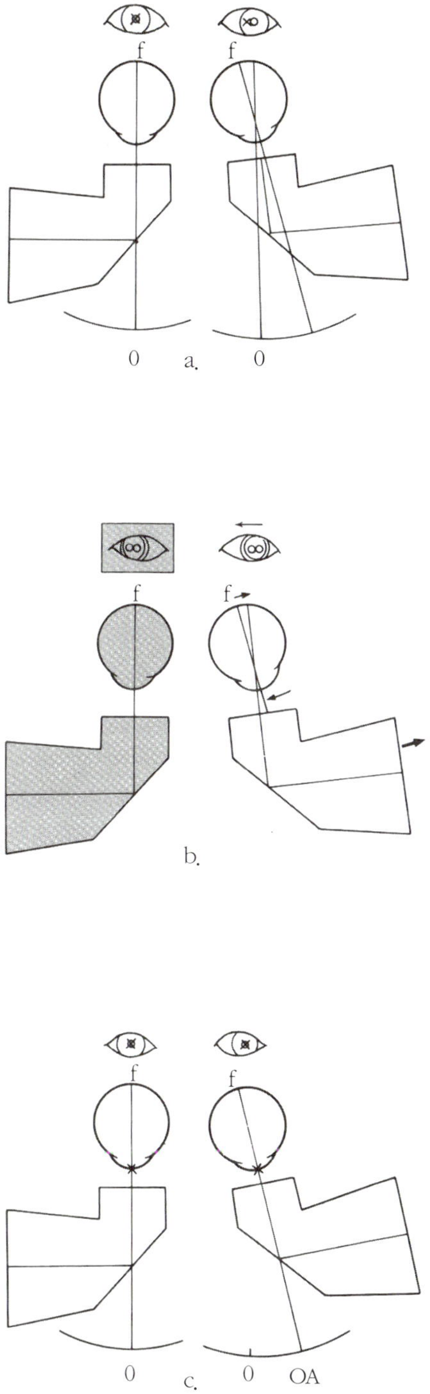


그림 1 주시안 점멸법

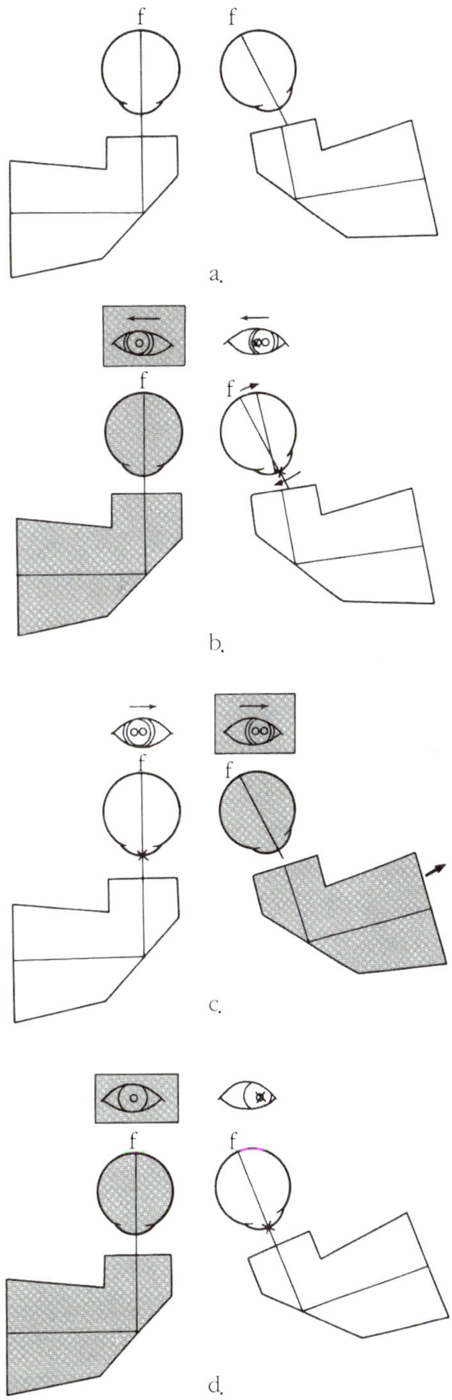


그림 2 교대 점멸법

### ⓑ 검사의 요령

① 이질 도형을 사용하지만 한쌍으로 되어 있는 슬라이드에 구애받지 말고 좌 · 우 각각에서 흥미를 보이는 도형을 사용하는 것이 소아의 경우에 검사하기 쉽다.

② 각막 반사를 보는 것은 모든 안위 검사의 기본이며 대상이 유아, 한 눈 시력 불량, 편심 주시가 있을 경우에는 특히 유용하지만 $\gamma$각 보정을 고려해야 한다.

③ 확실히 주시할 수 있도록 지시하고 주시의 확인을 한 후 다음 조작으로 옮긴다.

④ 교대점멸법의 경우 시표의 점멸은 주시안의 점등은 길게, 사시안은 짧게하는 등 리듬을 깨어서 가능한 한 융합 제거를 강요한다.

⑤ 교대성 상사위를 검출하기 위하여는 반드시 교대점멸법을 한다.

⑥ 통상 타각적 사시각의 검사로는 교대점멸법을 쓰는 경우가 많다.

### ⓒ 기록 방법

① 검사할 때의 주시안을 기록한다.

② 타각적 사시각(objective angle of strabismus) : O.A ?°로 기록.

③ 내사 방향은(+), 외사 방향은(−)의 부호를 붙이고 각도 또는 프리즘 굴절력으로 기입한다(그림 3).

④ 수직 방향은 R/L, L/R 또는 주시안에 대하여 타안의 상태를 화살표로 나타내는 경우도 있다.
예 : R/L 3°, 3° ↓(R fix)

⑤ 회선운동은 타각적으로 알아 내기는 어려우므로 피검사자의 응답에 따라 결정되는 경우가 많다 : 내회선 ?°, 외회선 ?°로 기록.

## 9방향 안위의 측정(안구 운동 검사)

비공동성이 의심되는 경우 검사한다.

### ⓐ 방법

① 일반적으로 수평 방향은 15° 왼쪽, 정면, 15° 오른쪽, 수직 방향은 15° 위쪽, 정면, 15° 아래쪽의 각 방향을 검사하여 이들을 서로 한조로 하여, 9방향을 검사하고 있는 주시안이 향하게 하여 다른쪽 눈의 위치를 측정한다(20°로 측정하는 경우도 있다. 그림 4).

② 측정값은 주시안의 주시 방향을 0점으로 하여 바꾸어 읽는 잘못을 하지 않도록 주의한다.

③ 오른쪽 눈 주시와 왼쪽 눈 주시의 양쪽을 모두 검사한다.

④ 피검사자가 정상 대응으로 동시시를 하는 경우는 자각적 사시각을, 정상 대응이 없거나 동시시가 충분하지 못할 경우에는 교대 점멸에 의한 타각적 사시각을 측정한다.

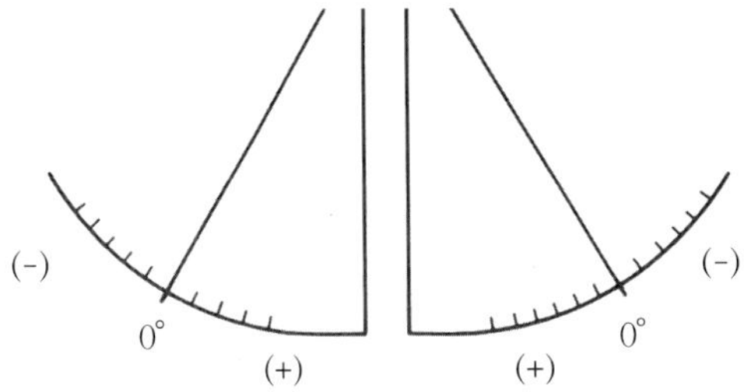


**그림 3** 안위 검사 기록법(수평 편위)

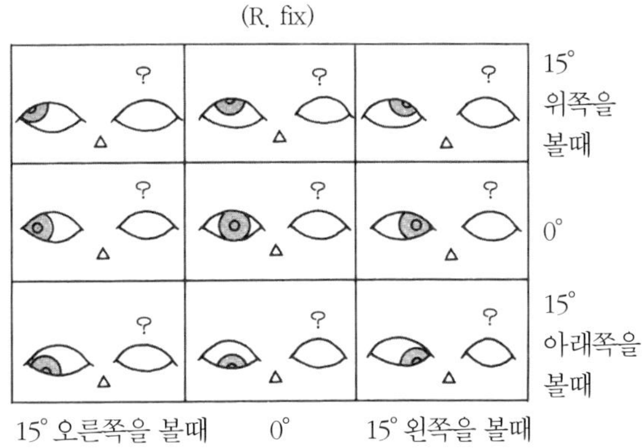


**그림 4** 안구 운동 검사

① L. fix

| Ⓡ15° ← | 0° | →15° Ⓛ | |
|---|---|---|---|
| -6° L/R 4° | -6° L/R 3° | -5° L/R 2° | 15° ↑ |
| -5° L/R 1° | -5° L/R 1° | -3° — | 0° |
| -3° L/R 1° | -4° L/R 1° | -3° — | ↓ 15° |

R. fix

| Ⓡ15° ← | 0° | →15° Ⓛ |
|---|---|---|
| -5° L/R 10° | -6° L/R 4° | -5° L/R 2° |
| -5° L/R 10° | -5° L/R 4° | -3° L/R 1° |
| -4° L/R 4° | -5° L/R 2° | -3° L/R 1° |

② R. fix

| Ⓛ15° ← | 0° | →15° Ⓡ | |
|---|---|---|---|
| -5° L/R 2° | -6° L/R 4° | -5° L/R 10° | 15° ↑ |
| -3° L/R 1° | -5° L/R 4° | -5° L/R 10° | 0° |
| -3° L/R 1° | -5° L/R 2° | -4° L/R 4° | ↓ 15° |

L. fix

| Ⓛ15° ← | 0° | →15° Ⓡ |
|---|---|---|
| -5° L/R 2° | -6° L/R 3° | -6° L/R 4° |
| -3° —° | -5° L/R 1° | -5° L/R 1° |
| -3° —° | -4° L/R 1° | -3° L/R 1° |

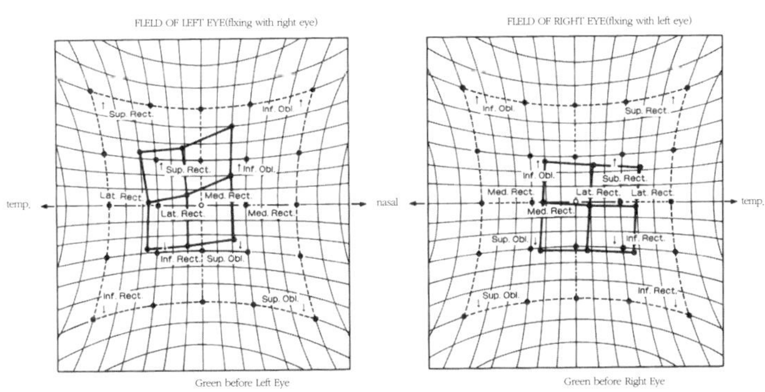


**그림 5** 안구 운동 검사 기록

### ⓑ 기록 방법

2가지의 방법이 있다.

① 대면법에 기초를 두는 경우, 피검사자가 오른쪽을 보았을 때를 왼쪽, 왼쪽을 보았을 때는 오른쪽, 전체는 용지의 왼쪽에 왼쪽 눈 주시 9방향을, 오른쪽에 오른쪽 눈 주시 9방향을 기록한다.

② Hess-coordimeter의 결과와 비교할 때 피검사자가 오른쪽을 보았을 때를 오른쪽에 왼쪽을 보았을 때를 왼쪽에, 전체는 용지의 왼쪽에 오른쪽 눈 주시 9방향을, 오른쪽에는 왼쪽 눈 주시 9방향을 기록한다.

## B ┤ 양안시 기능 검사

### 동시시 검사(자각적 사시각 검사, Subjective angle of strabisums, SA)

대형약시경에서 동시시(Simultaneous perception, SP)는 양안의 상이 동시에 겹쳐 보이는 것을 말한다. 동시시가 있는 위치 즉, 좌·우 양안이 합치감을 갖는 위치가 자각적 사시각으로 된다. 동시시 검사는 억제 유무와 대응 상태를 검사하는 것이다.

#### ⓐ 검사 순서

① 시표는 이질도형을 쓴다.

② 주시안으로 시표를 보도록 지시하고 비주시안의 arm을 외→내, 내→외로 천천히 움직인다. 좌·우안 상의 동측감·교차감의 유무, 합치감 유무, 합치감이 있는 경우 그 안정성 등을 검사한다.

#### ⓑ 요령

Arm 조작은 검사자가 하는 것이 원칙이지만 피검사자의 응답이 명확할 경우에는 피검사자 자신에게 arm을 움직이게 하는 것이 검사하기 쉽다.

#### ⓒ 검사의 실제와 기록 방법

1) 정상 양안시 기능을 갖는 경우(그림 6)

비주시안의 arm이 타각적 사시각보다 바깥쪽에 있으면 양안의 시표는 동측성으로, 안쪽에 있으면 교차성으로 느낀다. 대략적인 타각적 사시각의 위치에서 좌우의 상이 겹쳐져서 합치감을 갖게 하는 위치가 자각적 사시각이며 동시시 (+)의 위치이다.

- 기록 방법

예) R. fix.

S.A.+10°, S.P.(+)

사자와 사자우리 m size

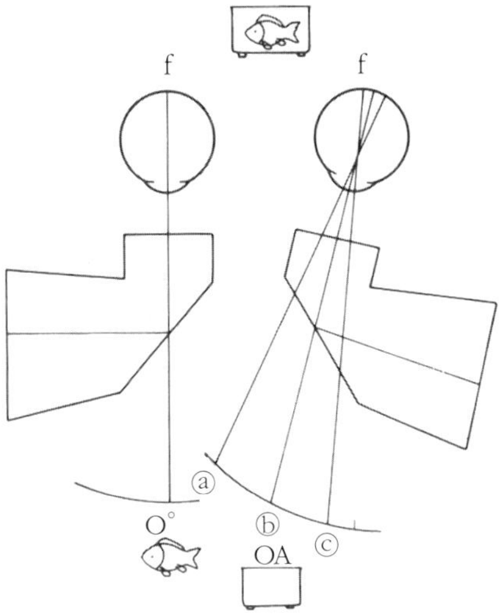


정상 대응의 경우

ⓐ 좌 · 우 양쪽 눈의 상이 교차성으로 보인다.
ⓑ 좌 · 우의 상이 겹쳐 보인다(OA≒SA).
ⓒ 좌 · 우 양안의 상이 동측성으로 보인다.

**그림 6** 정상 대응

### 2) 정상적으로 보이는 것과 다를 경우

i ) 억제 검사 : 좌우의 상의 합치감이 없거나 한쪽의 상이 없어지는 경우 억제가 있다고 판단한다. 억제에는 편안성과 교대성이 있으므로 어느쪽의 시표가 없어졌는지를 묻는다.

억제의 넓이는 비주시안 arm을 움직여서 시표가 없어진 범위를 조사한다. 또 한쪽의 시표 크기를 바꾸어 억제가 되는 시표 크기로 정한다.

억제의 깊이는 자극의 양을 바꾸어서 측정한다. 좌 · 우의 광량을 바꾸거나 억제되어 있는 범위를 arm을 빨리 움직여 자극하거나 점멸하여 변화를 본다.

- 기록 방법

예) R : fix
S.P.(-) -10°~-15° 왼쪽 눈 억제
P size

ii) 대응의 판정 : 타각적 사시각(현성 편위량)과 자각적 사시각을 비교한다.

OA≒SA 정상대응
OA≠SA 이상대응

측정 중에 사시각이 변동되거나 $\gamma$각이 작용을 하거나 측정 조건의 차이로 인한 측정 오차도 생각할 수 있으므로 다음과 같은 방법으로 확인한다.

① 각막 반사의 확인 : 현성 편위량을 재검사하고, 한눈으로 주시할 때의 각막 반사 위치와 자각적 사시각의 위치에서의 각막 반사의 위치를 비교하면서 재차 OA와 SA에 차이가 있는지를 확인한다.

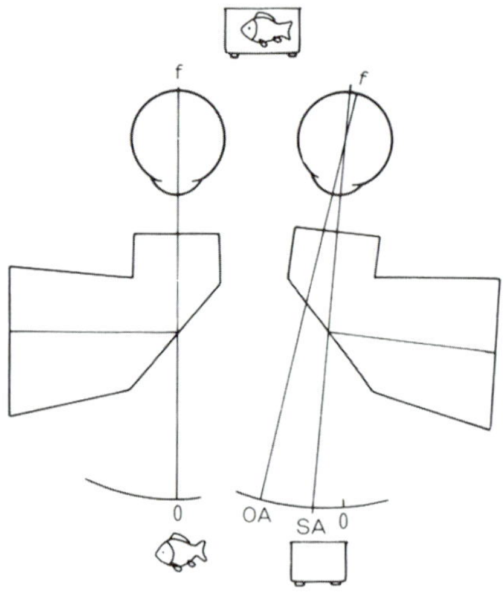


이상 대응의 경우

OA≒SA

SA를 중심으로 이상 위치감(abnormal localization)이 있다.

**그림 7** 이상 대응

② 자각적 사시각의 위치에서 주시안의 광원을 끄고 동시에 다른쪽 눈 시표 중앙을 보도록 지시하고 그 눈의 움직임을 관찰한다. 정상 대응이면 눈을 움직일 필요는 없지만, 재주시의 움직임이 있을 경우에는 그 눈은 중심와 외에서의 합치감 (+)이며 이상 자각적 사시각을 중심으로 위치감이 변한다(일반적으로 이상 대응점은 0°와 타각적 사시각의 사이에 있다. 그림 7).

③ 어떠한 방법으로 경통을 움직인다 해도 시표가 자각적으로는 동측성(혹은 교차성)으로 계속 보이는 경우는 대응 결핍으로 생각된다.

④ 합치감이 (–)일 때 대응의 상태를 판단해야하는 경우 억제가 생기는 장소가 어느 위치에 있는가에 따라 대략 추정할 수 있다. 타각적 사시각을 포함하고 있을 때는 정상 대응이라 생각해도 좋다.

## 융합폭의 측정

융합(fusion)은 감각성 융합과 운동성 융합이 있는데 대형약시경 검사에서 융합폭은 감각성 융합 (+)의 위치에서 각 방향으로 arm을 움직여 좌우의 상을 단일시 할 수 있는 한계점을 측정하는 것이다(그림 8).

### 방법

① 동질 도형을 사용하여 자각적 사시각을 구한다(융합폭 측정의 기준점이 된다).

② 좌우의 시표가 하나로 보이고 check mark가 있는 것이 확인되면 양쪽 arm을 lock한다.

③ 폭주 개방 knob을 조금씩 개산쪽으로 움직여 check mark가 없어지거나 시표가 2개로 떨어지는 위치까지 움직인다. 이것이 개산(외전)의 종말점이다.

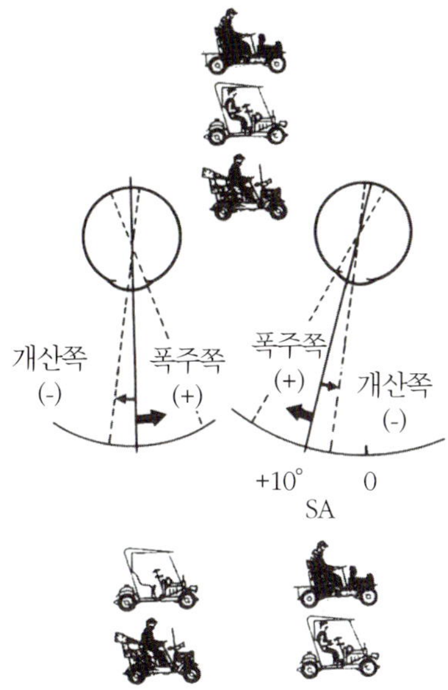


그림 8 융합폭의 측정

④ Arm을 기점으로 되돌려 폭주 개산 knob을 조금씩 폭주쪽으로 움직여 ③과 같이 융합이 깨지는 위치를 찾는다. 이것이 폭주폭(내전)의 종말점이다.

⑤ ③과 ④를 합한 것이 수평 방향의 융합폭이며 기록는 외전을 (−)부호, 내전을 (+)부호로 하여 기준점, slide와 함께 기록한다.

⑥ 수평 방향의 폭을 측정한 후 수직 방향은 상 · 하 회전 knob으로 측정하고, 마찬가지로 회선 방향은 시표회전 knob을 조정하여 측정한다. 일반적으로 임상에서는 수평 방향의 융합폭을 측정하는 경우가 많고 ⑥의 측정은 적다.

### ⓑ 검사의 요령

① 안구 운동의 관찰 : 경통의 움직임에 수반하여 안구 운동이 일어나고 있는지, 교대시의 움직임은 없는지 주의한다.

② 측정 중에는 항상 시표의 check mark가 없어졌는지의 여부를 확인한다.

③ 시표를 선택할 때 수직 방향에 check mark가 있는 것(3대의 차)은 억제되기 어렵고 융합을 얻기 쉽다.

④ 피검사자의 노력이 측정 결과에 크게 영향을 미친다는 것을 고려하면서 검사한다.

⑤ 융합이 (+)라 함은 충분한 융합폭을 가진 것을 의미하며 정상인에서 수평 방향과 회선 방향은 넓고 수직 방향은 좁다. 수평 방향 융합폭의 정상값은 −4° ~ +20° 이다.

### ⓒ 기록 방법

예) R. fix.

Fu.(+), −4° ~ +20° (기점 +10°, 3대의 차)

## 입체시 검사(Stereopsis)

### ⓐ 검사 방법

① 시차가 있는 거의 비슷한 도형을 사용한다.

② 경통을 자각적 사시각의 위치에 두고 원근감, 입체감을 느끼는지 묻는다.

③ 동측성의 어긋난 도형을 융합하면 더 멀게 느끼고, 교차성으로 어긋난 것을 융합하면 더 가깝게 느끼므로 응답의 정확도에 따라 입체시 (+), 입체시 (−)가 된다.

④ 입체시 (−)는 반드시 check mark의 유무를 확인한다. Check mark가 없는 경우는 어느쪽인가에 억제가 있기 때문이므로 입체시 (−)로 되고, check mark가 양쪽 모두 보일 때에는 융합이 되는 입체시 (−)로 된다.

### ⓑ 검사의 요령

① 응답을 이끌어내는 것이 가장 어려우므로 주의한다. 암시를 주는 것 같은 언동은 삼가해야 하지만 입체감이 정상인 사람도 어느 정도의 암시(예를 들면, 평면적으로 보이고 있는가, 앞으로 튀어나온 것 같이 보이고 있는가)를 주지 않으면 모르는 경우가 있다. 특히 유아의 경우는 충분한 사전 설명을 할 필요가 있다.

② 입체시 (+)의 확인은 좌 · 우의 시표를 바꾸거나 겉과 안을 반대로 해서 원근감의 순서가 반대로 되는 것을 확인한다. 또 한쪽의 슬라이드를 뒤집어서 입체감이 (−)로 되는지도 확인한다. 여러번 반복하여 검사한다.

### ⓒ 기록 방법

예) R. fix.

St.(+), +10° 그네

# 6 입체시 검사(Titmus-stereo test)

두 눈의 동공간거리에 의해 생기는 시차를 융합함으로서 입체시 감각이 생긴다. 귀쪽 망막에 투영되는 교차성 시차를 융합하면 떠오름(근치감)으로 느껴며 코쪽 망막에 투영되는 동측성 시차를 융합하면 들어감(원치감)을 느끼는 특성이 있다. 이들 특성을 이용한 Titmus-stereo test는 일상시에 가까운 환경에서 근거리에서의 입체시 존재 여부를 판단하는 것이다(그림 1).

## 원리 · 기구

양안의 시선은 편광 필터에 의해 분리되고 파리 · 원 · 동물의 도형이 교차성으로 어긋나게 그려져 있어 편광 안경을 착용하고 보면 떠올라 보이게 된다. 각각의 도형 시차는 표 1에 나타나 있다. Fly test는 대략적인 입체시 검사로서 정량성은 부정확하다.

## 검사 방법

① 편광 안경을 착용하게 한다.

② 검사 거리를 40 cm로 유지하고 시선과 직각에 가까운 상태에서 검사용 도형을 보인다.

### ⓐ Fly test

파리의 날개가 지면보다 높이 떠올라 보이는지를 물어본다. 떠올라 보인다고 답하는 경우는 손가락으로 날개를 잡게 한다. 3 cm보다 윗쪽을 잡는 경우는 양호한 입체시 (+), 지표의 면을 잡으면 입체시 (±) 또는 부정확하다고 한다. 전혀 떠오르지 않게 보이는 경우는 (−)로 한다.

• 기록법 fly (+) (±) (−)

### ⓑ Circle test

4개의 원 중에서 어느 것이 떠올라 보이는가를 물어본다. 이 경우 피검사자가 떠올라 보인다고 한 원이 옆으로 어긋나 보이는지 떠올라 보이는지를 확인해보는 것이 좋다. 옆으로 어긋나 보이는 경우는 입체시 (−)로 여겨진다. 1번에서 9까지 순서대로 물어 보고 몇 번까지 정답을 하였는지 기입한다.

• 기록법 circle ? / 9 또는 ?초

### ⓒ Animals test

A, B, C 3가지 group의 동물 중에서 A부터 순서대로 떠올라 보이는 동물이 어느 것인지 물어본다.

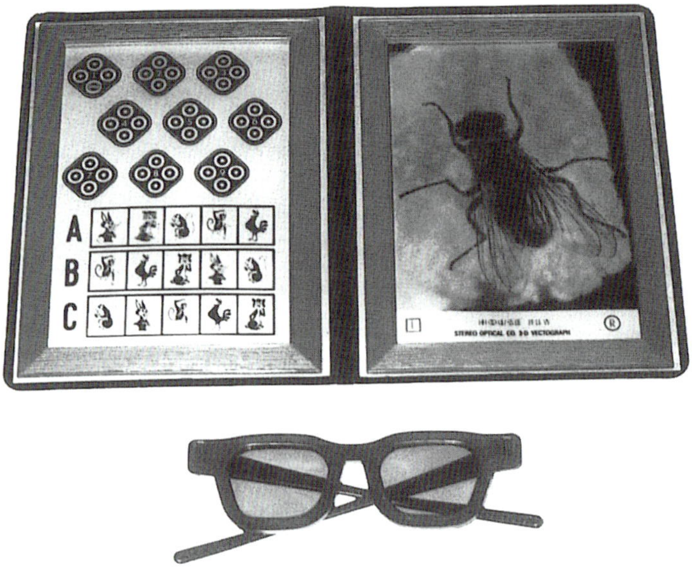


그림 1 Titmus-stereo test

**표 1** Titmus-stereo test의 해답과 입체 시차

| | | 정답 | 입체시차(16 inch)초 |
|---|---|---|---|
| 원 | 1 | 아 래 | 800 |
| | 2 | 왼 쪽 | 400 |
| | 3 | 아 래 | 200 |
| | 4 | 위 쪽 | 140 |
| | 5 | 위 쪽 | 100 |
| | 6 | 왼 쪽 | 80 |
| | 7 | 오른쪽 | 60 |
| | 8 | 왼 쪽 | 50 |
| | 9 | 오른쪽 | 40 |
| 동 물 | A | 고양이 | 400 |
| | B | 토 끼 | 200 |
| | C | 원숭이 | 100 |

## 검사 요령

① 유소아의 경우, 검사 전에 공포감 느끼지 않도록 말 할 필요가 있다. Animals test부터 시작하는 것이 좋다.

② 원칙적으로는 머리의 위치를 똑바로 하여 검사하지만 버릇이 있거나 또 대상성 두위 이상에 의한 머리의 기울임이 있는 경우는 기울임이 있는대로 검사한다. 시표면은 기울임과 평행이 되도록 매우 주의해야 한다.

③ 검사 결과에 의문이 있을 때에는 편광 안경의 좌·우를 바꾸거나 시표를 아래·위 반대로 보인다. 이 때 뒤로 들어가 보인다고 답하면 입체시 (+)이다.

④ Circles test, anmals test의 그림은 2번과 A, 3번과 B, 5번과 C가 각각 같은 시차로 되어 있으므로 검사 결과에 차이가 있으면 재검사가 필요하다.

⑤ 입체시 (-)경우, fly test의 아래쪽의 ○과 □속의 R와 L의 문자가 양안 동시에 보이는가를 묻는다. 한쪽 눈이 억제된 단안시인지, 동시에 보지 않고 교대시를 하고 있는지 판단한다.

⑥ Titmus-stereo test에서 정상 입체시의 합격 기준은 circles test 5번의 100초 시차를 응답 할 수 있는지의 여부가 된다.

# 7 가림 검사(Cover Test)

각막 반사의 위치만으로 안위의 상태를 알기 어려운 경우 가림 검사(Cover test, CT)를 한다. 가림 검사 안위 어긋남의 유무와 그 종류를 분류하는 안위의 정성 검사이다. 주시를 위한 교정 운동을 이용하는 검사법이므로 양안 모두 중심 주시라야 한다. 검사 거리는 원거리(5 m), 근거리(30 cm)가 표준이다. 가림 검사에는 대표적인 것으로 가림 개방 검사(cover-uncover test), 교대 가림 검사(alternate cover test)가 있다.

## A ┤ 가림 개방 검사(Cover-uncover test)

### 목적

융합을 유지하고 있는 상태에서 안위 어긋남의 성질을 알 수 있다.

### 방법

그림 1 참고

① 두눈으로 주시 목표를 보도록 지시한다.

② 한 눈을 가린다(한 눈을 가리고 다른쪽 눈의 주시를 확인한다).

③ 가렸던 눈을 개방하면서 가려져 있던 눈의 움직임을 본다(양안시의 상태).

④ ①~③을 다른쪽 눈에도 한다.

⑤ ①~④를 반복한다.

### 검사 요령

① 양안시의 상태는 길게, 가림은 가급적 짧게 하는 것이 좋다.

② 검사자는 두눈의 움직임에 주의해야 한다. 특히 가림을 제거하는 순간의 눈에 주목한다.

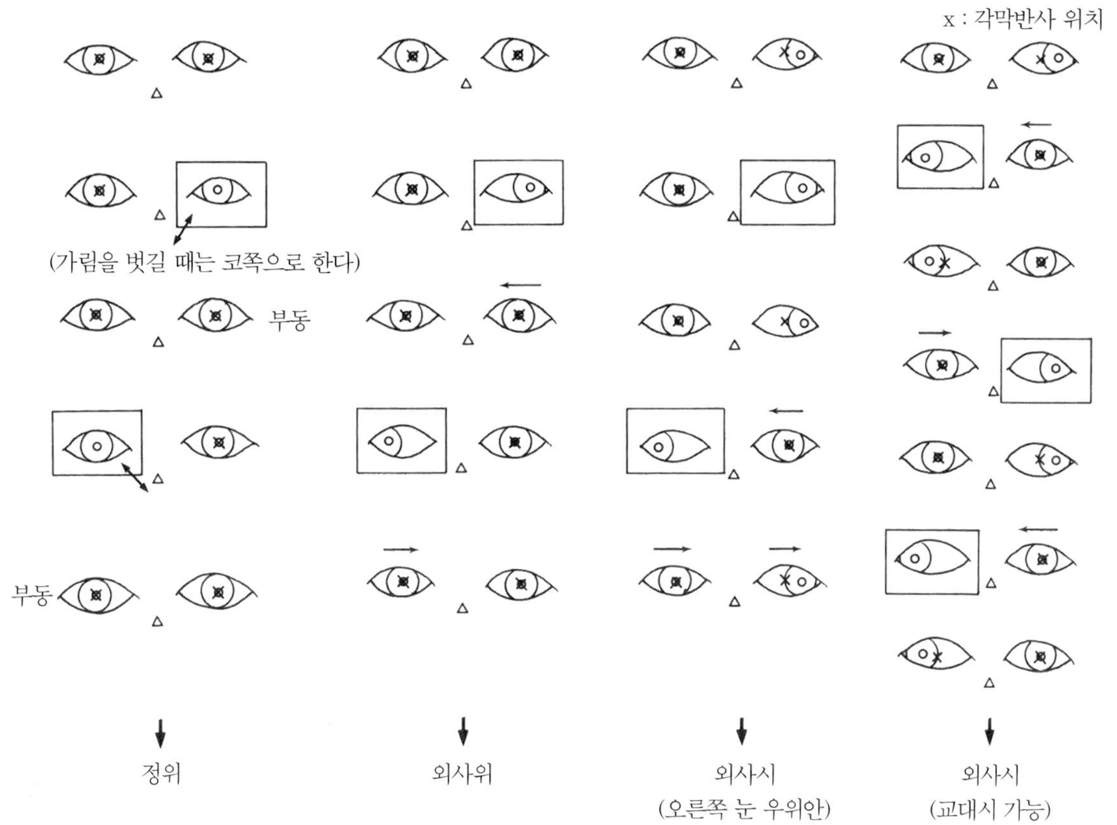


그림 1 Cover · uncover Test

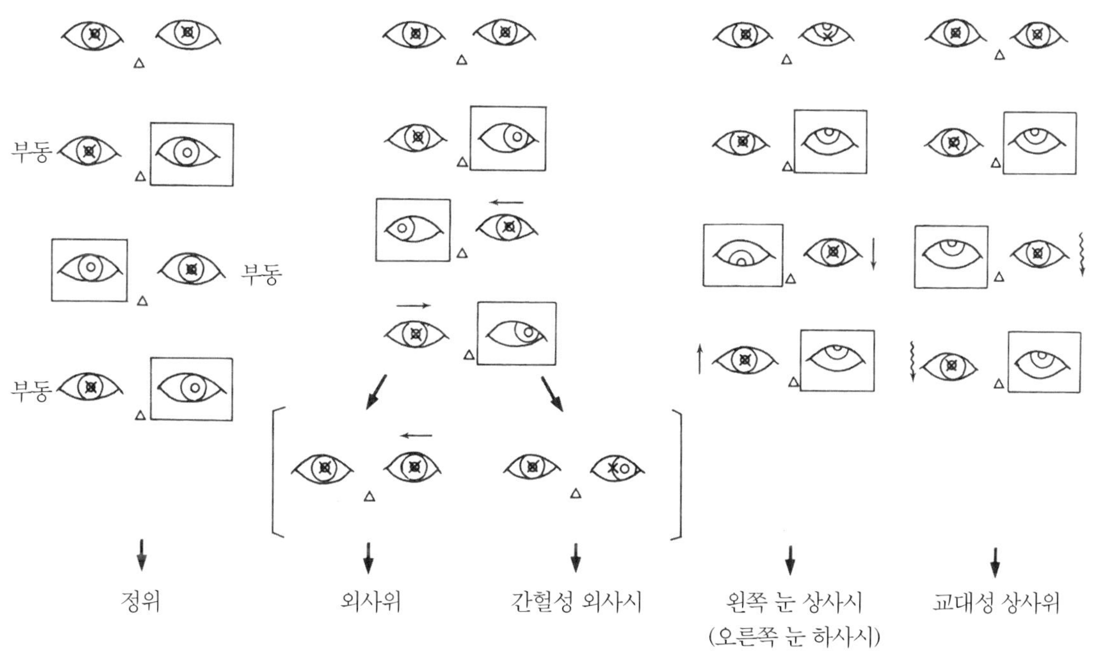


그림 2 Alternate Cover Test

## B ┤ 교대 가림 검사(Alternate cover test)

### 목적

융합 제거 안위에서 안위 어긋남의 성질을 안다. 사위의 검출, 교대성 상사위나 잠복성 눈떨림의 검출에 유용하다.

### 방법

그림 2 참조

① 양안으로 주시 목표를 보도록 지시한다.

② 한 눈을 가리고 다른 눈 주시를 확인한다.

③ 개방되어 있던 눈으로 가림을 옮기면서 가렸던 눈의 움직임에 주의한다. 한눈씩 교대로 가림을 행하고 가렸던 눈의 주시를 위한 교정 운동의 방향이나 주시할 때까지의 시간 등에 주의한다.

### 검사 요령

① 두눈이 개방되는 경우가 생기지 않도록 한 눈씩 확실히 가린다.

② 가림 시간은 천천히 길게 한다. 또 기계적으로 되지 않도록 좌우 균형(balance)을 변화시킨다.

## C ┤ 교대 프리즘 가림 검사(Alternate Prism cover test, APCT)

교대 가림법에 프리즘을 사용한 안위의 정량 검사이다.

### 목적

안위 어긋남의 최대 편위량을 프리즘을 사용하여 측정한다.

### 방법(완전교정 상태에서 검사한다)

① 한쪽 눈(일반적으로 편위안) 앞에 프리즘을 착용한다.

② 교대 가림법의 요령으로 양안시를 할 수 없도록 교대로 가린다.

③ 주시를 위한 교정 운동이 없어질 때까지 프리즘을 가한다.

|  | 오른쪽 눈 주시 | 왼쪽 눈 주시 | C.U.T와 A.C.T에서의 교정 운동 방향 | 교정 프리즘을 사용할 때의 기저 방향 |
|---|---|---|---|---|
| 내사시 | 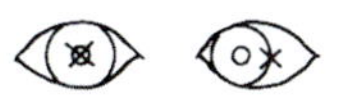 | 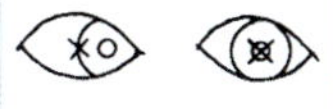 | 내 → 외 | B.O |
| 외사시 | 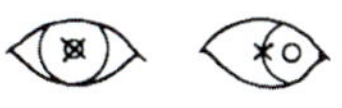 | 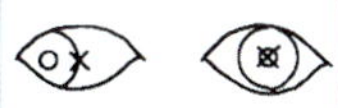 | 외 → 내 | B.I |
| 왼쪽 눈 상사시 (오른쪽 눈 하사시) | 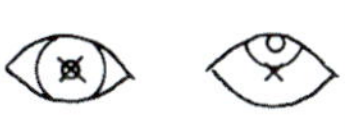 | 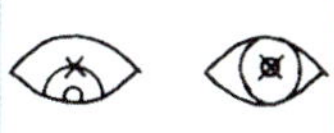 | 오른쪽 눈 주시 때 상 → 하 | B.D |
|  |  |  | 왼쪽 눈 주시 때 하 → 상 | B.U |
| 오른쪽 눈 상사시 (왼쪽눈 하사시) | 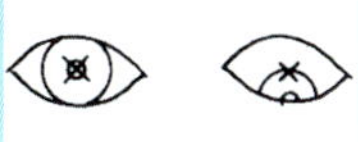 | 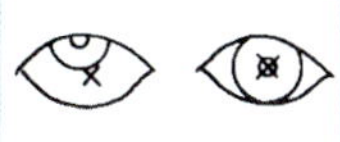 | 오른쪽 눈 주시 때 하 → 상 | B.U |
|  |  |  | 왼쪽 눈 주시 때 상 → 하 | B.D |
| 교대성 상사위 | 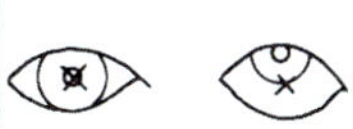 | 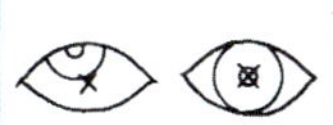 | 상 → 하 | B.D |

• 사위의 경우도 사시와 동일 함.
• 위에 제시된 것 외에 회선 사시(사위)가 있다. 주시선의 주위를 회선한다.

**그림 3** 안위 어긋남을 중화하는 프리즘의 기저 방향

④ 교정 운동이 없어지면 계속 프리즘 양을 올려 반대 방향의 교정 운동이 일어날 때까지 프리즘 양을 가한다. 교정 운동이 역전하기 직전의 프리즘의 양이 최대 편위량이 된다. 안위 어긋남을 중화하는 프리즘의 기저 방향을 그림 3에 나타내었다. 교대성 상사위의 경우 프리즘을 가하여도 주시안과 비교하여 다른쪽 눈이 항상 상사하여 양안의 움직임이 정지하지 않는다. 매우 어려운 측정이지만 움직임이 적어졌을 때의 값을 기준으로 한다.

## 검사 요령

① 큰 사시각의 경우 프리즘을 두눈에 나누어 착용하여도 지장은 없으나 덧셈은 할 수 없다($20^\circ+20^\circ=40^\circ$, 그러나 $20\Delta+20\Delta>40\Delta$).

② 수평 편위에 수직 편위가 합병된 경우, 2종류의 프리즘을 합쳐서 하든가 좌우로 나누어도 상관없다. 프리즘 한쪽면이 바닥과 평행이 되지 않으면 speckle 효과가 들어가므로 잡는 방법에 주의한다.

③ 개방되어 있는 눈이 바로 주시 목표를 보지 못하고 지나쳐 갔다가 되돌아 오는 것 같은 안구 운동을 나타내는 경우가 많다. 말을 걸어 긴장을 풀게 하는 등의 방법으로 대략적인 값을 읽어낸다.

④ 정확한 결과를 얻기 위해서는 여러번 측정하고 자각적인 복시의 유무 등을 물어 본다.

## 가림법, 교대 프리즘 가림법의 공통 주의 사항

① 항상 주시 목표를 주시하도록 말을 걸어 주시의 확인을 한다. 특히 근거리에서의 주시 확인을 할 때에는 동공 반응(축동) 등에도 주의한다.

② 유아는 눈가리개를 눈에 밀착하지 않고 검사하면 눈가리개의 안쪽을 보려고 하므로 가능하면 눈에 가깝게 하여서 가린다.

# 8 안구 돌출검사(Exophthalmometry) · Tensilon Test · 강제 견인 검사(Forced duction test)

## A ┤ 안구 돌출 검사

안구 돌출 또는 안구 함몰의 정도를 타각적으로 측정한다. Herter 안구돌출계를 사용하여 안와 외연을 이은 선부터 각막정점까지의 거리를 동시에 측정한다(그림 1). 정확하게 안와 외연을 확인하는 것이 중요하다. 정상 일본인의 안구돌출 정도는 10~15 mm이다. 3 mm 이상의 좌우 차이는 병적이라 생각해도 좋으나 외안근 마비에 안구돌출, 고도근시, 소눈(buphthalmos), 포도종 등에 의한 위안구 함몰, 안구 피로, 소안구 등에 의한 안구 함몰에 주의할 필요가 있다. 또 안구 돌출의 방향도 주의깊게 관찰해야 한다. 그 외 CT로 측정하는 방법도 시도되고 있다.

## B ┤ Tensilon Test

### 목적

중증 근무력증에서는 anticholinesterase에 의해 증상의 개선이 보여지므로 진단을 위해서는 효과가 빨리 나타나는 것을 사용한다. 안검하수(blepharoptosis)는 양성을 나타내지만 안구 운동 장애에는 효과가 없는 경우가 많다.

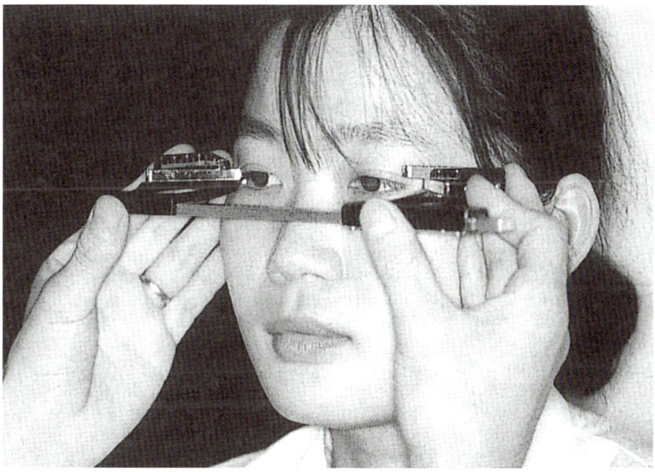

그림 1 안구돌출 측정

### 방법

1) edrophonium-hydrochloride

성인은 2~5 mg을 한도로 천천히 정맥 주사 한다. 정맥 주사 후 빠르게 회복 현상이 보인다. 반응이 보이지 않으면 10 mg까지 주사한다. 어지러움, 오한, 구토 등을 일으키는 경우도 있다.

2) neostigmine

소아에서 주사를 놓지 못할 경우에는 0.3 ~ 0.5 mg / dl / kg를 2~3회 나누어서 1주간 내복시켜 회복 현상을 본다.

## C ┤ 강제 견인 검사(Forced duction test)

### 목적

견인 검사는 안근 자체의 변화 또는 기계적 제한에 의한 안구 운동 장애를 지배신경의 마비에 의한 것과의 감별과 동시에 정도를 알 수 있다.

1) 안와 골절

눈 및 안면의 외상 후에 생긴 안구 운동 장애가 골절에 의한 기계적 제한에 의한 것임을 확인한다. 견인 검사의 반복으로 골절된 조직을 정상화 시킬 수 있다고 생각하는 학자도 있으나 골절된 조직은 더욱 악화시키기 때문에 치료 목적에는 하지 말아야 하다고 주장하는 학자도 있다. 수술을 한 경우에는 이 검사로서 저항이 없는지를 반드시 확인해야 한다.

2) 근증

안와 근염, 갑상선 안염 등으로 인하여 근이 두꺼워지거나 기질화가 일어나 양성으로 된다.

### 검사법(그림 2)

피검사자를 똑바로 눕게하여 점안 마취시킨 후 개검기 또는 검사자의 손가락으로 눈을 벌리고 유구겸자(forceps)으로 각막윤부 가까이의 공막을 결막과 같이 잡아 안구를 당겨 저항의 정도를 느끼는지를 묻는다. 이때 움직이려고 하는 방향을 주시하도록 지시한다. 통증이 심한 경우에는 안근 부착부 근처의 결막 아래에 1%나 2%의 Xylocaine을 조금 주사한다. 긴장이나 통증에 의해 근의 긴장(tonus)이 높아져 양성이라 판정되는 경우가 있으므로 주의해야 한다. 정확한 판정에는 어느 정도의 경험이 필요하다.

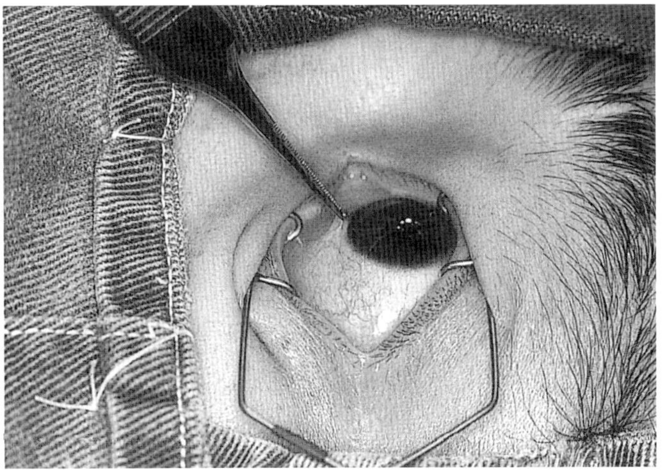

그림 2 forced duction test

# 9 Simple X-ray · CT · MRI

신경안과 질환의 진단과 원인 규명 · 병태 파악 · 경과 관찰에는 단순 X선 · CT · MRI 등의 신경 방사선학적 검사가 필요하며 그 중요성은 높아지고 있다. 어떠한 질환에 어느 검사법을 선택해야 하는가? 가장 알고 싶은 정보가 얻어지는 촬영 조건은 무엇인가? 얻어진 화상을 어떻게 읽는가? 등 피검사자를 앞에 놓고 선택을 해야 하는 경우가 많다.

## A ┤ 단순 X선 촬영

### 촬영 조건

시신경관(안와 측공) 촬영은 시신경관 골절에서의 골절선과 변형, 시신경초 수막종의 파괴, 시신경 교종의 확대 등 시신경 관공의 이상을 알기 위한 목적으로 한다. 이것은 시신경 관공의 면에 직각으로 촬영해야 한다.

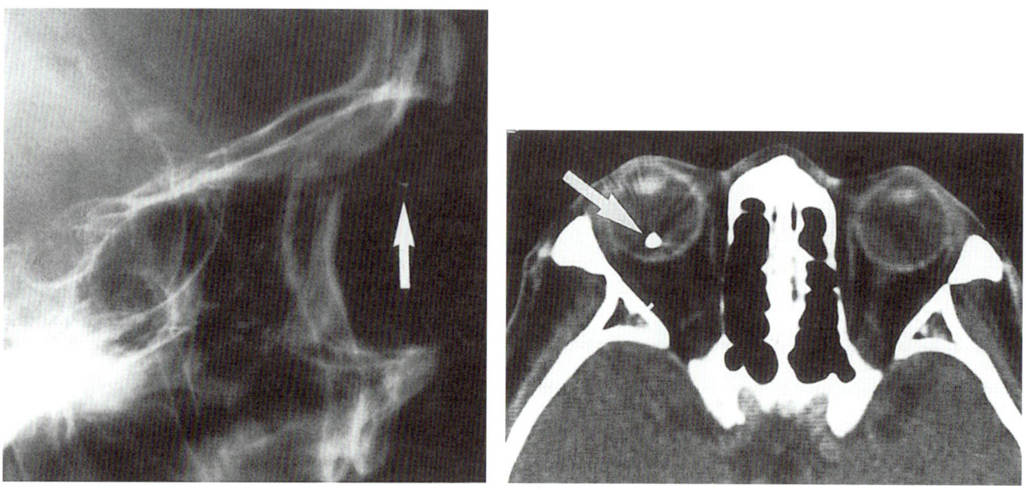

a b

**그림 1** 안내 이물

a. 단순 X선이라도 이물(금속)은 찍힌다. 안구는 명확하게 보이지 않는다.

b. 같은 사례의 CT에서는 안구 자체가 표현되기 때문에 이물이 안구 내에 있고, 유리체 안에 떠다니고 있는 것을 알 수 있다. 안와, 부비강, 두개 내에는 이상이 없다.

### 이상 소견

뼈의 이상(파괴, 뼈의 겉질이 얇아짐, 뼈 침식증, 과골, 화골, 변형, 골절)과 석회화, 기종, 부비강 혼탁(염증이나 낭종), 이물 등이 있다.

### 주의점

최근 단순 X선의 촬영 빈도는 감소하고 있다. CT나 MRI가 단층인 반면 단순 X선은 투과한 전체 상을 파악할 수 있으므로 안구 이물의 존재를 처음에 넓게 찾는 경우나 터기안(sella turcica)의 두개 안면골의 이상 · 망막아 세포종의 석회화를 볼 때에는 기본적으로 필요한 검사법이다.

## B CT(Computed Tomography, 컴퓨터 단층 촬영장치)

### 촬영 조건

안구 · 시신경 · 외안근을 1~2 slice 내에 넣기 위해서는 slice 각도를 OM선에서 10° 기울여 안와 내부는 가급적 얇은 slice 두께로 촬영한다. 병변의 검출에서 안와 내부는 구조의 좌우 대칭성이 유용하기 때문에 피검사자의 머리 위치를 좌우로 기울이지 않는 것도 중요하다. 얻어지는 단면은 기본적으로는 축상 단면(axial sectioning)이지만 통풍 골절의 진단이나 시신경 · 외안근의 두께 비교에는 관상 단면(coronal sectioning)이 필요하다. 계산에 의한 임의 방향의 재구성 화상도 가능하지만 화상이 약간 불선명하기 때문에 얇은 slice 폭으로 수차례 촬영함으로서 방사선에 노출되는 단점이 있다. 얻어진 화상은 window width이나 window level을 여러 가지로 변화시켜서 보다 병변을 잘 알 수있는 적절한 화상으로 한다. 골절이나 뼈의 파괴는 골 window(window level을 +100 이상으로 한다.)로 본다.

### 이상 소견

안구내 병변(특히 석회화), 시신경, 외안근의 모양 변화, 안와, 시교차 종양과 주변 조직과의 관계, 뇌혈관 장애(경색 · 출혈)를 볼 수 있으며, 병소 위치의 X선 흡수값을 측정하여 병변의 질적 진단을 시도하는 것도 가능하다. 많은 영양 혈관을 갖는 종양(수막종)이나 혈관외 누출이 심한 병변은 조영제를 사용하면 병변의 대비 증강 효과를 볼 수 있다. 눈의 외상에서는 이물의 유무, 안와벽 골절 유무, 부비강의 상태뿐 아니라 뇌내의 이상(출혈, 좌상) 유무에 대해서도 slice를 뇌의 level까지 잘라 확인해 놓는 것이 중요하다. 안구내 손상, 이물과 안내 · 안와내 구조와의 위치 관계를 동시에 알 수 있는 점에서 뛰어나다.

### 주의점

움직임에 의한 인공음영은 scan 시간의 단축으로 줄어들었지만 X선 흡수값이 높은 뼈나 금속은 고흡수역으로 강조되게 그려져서 partial volume effeet가 보여진다. 본질적으로 X선에 노출되는 결점이 있다는 것을 잊지 말고 최소의 촬영 회수로 최상의 화상 정보를 얻도록 해야 한다. 두꺼운 slice폭이나 해상력이 떨어지는 CT를 사용한 화상은 병변을 확실하게 알 수 없기 때문에 진단에 오히려 위험한 요소가 된다. 이물의 유무는 slice에 나타나는 CT만으로는 불안하며 기본적인 단순 X선을 우선 촬영하여 전체 상을 파악해 놓을 필요가 있다. 안외상 응급에는 CT가 MRI보다 우수하며 빈도가 높은 금속 이물은 MRI로는 자성때문에 촬영을 할 수 없으나 CT로는 금속 이물이나 안경 유리 조각은 오히려 강조되어서 잘 나타난다.

## C ┤ MRI(Magnetic Resonance Imaging, 자기 공명 영상)

### 촬영 조건

임의의 단층면을 쉽게 선택할 수 있는 점은 MRI의 특징 중의 하나이며 여러 방향에서의 단면상을 맞추어 봄으로서 병소와 정상 조직과의 해부학적 관계 파악을 쉽게 할 수 있다. $T_1$ 강조 화상은 해부학적 구조를, $T_2$ 강조 화상은 염증, 부종, 탈수, 출혈, 경색 등의 병변을 알기 위해서 유용하다. 안와 내를 보다 상세하게 보기 위해서는 표면 코일을 사용하여 신호를 높게 한다. 조영제의 Gd-DTPA는 $T_1$(종축 이완 시간)을 단축하여 고신호 휘도로 되기 때문에 $T_1$ 강조 화상으로 촬영한다. 안와 내의 지방 신호를 억제하여 시신경이나 외안근의 염증, 탈수를 고신호 휘도로 그려내기 위해서는 반전 시간을 짧게한 IR법(Short TIR = STIR법)을 사용한다.

### 이상 소견

염증, 부종, 탈수는 $T_1$ 강조 화상에서는 저신호 휘도로, $T_2$ 강조 화상에서는 고신호 휘도가 된다. 출혈, 경색은 시간의 경과와 더불어 변한다. 대부분의 종양은 $T_1$ 강조 화상 저신호 휘도로, $T_2$ 강조 화상은 고신호 휘도가 된다. 또 수막증, 시신경초 종양은 조영제 Gd-DTPA의 사용으로 증강한다. 혈류가 빠른 혈관은 무신호때문에 검게보인다. 석회화 부분은 저신호 휘도로 된다.

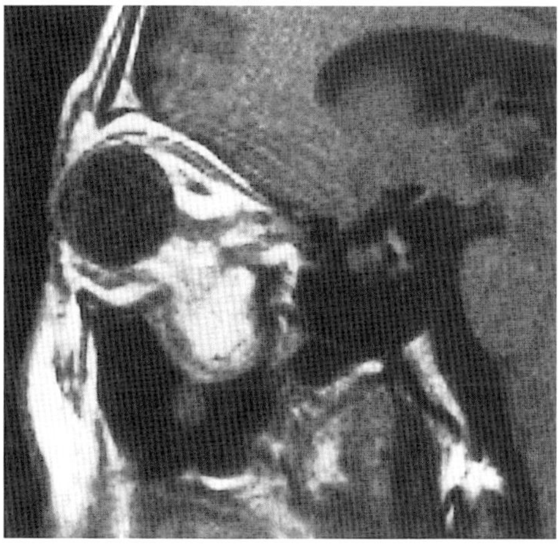

**그림 2** 안와저 골절
안와저 골절로 인하여 안와 지방 조직이 상악동에 잠입하여 하직근 뿐 아니라 시신경을 아래쪽으로 당기고 있다($T_1$ 강조 화상). CT와 달리 MRI에서는 직접 화살표 모양의 단면을 촬영 할 수 있다.

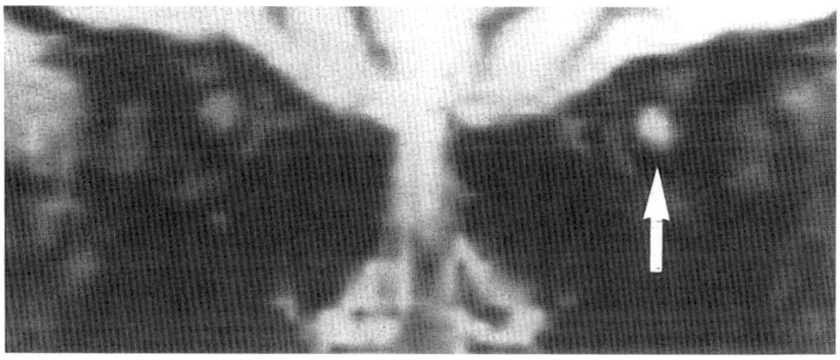

**그림 3** 시신경염
MRI의 STIR법으로 시신경의 염증이나 탈수 부분이 고신호 휘도로 그려진다.

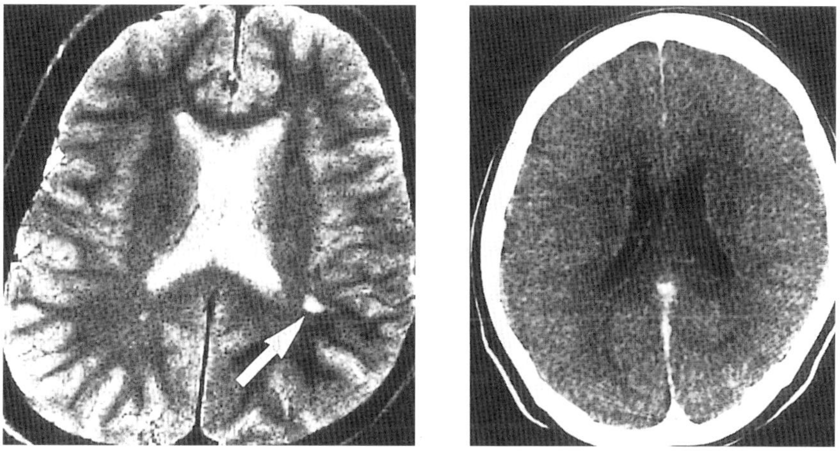

a b

**그림 4** 다발성 경화증
a. 뇌실 주위의 백질의 탈수반은 $T_2$ 강조 화상에서는 고신호 휘도로 되기 때문에 알기 쉽지만, $T_1$ 강조 화상에서는 저신호 휘도로 되어 알기 어렵다. $T_2$ 강조 화상에서 검토해야 한다($T_2$ 강조 화상).
b. 같은 부분의 CT이지만, 탈수반은 확실하지 않다.

## 주의점

인공심장박동기(pacemaker) 장착자나 뇌동맥 클립(clip) 등의 체내에 금속을 내장하고 있는 사람은 촬영할 수 없다. 촬영 시간이 오래 걸리고, 움직임에 의한 인공음영이 생기기 쉽다. 병소 국소의 완화 시간이나 proton 밀도를 측정하여 병변의 질적 진단을 해보는 것도 가능하다. 좋은 화상을 얻기 위해서는 피검사자의 임상 소견을 파악하고 있는 담당 안과의가 자신이 MRI 조작실에 가서 알려고 하는 point나 촬영 조건을 지시할 필요가 있다. 또 조작 기사에 대해서는 안과 임상 소견과 화상 소견과의 관련성을 설명하여 정보의 feed back을 하는 자세가 중요하다.

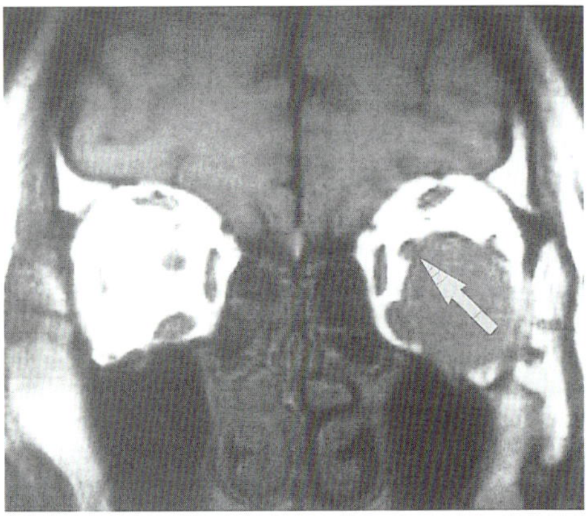

**그림 5** 안와 종양

안와 해면상 혈관종으로 종양이 근원추에서 증대하여 시신경을 윗 방향 안쪽으로 누르고 있는 것을 알 수 있다(T1 강조 화상).

수술법의 선택에 유용한 정보를 얻을 수 있다.

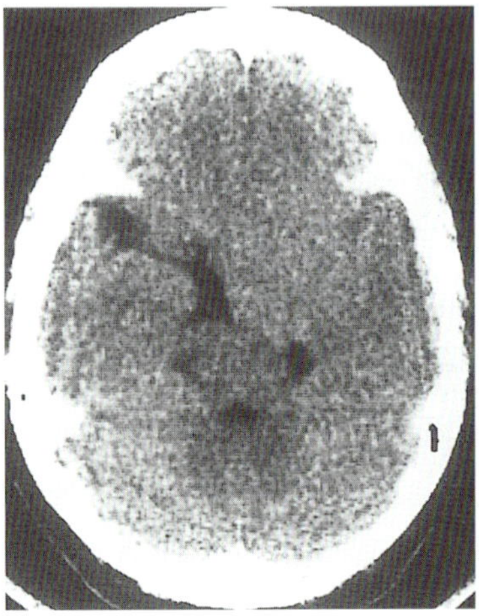

a

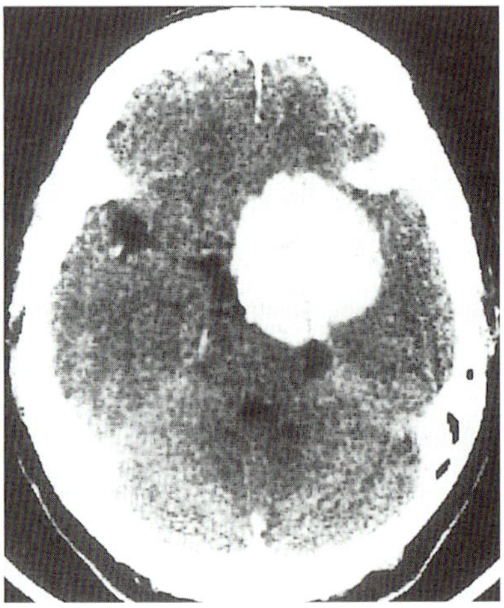

b

a. 단순 CT로는 종양이 뇌실질과 동일한 흡수값이므로 알기 어렵다.

b. 조영제 사용으로 종양을 확실하게 알 수 있다.

**그림 6** 터기안 결절 수막종

# Ⅳ

# 전안부의 질환

# 1 누액 분비 검사

## A Schirmer test

### 원리

안과 영역에서 사용되는 Schirmer test는 Schirmer test 제 1 법을 말한다. 이 검사는 반사성 분비와 기초 분비가 합쳐진 것을 측정한다. Schirmer test 용지 1 mm는 약 0.5$\mu l$의 누액량을 반영한다.

### 방법

Schirmer test를 실시할 때 반사성 분비를 적게 하기 위하여 검사실이 지나치게 밝은 것을 피하고 검사 전에는 점안약을 사용하지 않아야 한다. 피검사자에게는 전방을 주시하고 눈깜박임을 자유롭게 하도록 한다. 5분 정도 눈을 뜨고 있게 한 후에 적셔진 부분의 길이를 측정한다(그림 1). 5분 이내에 검사 용지의 모든 부분이 적셔진 경우에는 그 시간을 기록한다. Schirmer test 용지는 5 mm×30 mm의 여과지를 사용하여 앞끝 5 mm 부분을 접어서 사용하거나 Schirmer 시험지(그림 2), Schirmer tear test strip (Alcon사) 등의 Schirmer test 전용지를 사용하면 편리하다. 특히 Schirmer 시험지는 눈금이 Schirmer test 시험지 자체에 인쇄되어 있어 사용하기 쉽다(그림 2). 이 검사는 결막 상피에 장애를 줄 수 있으므로(그림 3) 특히 건성안 피검사자에게는 고통을 주는 검사라는 것에 주의할 필요가 있다.

### 결과의 판정

정상안은 10~30 mm 정도로 연령의 증가와 함께 감소하지만 10 mm 이하로 되는 경우는 드물다. 5 mm 이하이면 건성안으로 생각해도 되지만 중증의 건성안이라도 반사성 분비가 항진하고 있을 경우에는 30 mm 이상의 값을 나타내는 경우도 있으므로 10 mm 이상이라도 건성안이 있을 수 있다. 진단을 할 때에는 몇 번 반복 검사하고 난 후 그 결과를 판정하는 것이 중요하다.

## B ┤ Phenol red string stain test

### 원리

Phenol red string 염색법은 phenol red로 인하여 황색으로 염색된 면사(그림 4)가 누액의 pH 때문에 붉게 변하는 것을 이용하여 누액량을 측정하는 검사로 결막낭 내에 모여 있는 누액량을 반영한다. Phenol red string은 길이 50 mm이며 앞끝 3 mm 부분이 90° 구부러져 있어 이 부분을 결막낭 내에 넣어 검사한다. 면사 1 mm의 염색은 약 0.05 $\mu\ell$의 누액에 해당된다.

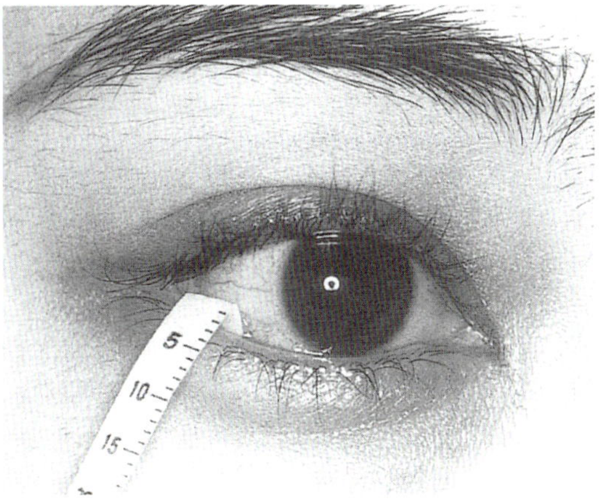


그림 1 Schirmer test 제 1 법.

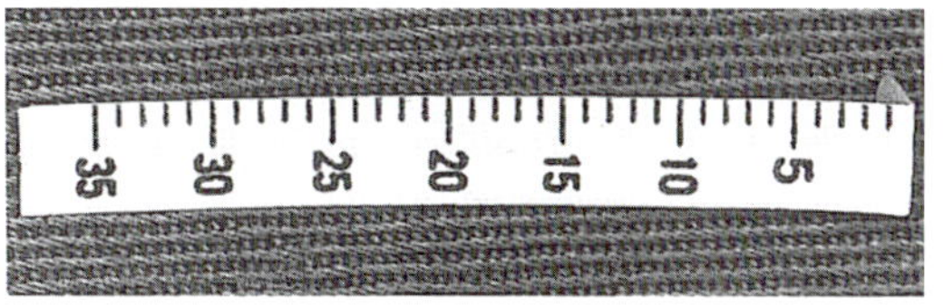


그림 2 Schirmer 시험지.

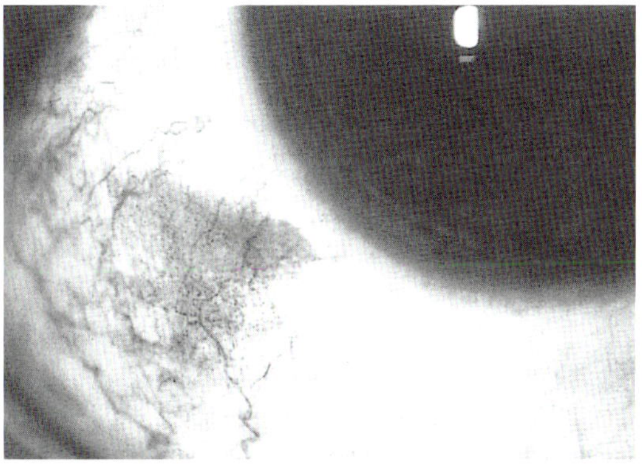

그림 3 Schirmer test에 의해 장애를 받은 결막 상피.
Rose bengal stain에 의해 붉게 염색되어 있다.

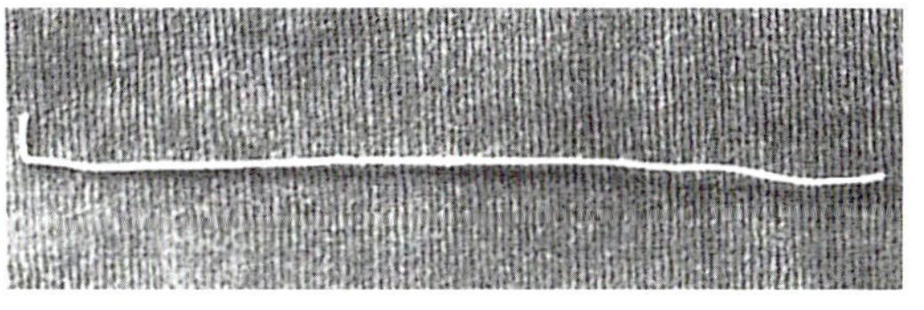

그림 4 Phenol red string.
특수한 면사를 phenol red로 염색한다. 누액의 pH에 의하여 적셔진 부분이 붉게 변한다.

## 방법

Schirmer test 제 1 법과 동일한 방법으로 전방을 주시하게 하여 하안검 결막낭에 phenol red 면사를 넣어(그림 5) 15초 후에 꺼내서 붉게 변화된 부분의 길이를 측정한다(그림 6). 이 방법은 Schirmer test 와는 다르게 접은 부분에서 측정하는 것이 아니라 앞끝에서부터 붉게 변한 부분의 길이를 측정한다.

## 판정

정상인은 평균 20 mm 정도이며 10 mm 미만은 건성안이 의심된다. Schirmer test와 마찬가지로 몇 번 검사를 반복하는 것이 바람직하다.

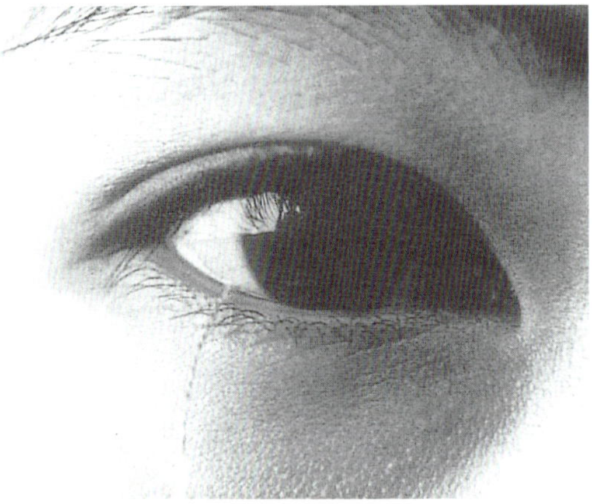

그림 5 Phenol red 면사에 의한 누액의 측정. 누액 때문에 적셔진 부분이 붉게 변한다.

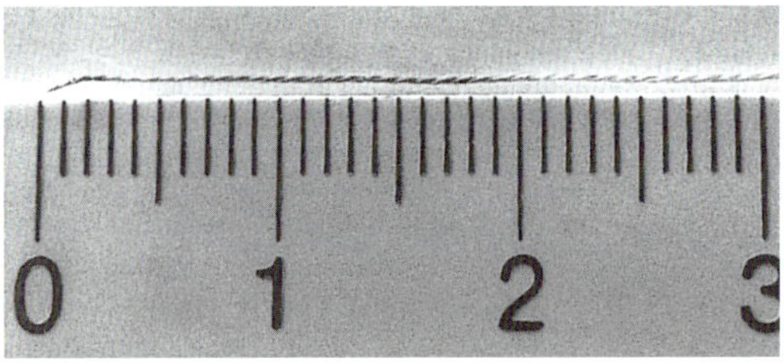


그림 6 Schirmer test와 달리 phenol red string stain 방법에서는 적셔진 부분 전체의 길이를 측정한다.

# 2 TBUT · PHOTO-KERATOSCOPE

## A ┤ TBUT

### 원리

TBUT(Tear film break up time, 눈물막 파괴 시간)는 누액층의 안정화를 측정하는 검사이다. 결막낭 내에 플루레신 용액을 점안하여 cobalt blue 필터로 각막 표면을 관찰하는데 누액층이 파괴되어 각막 표면이 노출될 때까지의 시간을 측정하여 누액의 안정성을 보기 위한 검사이다(그림 1).

### 방법

플루레신 용액 한 방울을 유리봉으로 결막낭 내에 떨어뜨리거나 플루레신 검사 용지에 생리식염수 한 방울을 떨어뜨려 결막낭 내에 넣고, 몇 번 눈을 깜박이게 한 후 눈을 계속 뜨고 있게 하여 세극등 현미경은 cobalt blue 필터로 각막 표면을 관찰하면 누액층이 파괴된 그 부위는 어둡게 관찰된다. 이 검사를 할 때 주의해야 할 점은 계면 활성제를 포함하지 않는 플루레신 검사 용지와 용액을 사용해야 한다는 것이다. 검사 용지의 제조 단계에서 계면 활성제가 사용되어 잔류되어 있으면 검사값에 영향을 미칠 수 있다. 또 검사할 때 측정 결과에 영향을 주므로 검사자는 피검사자의 눈꺼풀을 손으로 누르지 않아야 한다.

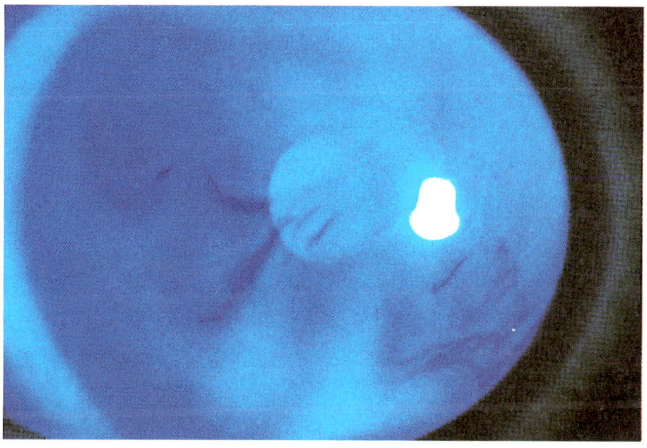

**그림 1** 정상인의 tear film break up.
이 그림은 눈을 뜬 후 15초에서 눈물막 파괴가 일어났다.

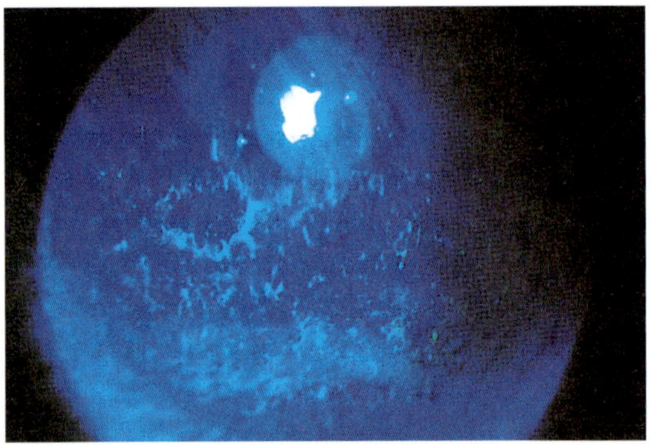

**그림 2** 건성안의 tear film break up.
눈을 뜬 직후임에도 불구하고 다발적으로 tear film break up이 일어나고 있다.

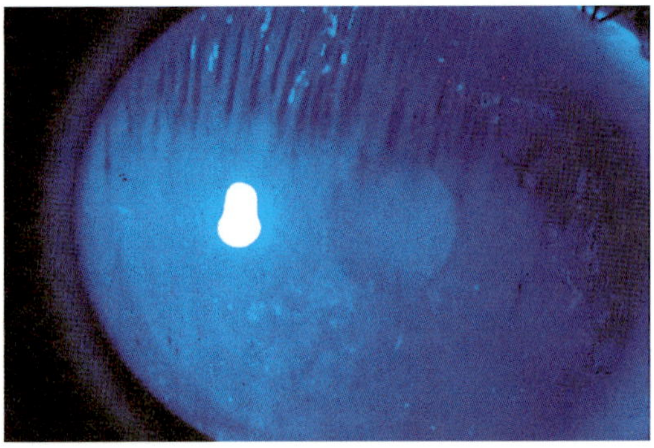

**그림 3** 각막상피 장애가 있는 알레르기성 결막염.
눈을 뜬 직후 tear film break up이 일어나 있다.

### 판정

이 검사의 정상값이나 의의에 대해서 여러 가지 의견이 있으나 일반적으로 10초 이상이면 누액의 안정성은 정상이라고 여겨도 좋다. 건성안을 2~3초 이하의 사례가 거의 대부분이다(그림 2). 또 상피 장애가 있는 질환에서는 BUT가 단축되어 있다(그림 3).

## B ┤ Photo-keratoscope

### 원리

Photo-keratoscope(PKS, 그림 4)는 본래 각막의 형상을 측정하기 위하여 사용되는 기기이며 내부의 mire ring은 누액층에서의 반사상이다(그림 5). 누액층이 정상이 아닌 경우에는 그 상이 일정하지 않게(그림 6) 나타나는 것을 이용하여 누액의 상태를 판정하여 기록한다.

### 방법

일반 photo-keratoscope 촬영법과 동일하다. 정상인의 경우 photo-keratoscope 사진은 눈을 뜬 직후와 10초 후와는 큰 변화가 없으나, 누액의 안정성을 잃은 경우에는 눈을 뜬 직후부터 누액의 파괴가 시작되므로 photo-keratoscope의 상은 계속 변한다. 임상적으로 안질환의 판정에 사용할 경우에는 그다지 엄밀한 촬영 조건은 필요하지 않고 일반적인 순서에 따라 photo-keratoscope 사진을 촬영한다. 그러나 정량적인 평가를 할 경우에는 눈을 뜬 후 일정한 시간(예를 들면, 눈을 뜬 후 5초)에 촬영을 하는 것이 바람직하며 또한 조리개 등의 조건도 일정하게 해야 한다.

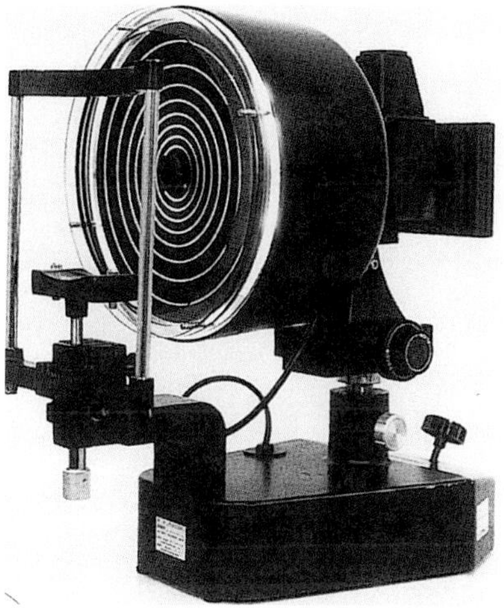

그림 4 Photo-keratoscope

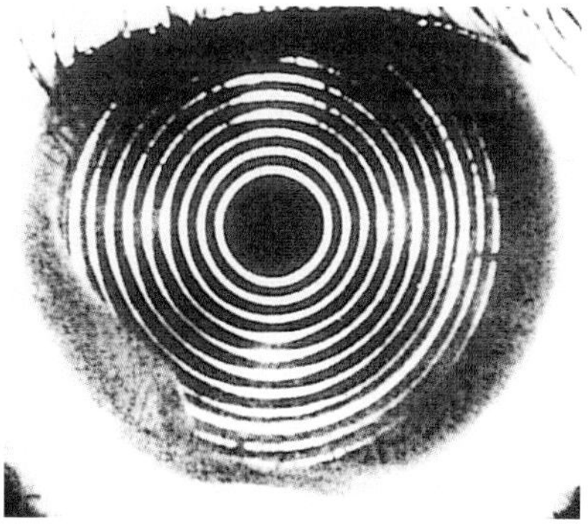

그림 5 정상인의 mire ring;
각각의 ring이 규칙적으로 배열되어 있다.

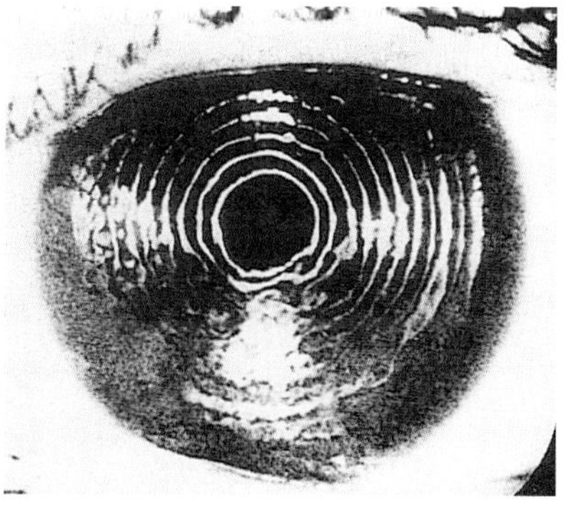

그림 6 건성안의 mire ring;
각각의 ring은 확대 융합되어 불규칙한 배열로 되어 있다.

# 3 각 · 결막 염색법

각막 및 결막 표면을 관찰할 경우에 염색한 후 세극등 현미경을 사용하면 미세한 상피 장애 부위를 발견 할 수 있다. 여기서는 염색법과 이 방법에 의하여 관찰 할 수 있는 상피 장애에 대하여 설명한다.

## A ┤ 플루레신 염색

### 원리

플루레신의 세포 투과성 차이를 이용하여 상피 결손부 및 수분 투과성이 항진된 상피층과 그 아래 조직을 염색하는 것이므로 상피 세포 그 자체를 염색하는 것은 아니다.

### 염색액

플루레신 용지 혹은 0.5~2% 플루레신 용액을 사용한다. 단, 플루레신 용액은 세균이나 진균이 번식하기 쉬우므로 매일 교환하는 것이 바람직하다.

### 사용법

플루레신 용지는 생리식염수 혹은 항생 물질의 점안제 등으로 앞끝을 적셔서 하검결막에 접촉 되도록 한다. 점안 마취제로 적시면 미세한 상피 장애를 일으켜 관찰에 지장을 초래하는 경우가 있다. 건조된 채로 플루레신용지를 결막에 대면 접촉부의 결막 상피가 장애를 받아서 염색된다. 플루레신 용액은 유리봉에 묻혀서 하안검을 약간 바깥쪽으로 뒤집어 안검 결막에 가볍게 접촉하는 것처럼 하여서 넣은 후 몇 번 눈을 깜박이게 한다. 일반적으로 상피 장애는 생기지 않는다.

### 관찰법

가능한 큰 청색 필터를 사용하여 세극등 현미경으로 관찰한다. 관찰에는 우선 10배 정도의 대물렌즈를 사용한 후 고배율로 관찰한다. 염색 직후와 약 1분후(delayed staining)에 2회 관찰하는 것이 바람직하다. 염색 직후에는 상피 결손부나 탈락한 최표층 상피 부위에서 플루레신이 투과되어 염색된다. Delayed staining에서는 상피층의 함몰이나 투과성의 차이가 관찰된다. 재생성 각막 상피 미란으로 상피 접착 불량 부위가 떠올라 보이는 소견은 각막 표면이 균일하지 않고 불규칙하기 때문이다. 결막 상피가 각막 위에 존재하는 경우 혹은 각막 상피층의 수분 투과성이 항진되어 있는 경우는 다른 부위에 비하여 가득찬 느낌으로 염색된다. 결막 상피의 관찰은 배경이 백색이기 때문에 주의깊게 행한다.

## 자주 볼 수 있는 소견

1) 염색 직후(그림 1~3)

국한된 부분의 고른 염색은 상피 결손을 나타내지만 때때로 전체 각막 상피 결손은 비교할 수 있는 부위가 없기 때문에 상피 결손을 보지 못할 경우도 생길 수 있다. 다수의 작은 점상 염색은 어떤 원인에 의한 광범위한 표층 각막증, 점상 각막염 등이다. 각화 상피는 플루레신을 투과하지 못하므로 튕겨진것 같은 상으로 되어 떠오른다.

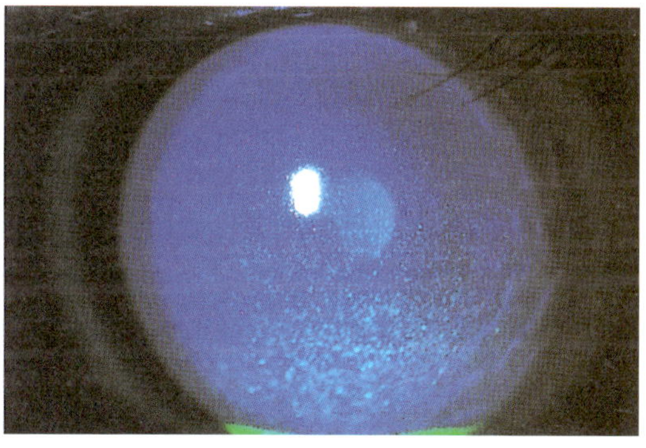

그림 1 광범위한 표층 각막증.
각막 아래 쪽의 상피가 점상으로 염색되어 있다.

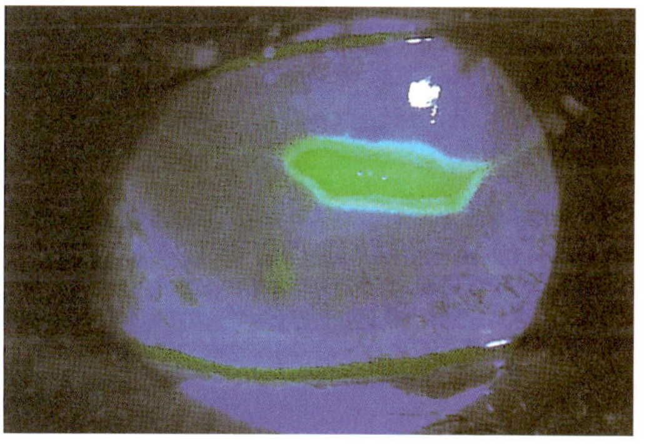

그림 2 각막 상피 결손.
각막 중앙부의 상피 결손부가 고르게 염색되어 있다.

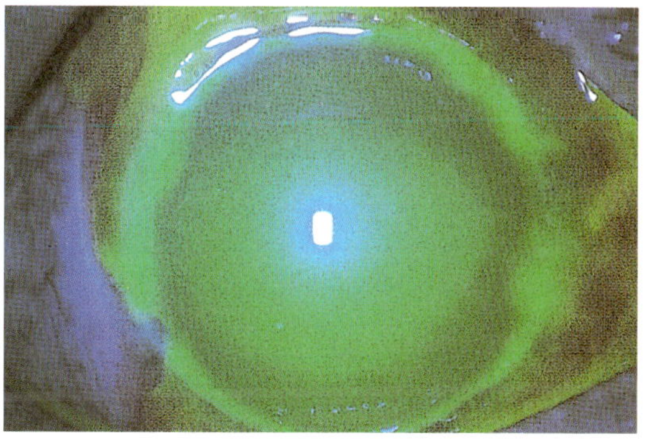

그림 3 전체 각막 및 구결막 상피 결손.
각막은 고르게 염색되어 있고 상피는 보이지 않는다.

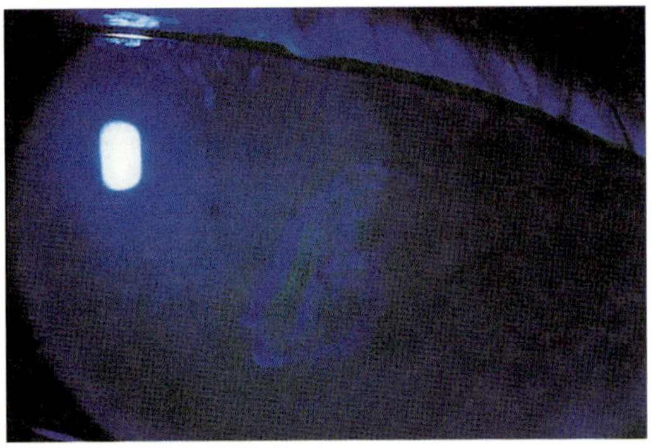

**그림 4** 재발성 각막 상피 미란.
불완전하게 치료된 상태이며 융기된 상피층이 떠올라 있다.

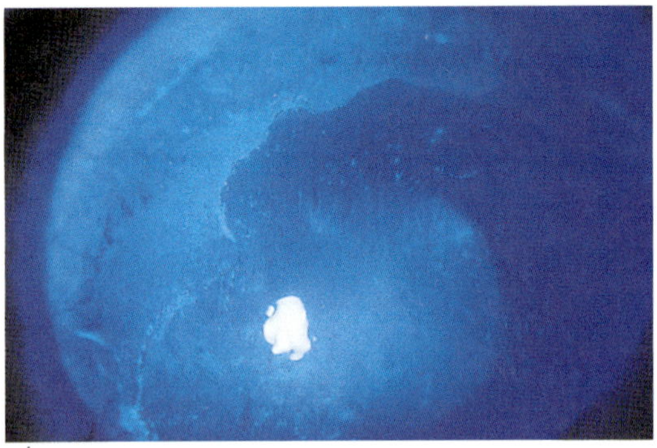

**그림 5** 결막 상피의 침입.
왼쪽 윗 방향에서 결막 상피가 침입되어 있다.

2) 약 1분 후(그림 4, 5)

재발성 각막 상피 미란의 접착 불량 부위가 떠올라 보인다. 결막 상피의 침입이나 상피의 barrier 기능이 있으면 그 부위가 광범위한 플루레신 염색을 나타낸다.

## B ┤ Rose bengal 염색

### 원리

생체 염색으로서 장애된 상피가 염색되는 것을 이용하는 것이며 플루레신 염색과는 염색 부위가 다르다.

### 염색액

1%의 rose bengal 용액이나 rose bengal strip을 사용한다.

### 사용법

Rose bengal 용액을 플루레신 용액과 마찬가지로 유리봉에 묻혀 하안검을 약간 바깥쪽으로 뒤집어 안검결막에 가볍게 접촉시키는 것 같이 하여서 넣는다. 경우에 따라서는 그 후 점안제로 약간 씻어낸다.

## 관찰법

확산 필터(diffuse filter) 혹은 녹색 필터(green filter)를 사용하여 세극등 현미경으로 관찰한다. 관찰할 때에는 각막 뿐 아니라 검열 부위의 결막 상피 및 상윤부 결막을 관찰해야 한다.

## 자주 볼 수 있는 소견(그림 6)

안검열 부위의 각결막 상피에 점상의 염색이 보이면 건성안이 가장 의심스럽다. 이 점상 염색이 상윤부 결막에 국한되면 상윤부 각결막염(superior limbic keratoconjunctivits)의 가능성이 있다. 헤르페스(Herpes) 수지상 각막염으로 활동성인 경우에는 궤양부 끝 부분의 상피가 염색된다.

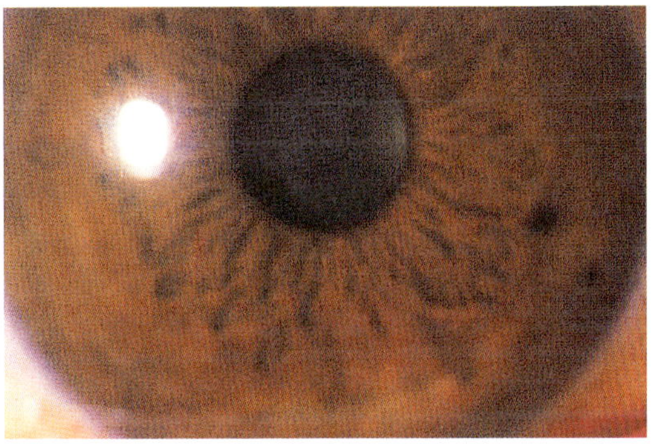

**그림 6** 표층 각막염
Rose bengal로 염색된 세포가 각막 약간 아래에 보인다.

# 4 세극등 현미경 검사법(Slit lamp biomicroscopy)

세극등 현미경으로 각결막 등의 전안부는 물론이고 전방, 우각부, 수정체, 유리체, 망막과 안구의 거의 전체를 양안시 상태에서 관찰이 가능하다. 그러므로 세극등 현미경의 원리와 구조를 이해하여 잘 사용할 수 있는 것은 정확한 진단과 치료에 매우 중요하다.

## 원리

세극등 현미경은 이마 고정대가 달린 전동 광학대는 별개로 하고 움직일 수 있는 광원부와 생체 현미경으로 이루어져 있다. 기본 원리는 광원의 폭을 좁혀 여러 각도에서 눈안으로 빛을 입사시켜 각막이나 수정체의 광학적 절편을 만들어 그것을 생체 현미경으로 확대하여 관찰하는 것이다. 따라서 광원을 관찰하고 싶은 부위에 잘 입사시키는 것과 현미경의 초점을 정확하게 맞추는 것이 가장 중요하다. 또 생체 현미경의 관찰용 광원으로 광원부를 이용하거나 필터를 사용하는 방법도 있으므로 여러가지 관찰 방법을 알고 있어야만 한다(관찰 방법 참고).

## 종류와 특징

세극등 현미경은 크게 Zeiss type와 Goldmann type으로 나눌 수 있다. Zeiss type과 Rodenstock type의 최대의 특징은 관찰 배율을 배율 변환조정 knob을 돌려서 저배율에서 고배율까지(5~40배) 간단하게 변환할 수 있다는 점과 beam split을 장치하여 옆에서 관찰할 수 있는 observation tuber video camera 등을 부착할 수 있다는 점이다.

Goldmannn type은 입체(stereo) 각이 13°로 넓고 양안시하기 쉬우며 입체감이 큰 것이 특징이다. 종래의 BM형에서는 배율 전환이 2종류 였으나 BQ형에서는 Zeiss type와 같은 배율이 가능하도록 되어있다.

## 사용법

관찰하기 전에 시표봉으로 접안렌즈의 시도조절과 동공거리를 맞추고 입체시를 할 수 있도록 해 놓는다. 또 피검사자에게는 턱과 이마를 고정대에 고정하게 하여 정면 앞쪽을 보도록 한다. 검사자는 한쪽 손으로 움직임이 가능한 광원부를 잡고 또 한쪽 손으로는 joystick을 잡아 현미경을 자유롭게 움직일 수 있게 한다. 처음에는 낮은 배율로 슬릿(slit) 폭을 넓게 하여 20~30°에서 빛을 입사시켜 관찰하면 측정 방법의 요령을 이해하기 쉽다. 확산조명으로 슬릿 폭을 넓혀서 전안부를 관찰하고 초점을 맞춰 놓은 후, 슬릿 폭을 서서히 좁혀가면 각막, 수정체, 전방 등을 입체적으로 관찰할 수 있어 광학 절편을 보는 방법도 이해할 수 있을 것이다.

## 관찰 조명법

### ⓐ 직접 조명법(direct illumination)

세극등 현미경의 가장 기본적인 관찰 방법이며 슬릿 빔(slit beam)을 비스듬히 옆에서 비추어 각막이나 수정체 등의 투명 한 조직에서는 광학절편을 만들 수 있고 이것을 생체현미경으로 관찰하여 병변의 위치나 깊이를 알 수 있다.

### ⓑ 간접 조명법(indirect illumination)

슬릿의 빔이 홍채에 반사되어 돌아오는 반사광을 관찰하는 방법이다. 특히 각막 내의 신생혈관이나 세포 침윤 등을 관찰하는데 유용하다.

1) 역조명법(retro – illumination)

산동한 후 안저로부터의 반사광을 이용하여 관찰하는 방법이다. 안저에서의 반사가 잘 될수 있도록 슬릿의 각도를 조절하는 것이 중요하다. 특히 수정체나 각막 등의 관찰에 유용하다.

2) 공막산란법(sclerotic scatter)

각막 윤부 부근의 공막에 빛을 비추어(슬릿 빔이 직접 결막 등에 닿으면 희게 반사되기 때문에) 반사광속에 의하여 떠오르는 상으로 관찰하는 방법이다.

### ⓒ 확산 조명법(diffuse illumination)

투명하지 않은 glass 필터를 넣어 관찰하는 방법이며 결막이나 안검 등의 관찰에는 이 방법이 직접 조명법 보다 빛이 부드러워 관찰하기 쉽다.

### ⓓ 경면 반사법(specular reflection)

각막에서는 슬릿 빔이 대부분 투과되지만 일부 상피나 내피 면에서는 반사 되는데 이 반사광을 이용하여 각막 내피 세포를 관찰 할 수 있다. 슬릿을 약간 넓게하여 비스듬히 넣어 확대율을 높혀서 관찰한다. 관찰할 때 슬릿 빔이 관찰자에게 강하게 반사되어 오는 각도에서 관찰해야 하는 것이 매우 중요하다.

### ⓔ 필터를 사용하는 관찰

Cobalt blue 필터로 각막 상피 결손 등을 관찰할 수 있고 녹색필터로는 수정체가 떨어진 부스러기, 안저의 시신경 유두 함몰, 망막 신경 섬유층의 결함 등을 관찰하기 쉽다.

## 세극등 현미경을 사용할 때의 주의점

광학 현미경은 먼지와 진동에 약하기 때문에 먼지가 들어가지 않도록 하여 세극등 현미경을 보호하고 조작도 조심해서 해야 한다. 또 이마 고정대는 불결해지기 쉬우므로 관찰할 때마다 청결하게 해 놓아야 한다. 피검사자와 검사자의 입김이 서로에게 닿지 않도록 가림판을 연구해 보는 것도 중요하다.

# 5 세극등 현미경 촬영법

세극등 현미경 촬영은 몇 개의 기본형을 바탕으로 사례에 따라서 방법을 선택한다. 기본형은 다음과 같다.

## 전체 촬영

전안부 전체가 들어갈 수 있는 배율로 슬릿 빔을 귀쪽 40~45°에서 비추어 배경 조명으로 하고 안검, 구결막의 상태를 기록하면서 각막, 수정체 등 필요 부위의 절편도 얻을 수 있다. 전안부 기록의 대부분은 이 방법으로 촬영 가능하다(그림 1).

## 절편 촬영

각막이나 수정체 등을 필요한 만큼 확대하여 효과적인 절편이 얻어지는 각도에서 슬릿 빔을 비추어 관찰 부위의 단층적 기록에 사용한다. 배경 조명은 가하지 않거나 약한 것으로 한다.

## Spot light 촬영

폭 넓은 슬릿을 효과적인 음영이 얻어지는 각도에서 spot light로 사용하여 관찰 부위를 효과적인 배율로 확대해서 기록한다. 배경 조명은 사용하지 않는다.

## 필터 촬영

### a 확산 필터 촬영

확산 필터를 사용하여 슬릿 빔을 확산시켜 안검, 구결막 등을 촬영한다(그림 2).

### b 청색 필터 촬영

청색 필터를 사용하여 플루레신 염색된 각막이나 결막을 촬영한다(그림 3).

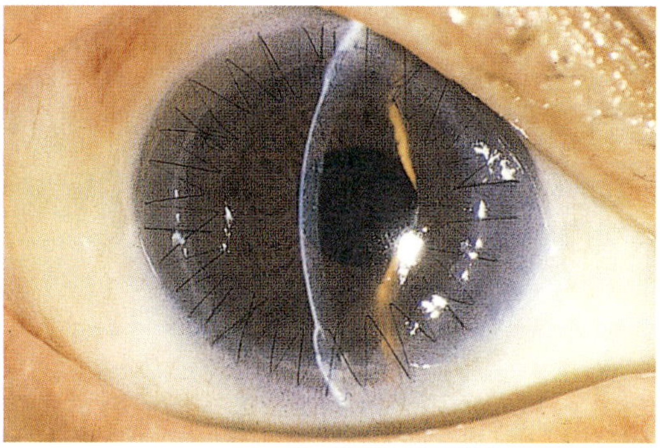

그림 1 전체 촬영

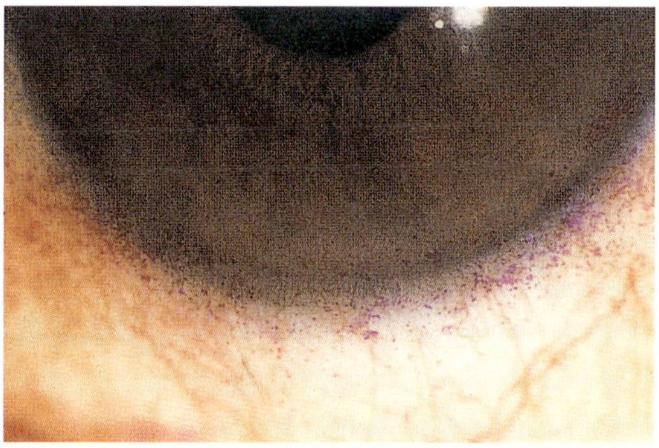

그림 2 확산 필터 촬영

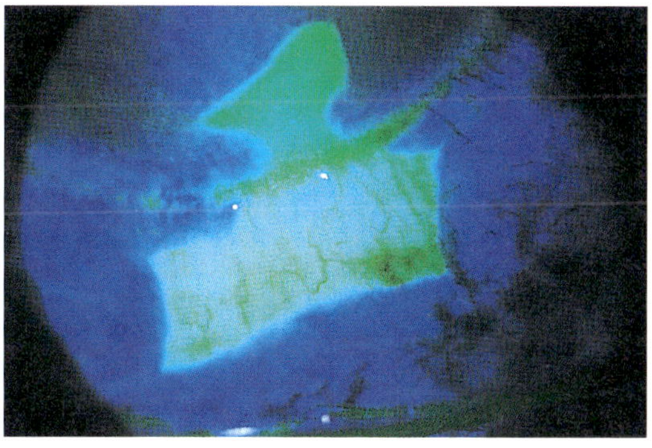

그림 3 청색 필터 촬영

## 간접 조명에 의한 촬영

### ⓐ 공막 산란(sclerotic scatter)

각막 전체가 들어갈 수 있는 배율을 사용하여 각막에 초점을 맞추고 약간 넓은 폭의 슬릿 빔을 20~30° 정도의 위치에서 직접 초점 조명으로 각막 윤부에 비추면 각막 내에 난반사가 일어나 관찰 부위가 강조된다. 배경 조명은 사용하지 않는다.

### ⓑ Iris retroillumination(홍채 역조명) 촬영

홍채를 sopt light적으로 촬영하는 형식을 사용하여 그 반사되는 광선으로 각막을 촬영한다. 직접 초점 조명으로 관찰 부위가 화면 중앙에 오도록 한다. 홍채 반사대 위에 관찰 부위를 위치하게 하는 직접법(그림 5)과 그 옆에 놓는 간접법이 있다. 후자는 보다 가벼운 병변에 대하여 효과적이며 홍채가 노출 과다가 될 정도의 광량이 필요하다. 배경 조명은 사용하지 않는다.

### ⓒ fundus retroillumination(안저 역조명) 촬영

정면보다 약간 폭이 넓은 짧은 슬릿 빔을 안저에 비추어 그 반사되어 나오는 광선으로 각막, 수정체 등의 병변을 기록한다. 슬릿 빔은 병변과 겹치지 않도록 동공의 한쪽으로 옮긴다. 배경 조명은 경우에 따라서 사용하지 않아도 된다(그림 6).

일반적인 촬영에서도 마찬가지이지만, 특히 간접조명에 의한 촬영에서는 촬영 광로로 되어있는 쪽의 파인더(finder, 일반적으로 오른쪽 파인더)에서 구하려는 상이 얻어졌는가를 한쪽 눈을 감고 확인할 필요가 있다.

이상의 기본형에 있어서의 발광량을 각각의 배율과 슬릿 폭(가는 것, 중간 정도, 넓은 것과 같이 3가지 정도를 적절히 설정하여), 부위(각막, 홍채, 수정체, 구결막, 안검 등)에서 시험 촬영을 하여 적정 발광량의 표를 작성하여 사용한다. 최근에 간접조명 외에는 적정 발광량을 기기에 저장시켜서 자동 노출화하는 기종도 발매되고 있어서 매우 편리하다.

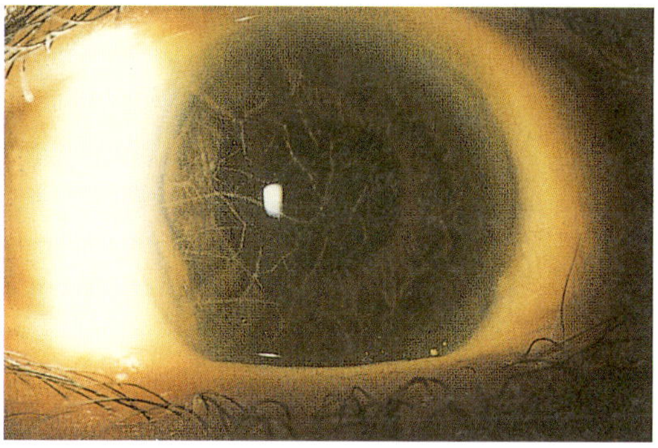

그림 4 sclerotic scatter 촬영

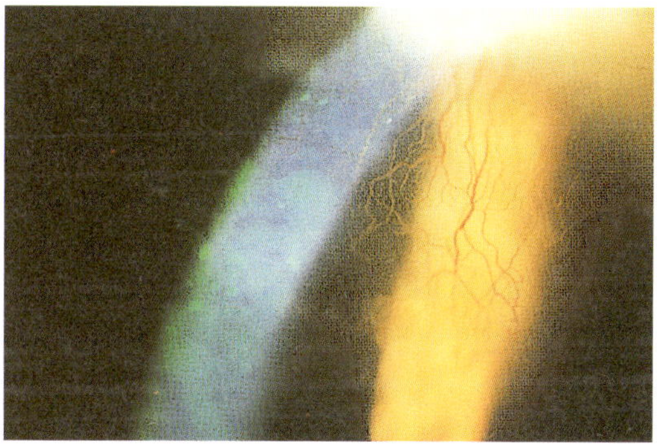

그림 5 iris retroillumination 촬영(직접법)

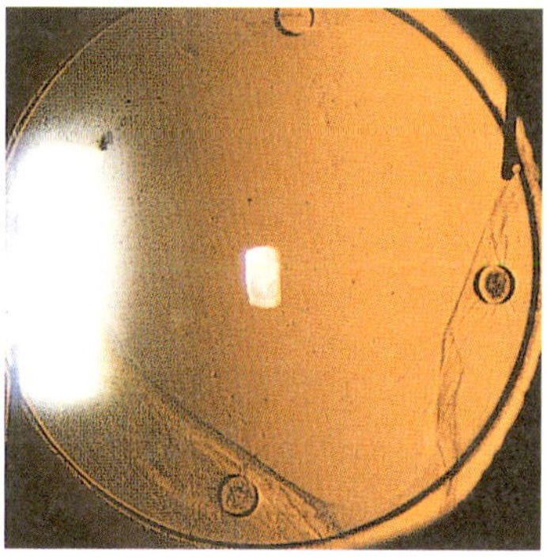

그림 6 fundus retroillumination 촬영

# 6 경면 현미경 검사법(specular microscopy)

## A ┤ 각막 상피

### Epithelium specular microscopy(각막상피 경면 현미경 검사법)

Epithelium specular microscopy는 각막 표면에서 빛의 경면 반사를 이용하여 각막 상피의 가장 표층 세포를 관찰 · 촬영하는 것을 의미한다. 촬영 장치인 specular microscopy 본체 자체는 Cannon camera사의 것이 표준이다. 각막 상피의 specular microscopy에는 직접법, wide converter법, SM Lens법 등의 방법이 있으나 여기서는 접촉식인 SM Lens를 사용하는 방법에 대하여 설명한다.

### SM Lens법

SM Lens 는 그림 1과 같이 base lens와 tunnel형 렌즈의 2개 부분으로 구성되어 있으며 2개의 렌즈를 겹쳐서 사용한다. 재질은 함수율 38％의 HEMA이며 epithelium specular microscopy용으로 개발된 렌즈이다. 중앙부의 두께가 0.5 mm로 설정되어 있으므로 specular microscope로 내피를 촬영하는 것과 동일한 상태로 상피가 촬영된다. 실제로 사용할 때에는 specular microscope의 cone lens 앞끝이 tunnel형 렌즈의 tunnel을 통하여 base lens에 접촉되도록 하여 사용한다(그림 2).

### 촬영 순서

① 피검사자를 침대 위에 눕게 한다.
② 피검사자의 각막을 점안 마취한다.
③ 개검기를 장착한다.
④ 각막 표면을 깨끗하게 씻는다.
⑤ 미리 샤알레 속의 생리식염수에 SM lens를 2장 겹치는 상태로 놓는다.
⑥ 개검기를 떼어낸다. 이때 SM lens가 빠지지 않도록 주의한다
⑦ 피검사자를 specular microscope 앞에 앉히고 머리를 고정한다. 피검사자에게 가급적 깜박이지 않도록 지시한다.
⑧ SM lens의 tunnel형 렌즈 한가운데 구멍에 specular microscope의 cone lens 앞끝이 통하게 하여 base lens에 접촉하여 촬영한다(그림 2).

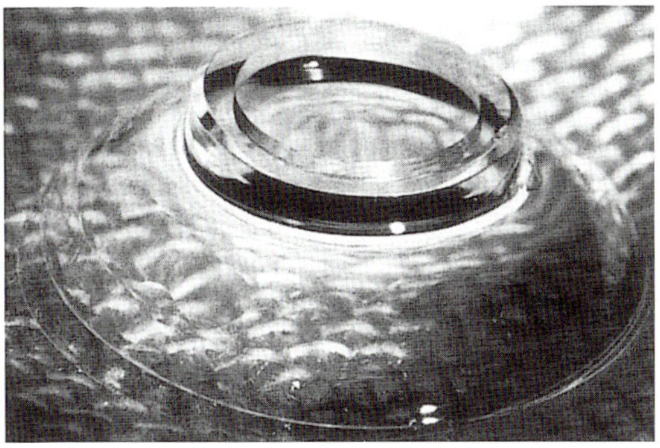

**그림 1** SM Lens
Base lens와 tunnel형 lens의 2부분으로 구성되어 있다.

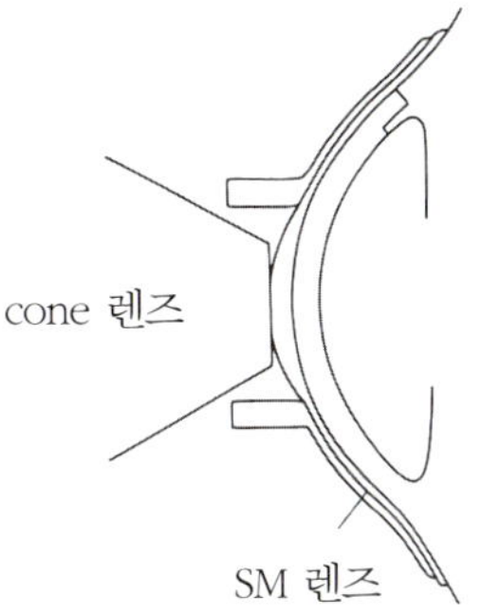


**그림 2** SM lens를 이용한 specular microscopy.
Specular microscope의 cone lens 앞끝이 tunnel형 lens의 tunnel 부분을 지나 base lens에 접촉되도록 하여 촬영한다.

⑥~⑧의 조작은 가능한 한 빠르게 해야 한다. 그렇지 않으면 SM lens와 각막 사이에 누액의 뮤신층이 들어 와서 선명한 상을 얻을 수 없게 된다. 상피에 초점을 맞추어도 선명한 상이 얻어지지 않을 때에는 다시 ①에서부터 조작을 되풀이 한다.

## normal epithelium specular image

전술한 순서에 따라 촬영하면 그림 3과 같은 경계가 선명한 각막 상피의 가장 표층 세포를 관찰할 수 있다. 세포의 경계가 뚜렷하게 관찰되고 세포 표면의 반사 정도에 의해 dark cell, medium cell, bright cell의 세포로 흑백의 진하기를 구별할 수 있다. 각막 상피를 주사형 전자 현미경으로 관찰하여도 마찬가지로 dark cell, medium cell, bright cell의 세포로 구별할 수 있으나 그 진하기는 epithelium specular image와는 정반대이다. Epithelium specular에서 탈락 직전의 세포는 누액 중에 반짝이는 탈락 세포가 부유하는 모습이 보이는 경우도 있다.

**표 1** abnormal epithelium specular image

| | |
|---|---|
| 방추형 세포의 출현(그림 4) | 각막이식술 후 · 원추각막 |
| 상피의 거대화 | 소프트 콘택트렌즈 착용, 당뇨병. |
| microcyst | Meesmann 각막 상피 변성증 |

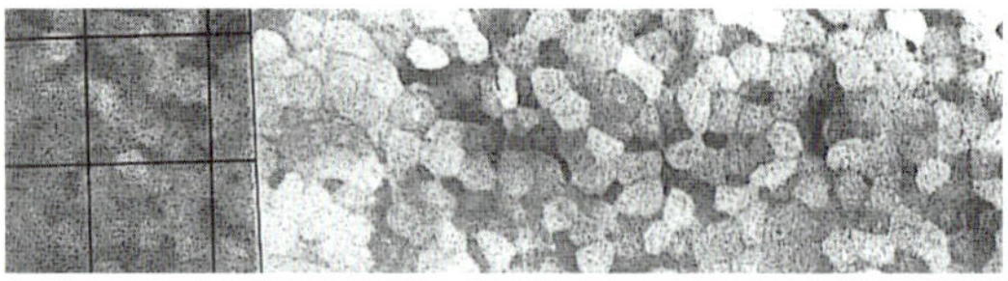

그림 3 정상 각막 상피의 specular-microscopy image(72세, 여).
세포 경계가 명료하게 관찰되고, 세포 표면의 반사 정도에 따라 흑백의 진하기가 구별된다.
그 농도에 따라 dark cell, medium cell, bright cell의 세포로 구별할 수 있다.

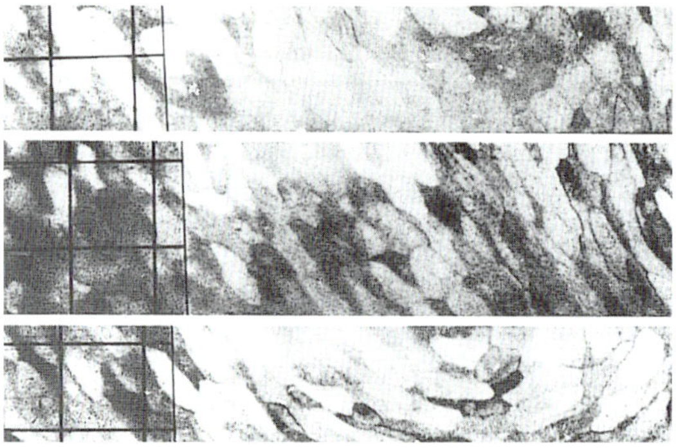

그림 4 각막 상피 specular-microscopy image(각막이식술 후).
각막 상피는 술후 상당 기간 가늘고 길게 되며, 전체는 소용돌이와 같은 나선형 배열을 나타낸다. 이 사례는 각막 이식술 후 13개월된 것이다. 원추각막의 상피도 이것과 유사한 형태가 나타난다.

## B ┤ 각막 내피

Specular microscope는 각막 내피를 고배율로 생체 관찰 및 촬영할 수 있는 기계이며 대물렌즈가 각막에 닿지 않고 내피세포의 관찰을 할 수 있는 비접촉형과 대물렌즈가 직접 각막에 닿는 접촉형으로 나눌수 있다.

접촉형은 비접촉형에 비하여 점안 마취가 필요하며 각막 상피에 기계적인 장애가 생길 수 있는 문제는 있으나 조작 방법이 간단하기 때문에 보다 광범위하게 사용되고 있다(그림 1).

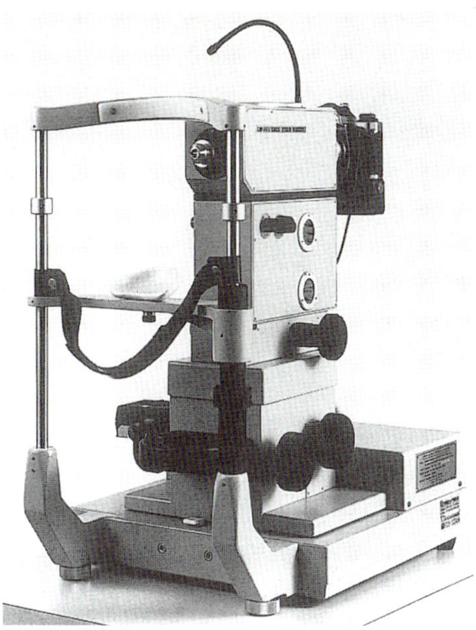

그림 1 Specular microscope

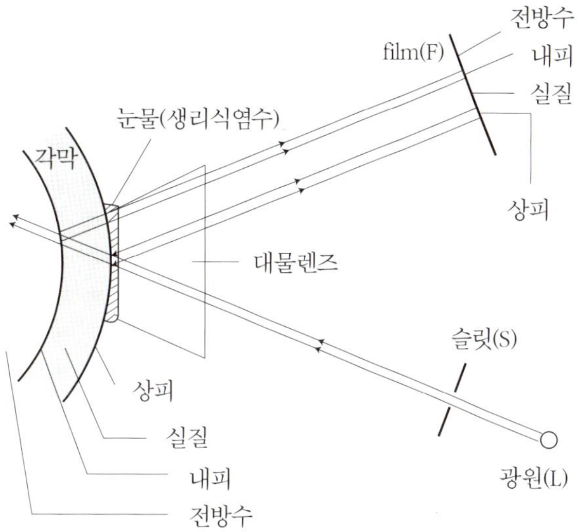


그림 2 Specular microscope의 광학적 원리

## 광학적 원리

Specular microscope의 광학적 원리는 세극등 현미경의 경면반사법 원리와 같다(그림 2). 본체에 내장되어 있는 광원(L)에서 나온 빛은 슬릿을 통과한 후 대물렌즈의 한쪽을 통하여 각막에 도달하는데, 대부분의 입사광선은 각막을 투과하여 전방수에 도달되는 광로에서 굴절률이 다른 부위에서 형성되는 경계면의 존재 때문에 일부의 빛은 이들 경계면의 각각에 의해 반사된다. 이들 반사광은 대물렌즈의 다른 쪽을 통과하여 필름면 위에 결상된다. 이 경우 각막 내피와 전방수 사이에 형성되는 경계면으로부터의 반사광에 초점을 맞추면 각막 내피의 상을 관찰할 수 있다.

## 촬영 방법

접촉형 specular microscope의 조작 방법은 기종에 따라 약간의 차이가 있지만 기본적인 순서는 거의 같다. 경계가 선명한 내피세포의 사진을 촬영하기 위해서는 다음과 같은 사항이 필요하다.

① 점안 마취를 충분히 할 것.

② 시도 조절을 할 것.

③ 대물렌즈르 깨끗하게 할 것.

④ 대물렌즈를 각막에 접촉시킬 때에는 대물렌즈의 앞끝에 충분한 연결액(예 : 생리 식염수)을 떨어뜨려 대물렌즈가 각막에 접촉되는 순간 내피세포에 초점이 맞추어질 수 있도록 내장되어 있는 각막 두께 눈금을 0.5 ~ 0.6 mm(정상적인 각막의 두께)로 설정 할 것.

⑤ 내피세포에 초점이 맞추어져 있는 경우는 각막 내피와 전방수와의 경계면(그림 3, 화살표)이 가장 선명하게 관찰되는 경우인 것을 염두에 두고 내피세포 자체보다는 오히려 각막 내피와 전방수의 경계면에 초점을 맞추어 촬영 할 것.

## 해석 방법

### ⓐ 정성적 해석

한 개 또는 여러개의 세포가 까맣게 관찰되는 경우가 있으나 반드시 세포 탈락 부위라고는 할 수 없으며 세포의 부종이나 변성 혹은 각막 후면 침착물 등인 경우도 많다. 세포 내에 검은 점상물이나 흰 반점물 등이 인지되는 경우도 적지 않다.

### ⓑ 정량적 해석

단위 면적당 세포수 즉 세포 밀도(cells/㎟)를 구하여 내피세포의 형태를 정량화하는 것이 가장 일반적으로 사용된다. 세포 밀도의 측정에는 일정한 틀 내의 세포수를 세어서 구하는 방법과 컴퓨터를 사용하여 평균 세포 면적을 계산하여 구하는 방법이 있으나 어떠한 방법이라도 최저 100개의 세포를 해석하지 않으면 측정 오차가 크다. 세포 밀도의 측정만으로 내피세포의 형태 변화를 충분히 정량화했다고 할 수 없는 경우도 있다. 원추각막, 당뇨병, 콘택트렌즈 장기 착용자의 내피세포는 세포 밀도에서는 정상자와 의미있는 차이는 없으나 세포크기의 차이는 크고 기본적인 6각형을 중심으로 한 세포 배열에 엇갈림이 강한 것이 인지된다. 세포의 크기의 차이 정도를 나타내는 지수로는 세포 면적의 표준편차를 평균 세포 면적에 대한 비율로 나타낸 세포 면적의 변동계수(coefficient of variation)가 있고, 세포 배열의 뒤섞임 정도를 나타내는 지수로는 6각형 세포의 출현 빈도가 사용되는 경우가 많다.

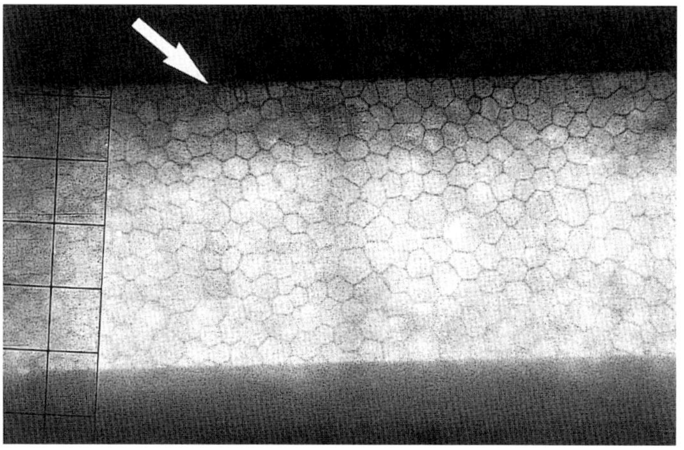

**그림 3** 경계가 선명한 내피세포
Specular microscope의 초점이 내피세포에 맞추어져 있는 경우에 전방수와 내피세포의 경계선(화살표)이 가장 선명하게 관찰된다.

# 7 각막 곡률계(Keratometery)

## 목적

콘택트렌즈 및 안내 렌즈의 보급에 수반하여 각막 형상 측정의 필요성이 증가되었다. 각막 형상은 세극등 현미경 또는 Placido 각막계를 사용하면 관찰 할 수 있지만 각막 중앙부의 전면 곡률반경이나 굴절력을 측정하기 위해서는 keratometer가 필요하다. Keratometer에 의한 측정에는 숙련이 필요 하였으나 최근에는 Auto-Keratometer(자동각막곡률계)의 사용으로 피검사자가 주시만 해준다면 간단하게 정확한 각막 형상을 측정 할 수 있다.

## 원리

수동식 keratometer의 원리는 각막 전면에 2개의 지표를 투영하고 2개의 각막 반사상을 초점심도가 얕은 단초점 망원경으로 관찰하여 각막 중앙부의 곡률을 측정하는 것이다. 각막 중앙부의 강주경선 곡률반경(또는 굴절력), 약주경선 곡률반경(또는 굴절력), 기준 경선의 축 방향을 알 수 있다.

## 측정법과 주의점

측정값은 42.25 @ 135, 46.50 @ 45와 같이 표기한다.

B&L사 등이 사용하고 있는 Sutcliffe식이 가장 널리 사용되고 있으며 측정 요령은 검사자의 시도 조절과 피검사자가 중심 주시를 해야 하는 것이다. 측정 방법을 다음과 같다(그림 1).

① 각막 중심에 맞춘다 : 검사자가 기계를 들여다 보면 그림에서 나타나 있는것과 같이 3개의 원이 보인다. 기준 +가 오른쪽 아래 원의 중앙에 위치되도록 각막 중심을 턱받침으로 조정한다.

② Keratometer의 초점을 맞춘다 : Keratometer를 앞뒤로 움직여 2중의 원을 하나의 원이 되도록 조정한다(난시안에서는 동시에 정확하게 하나로 되지 않으므로 수평 방향과 수직 방향 각각의 곡률을 측정한다).

③ 사난시인 경우 기준 경선의 축을 결정한다 : 원의 (+)지표가 겹쳐지도록 축을 회전시켜 난시축의 방향을 결정한다.

④ 수평 경선의 곡률을 측정한다 : 원의 수평 방향에 있는 (+)지표가 방향은 맞아도 떨어져 있으면 수평 방향의 조정 knob으로 +지표를 겹치게 한다.

⑤ 수직 경선의 곡률을 측정한다 : 상 · 하 원 사이에 있는 (−)지표가 어긋나 있으면 수직 방향의 조정 knob으로 겹치게 한다.

이상의 순서에 따라 측정하면 강주경선의 곡률반경(또는 굴절력), 약주경선의 곡률반경(또는 굴절력), 기준 경선의 축 방향을 알 수 있다.

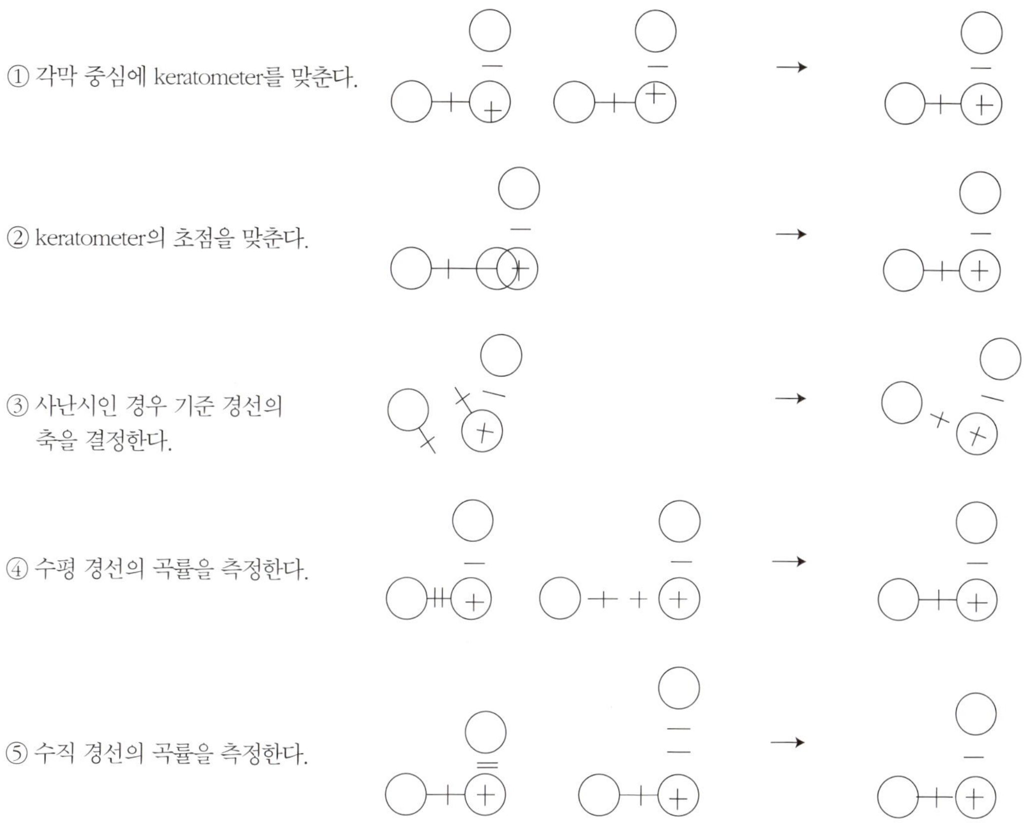


**그림 1** Keratometer의 조작법

## Auto-Keratometer

Auto-keratometer는 기본적으로는 같은 원리에 의한 측정법이나 CCD 카메라로 상을 감지하여 그 신호가 frame memory에 저장된다. 저장된 화상에서 각 광원의 각막 반사점을 화상 해석하여 각막 곡률반경을 산출하여 측정값으로 표시되며 인쇄할 수 있다. 안굴절력계(refractometer)의 기능도 동시에 갖는 기종인 Auto-Keratometer가 시판되고 있다(그림 2).

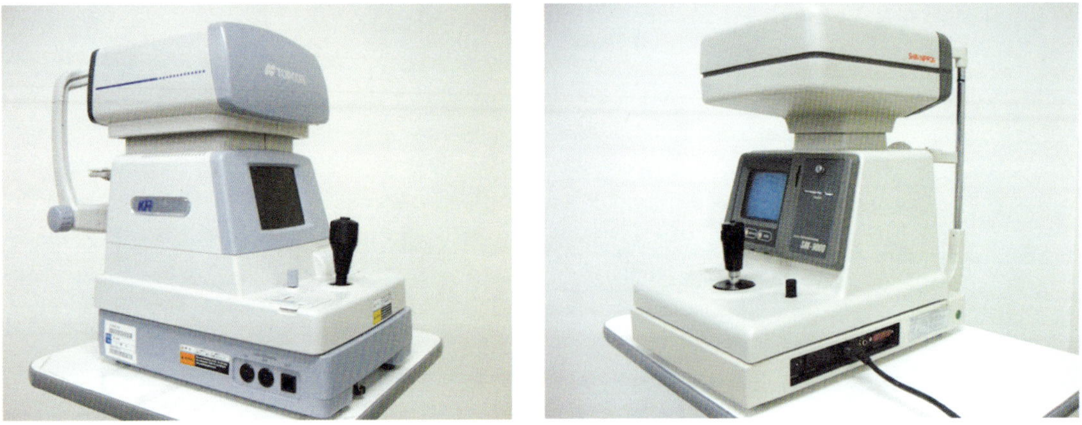

KM-800(nidek)　　　　RK-2(cannon)

그림 2 Auto Ref · Keratometer

# 8 각막 형상 해석

각막 전면의 곡률반경 측정은 일반적으로 각막 난시의 측정, 콘택트렌즈의 처방, 안내 렌즈 삽입술 전의 각막 굴절력 측정을 목적으로 한다.

측정에는 마이어 상이 이용되며 광원에서 각막까지의 거리와 마이어 상 크기의 비를 측정하여 각막 곡률반경이 산출되기 때문에 관찰할 때에는 피검사자에게 동심원의 중앙을 주시하게 하여 원판을 시축과 수직으로 유지 해야 하는 것과 상의 초점을 맞출 때에는 세심한 주의가 필요하다.

Keratometer는 1개의 마이어 상을 사용하지만 Photo keratoscope나 TMS(Topographic Modeling System)에서는 여러개의 동심원 형상 마이어 상을 사용한다. 각 장치는 마이어 상이 투영되는 부위의 각막곡률 측정을 가능하게 한다. 정상 각막에서 동공부의 각막은 거의 구면이므로 keratometer로 각막곡률을 측정하여도 임상에서 별 문제는 없으나 각막 부정난시나 원추각막 혹은 각막 굴절 수술 후의 각막 형상은 비구면이며 비대칭이다. 각막 형상 변화가 시기능에 미치는 영향을 조사하기 위해서는 각막 전체의 각막곡률 측정이 가능한 기기를 사용하는 것이 바람직하다.

## A Placido's disk

플라시도 원판(Placido's disk)은 검은 원판에 흰 동심원이 그려진 면을 피검사자의 각막으로 향하게 하고 검사자는 동심원 중앙의 작은 구멍을 통하여 마이어 상의 외곽으로 각막 형상 이상을 정성적으로 관찰하는 것이다. 백내장 수술 시에 사용하는 마로니 링(maroni ring)도 원리는 같다.

## B Photo keratoscope

널리 사용되고 있는 photo keratoscope의 기종인 PKS-1000으로 정상 각막을 촬영하면 11개의 원은 각각 정원과 동심원으로 된다. 각 원의 간격은 중앙이나 주변에서 거의 균등하고 또 피검사자가 시표를 바르게 주시하고 있으면 동공과도 거의 동심원으로 된다. 각 원은 모두 매끄러운 가는 선으로 구성되어 있으므로 각막 표면이 평활하면 원 외의 부위에서는 반사가 보이지 않는다(그림 1). 표 1에 나타난 순서대로 사진을 읽는 것이 각막 형상 이상을 발견하는데에 유효하다(그림 2, 3의 예). PKS는 이와 같이 각막 중앙 및 주변의 형상을 비교적 쉽게 파악할 수 있다.

**표 1** Photo keratooscope 사진 촬영의 point

① 바르게 촬영된 사진인가?
- 초점은 맞는가?
- 안구의 압박 또는 무리하게 안검을 올리고 있지는 않은가?
- 주시는 좋은가?
- 누액층에 이상은 없는가?
- 안압 측정이나 contact는?

② 원의 크기, 원의 비치는 범위는?
- 중앙 원이 크면 – 각막 굴절력은 작다
- 중앙 원이 작으면 – 각막 굴절력은 크다

③ 원의 모양, 대칭성은?
- 직난시 – 중앙의 원이 옆으로 긴 타원
- 도난시 – 중앙의 원이 세로로 긴 타원
- 부정난시 – 상하좌우의 비대칭성
- 강주경선, 약주경선이 직교하지 않는 경우도 있음

④ 원의 간격은?
- 좁다 – 그 부위는 steep
- 넓다 – 그 부위는 flat
- 주변과 중앙의 차이가 있다 – 비구면

⑤ 표면의 규칙성은?
- 원의 폭이 굵고 불규칙적이며 원 외의 부위에 반사 출현 – 건성안 의 유무 확인?

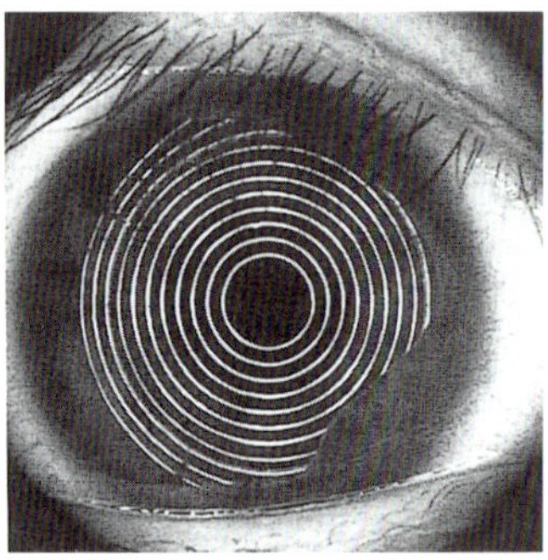

**그림 1** 정상 각막

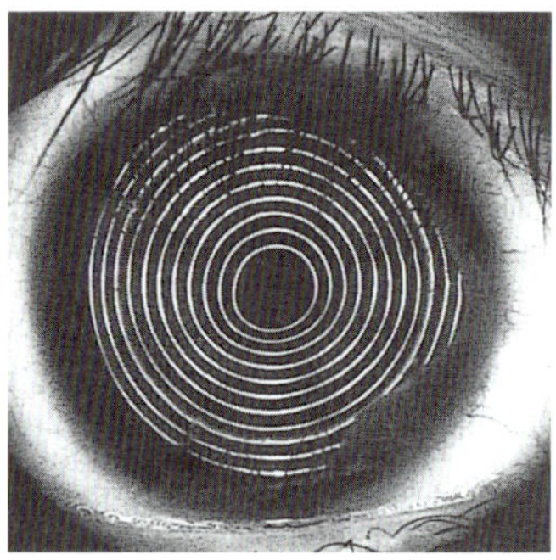

**그림 2** 초기 원추각막
중앙의 원은 계란형으로 되고 귀쪽 및 아래쪽 원의 간격이 좁다.

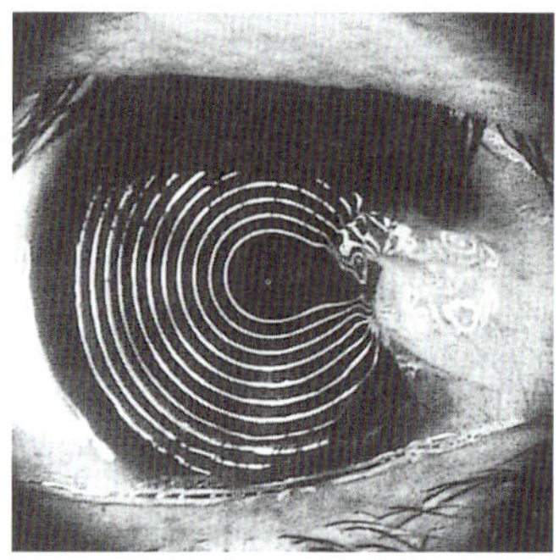

**그림 3** 군날개(익상편)
군날개에 의해 중앙의 각막도 왜곡되고, 직난시 경향의 부정난시가 생긴다.

a. 직난시
각막 중심에 대칭선으로 각막 굴절력이 높은부위가 오로라 모양으로 아래와 위쪽에 존재한다.

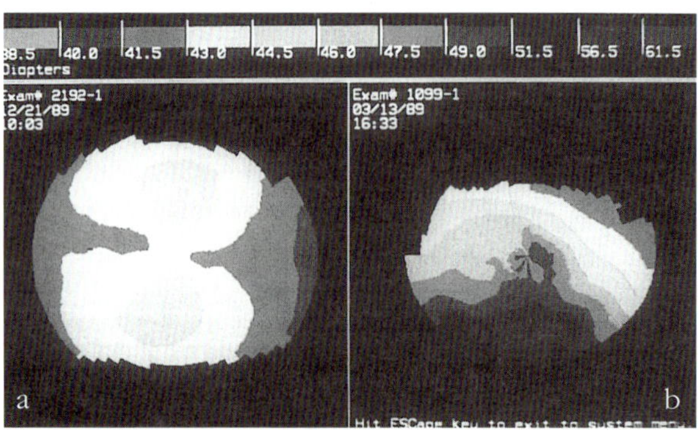


b. 원추각막
각막굴절력이 높은 부위가 아래쪽에 있으며, 각막 굴절력 분포가 비대칭이고 각막의 중앙과 주변 굴절력의 차이가 크다.

**그림 4** TMS에 의한 굴절력의 Color cord map

### C ┤ Computer-assisted video keratoscope

요즘은 photo keratoscope에 microcomputer를 접속시켜 각막 전체의 굴절력을 측정하여 표시하는 computer-assisted video keratoscope가 개발되었다. 대표적인 기종은 Computed anatomy사의 Topographic Modeling system(TMS-1) 이다. 이것은 25개의 원이 있으므로 각막의 거의 전체를 측정하여, 각 부위의 각막 굴절력에 상응하는 굴절력의 color cord map이 표시된다. 그림 4에 직난시와 원추각막이 제시되어 있다.

# 9 각막 지각 측정(Esthesiometry)

안구에서 지각을 측정하기에 가장 적합한 부위는 각막이다. 때때로 임상에서 각막 지각 측정을 하지 않아서 확실한 진단을 놓치는 경우도 있다. 여기서는 각막 지각 측정 방법과 임상적 의의에 대하여 알아본다.

## 면화법

각막 지각 측정계(esthesiometer)가 가까이에 없을 때에는 생리식염수 등에 적신 목화솜을 꼬아 끝을 실모양으로 한 면사(cotton)를 각막 중앙부에 수직으로 댄다. 이 방법은 감도는 둔하지만 양안을 비교하기 때문에 각막 헤르페스와 같이 편안성으로 각막 지각의 저하가 심한 경우에는 임상적 의의가 있다.

## 각막 지각계

Nylon mono filament를 사용하는 Cochet-bonnet의 각막 지각계(그림 1)를 변형 발전시킨 것이 일반적이다. Nylon mono filament를 최대한(60 mm) 측정기로부터 꺼내어 각막 중앙부에 수직으로 대고 기계적으로 각막 지각을 측정한다. Nylon에 의한 일정한 굴곡압과 축 방향으로 가했을 때의 압력을 기초로 하여 정량적으로 그 압력을 측정 할 수 있다(표 1).

Filament의 앞 부분은 사용 전후 수분간 소독액에 담구어 멸균하여 사용한다. 검사는 한손으로 각막 지각계를 들고 다른 손으로 눈을 벌려서 각막 중앙부에 filament가 구부러질 때까지 압박한다. 피검사자의 자각적 지각을 얻을 때까지 5 mm 단위로 filament의 길이를 짧게하여 자극에 반응한 Nylon mono filament의 길이로 각막 지각을 나타낸다. 40 mm 이상이 정상이라고 하지만 미세한 각막 지각 저하를 검출함에는 양안을 비교하는 것이 중요하다. Filament를 각막 중앙부에 대었을때 피검사자는 원형의 상이 보이는데 이것을 자각적 지각을 얻었다고 알려오는 경우가 있으므로 검사 전에 피검사자에게 가르쳐 줄 필요가 있다.

## 동적 각막지각 측정기

종래의 각막 지각계를 개량하여 요즘에는 동적인 각막지각 측정기가 개발되었다(그림 2). 이 기기의 특징은 각막 지각을 동적으로 연속적으로 측정할 수 있다는 점이다. 또한 검사자가 filament의 끝이 각막 중앙부에 수직으로 닿고 있는지를 현미경을 통하여 확인할 수 있는 점도 특징이다. Filament 끝의 멸균 소독 기능도 본 기기에 내장되어 있어 임상에서 유용하게 사용할 수 있다.

**표 1** nylon실의 길이와 압력

| nylon실의 길이 (mm) | 60 | 55 | 50 | 45 | 40 | 35 | 30 | 25 | 20 | 15 | 10 | 5 |
|---|---|---|---|---|---|---|---|---|---|---|---|---|
| 압력 (mg) | 11 | 12 | 13 | 16 | 21 | 27 | 36 | 52 | 75 | 100 | 145 | 200 |

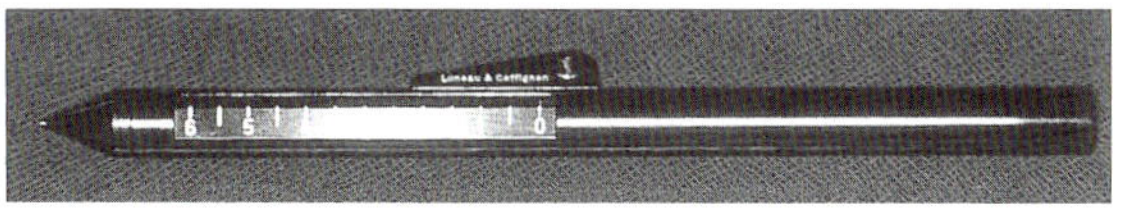

**그림 1** Cochet-Bonnet의 각막 지각계

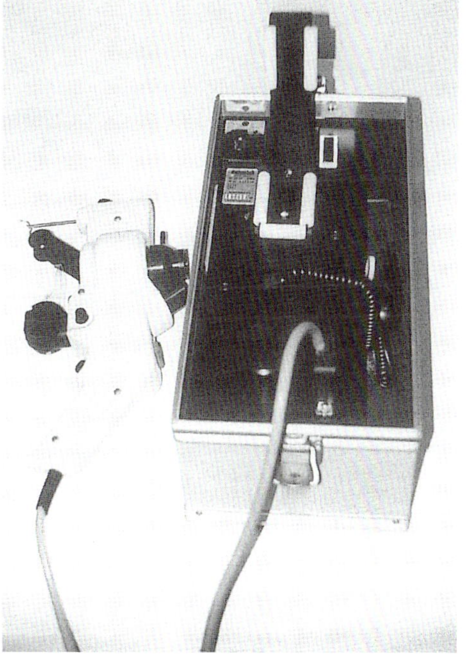

**그림 2** 각막지각 측정기
왼쪽은 각막지각 측정계 본체이고, 오른쪽은 filament를 멸균·보전하는 case이다.

## 각막 지각이 저하되는 질환 및 원인

### 1) 각막 헤르페스, 대상 헤르페스성 각막염

각막 지각은 상피형보다 실질형 헤르페스에서 저하되는 경우가 많으므로 실질형 헤르페스의 경우 각막지각 측정이 진단의 결정적인 방법이 되는 경우도 있다. 상피형 병변이 주변부에 있는 사례에서도 각막 중앙부의 지각은 저하된다. 대상 헤르페스성 각막염에서도 지각은 저하된다.

### 2) 각막 이영양증(dystrophy)

반점 각막 이영양증이나 격자상 이영양증(lattice dystrophy)에서는 각막 지각이 저하된다.

### 3) 연령

연령과 더불어 각막 지각은 저하되는데 40~70세까지는 연령에 비례해서 저하된다고 한다. 최근의 연구에서는 12시 위치의 각막 지각은 중앙부에 비해서 지각 저하가 현저하다.

### 4) 콘택트렌즈

지각 저하의 정도는 착용 기간 및 1일 착용시간과 관계있다.

### 5) 월경 · 임신

각막 지각은 월경 전과 월경 중에는 저하된다. 임신 12주부터 지각은 저하되어 31주를 넘으면 저하 정도가 현저해진다.

### 6) 안내 수술

전층 각막 이식 후 각막 지각은 저하되며, 원인질환에 의해서 나타나지만 약 2~3년 후에 지각은 회복된다. 백내장 수술 후에서는 특히 12시 방향의 지각 저하가 현저하다.

### 7) 당뇨병

당뇨병성 각막증에서 각막 지각이 저하되는 것으로 알려져 있다.

# 10 각막 두께 측정(Pachymetery)

각막 두께 측정은 각막 내피세포의 생리적 기능을 종합적으로 판정하는 임상 검사법이다. 현재 널리 사용되고 있는 방법으로는 Hedbys Mishima법, 초음파법, specular microscopy 등이 있다. 각 측정법의 장 · 단점을 표 1에 정리하고 실재의 이용법에 대하여 알아 본다.

**표 1** 각막 두께 측정법의 비교

| | Hedbys-Mishima법 | 초음파법 | specular microscopy 법 |
|---|---|---|---|
| 조작법 | 쉽다 | 쉽다 | 조금 익숙해짐이 필요 |
| 정밀도 | 높다 | 매우 높다 | 약간 낮다 |
| 측정 가능 부위 | 각막 중앙부 | 각막 전체 | 각막 중앙부 |
| 장점 | 각막 접촉 없음 | 각막 혼탁이 있는 경우도 측정 가능 | 각막 내피 촬영과 동시에 측정 가능 |
| 단점 | 각막 혼탁이 강한 경우 측정 곤란 | 각막에 접촉 | 각막에 접촉함. 각막 혼탁에서 측정 곤란, 측정 오차가 생기기 쉬움 |
| 가격 | 싸다 | 비싸다 | 비싸다 |

## Hedbys-Mishima법

Hedbys-Mishima법은 Haag-Streits사 세극등 현미경에 부속품인 pachymeter를 장착하여 split-image를 사용한 광학 각막 절편 측정법이다.

### ⓐ 측정 방법

① 관찰자는 일반적인 세극등 검사와 달리 피검사자와 정면으로 마주 보지 않고 오른쪽 40° 방향에서 관찰한다.

② 세극등의 광원은 될 수 있는한 가늘게 하고 접안렌즈는 고배율(16×)로 한다.

③ 이 상태에서 각막을 관찰하면 시야의 위쪽과 아래쪽에 split-image와 2개의 붉은 pin light가 보여지므로 그 2개의 붉은 점이 중앙선에서 위쪽과 아래쪽으로 등거리의 각막 표면 위에 오도록 설정한다(그림 1).

④ Split-image에서 보여지는 왼쪽 끝은 각막 상피면이고, 오른쪽 끝은 각막 내피면이다. 위쪽의 각막 내피면과 아래쪽의 각막상피면이 일치되도록 pachymeter의 회전판을 움직인다. 3~4회 반복 측정한 평균값을 각막 두께로 한다.

## 초음파법

초음파법은 probe를 각막에 접촉시켜 측정하는 방법이며 각막 주변부까지 측정되므로 각막 전 영역의 두께를 알 수 있다. 표 2에 여러 종류의 초음파 각막 두께 측정계가 제시되어 있다.

측정 전에 먼저 표준이 되는 것을 측정하여 측정값이 균일한지를 확인한다. 각막 내의 음속 설정값이 기기에 따라 다른 경우도 있으므로 그 설정값을 알고 있으면 좋다.

측정 방법을 점안 마취를 한 후 probe의 tip을 각막에 접촉시킨다. 이 때 tip을 측정할 부위의 각막에 수직으로 닿게 해야 한다.

UP-2000처럼 손으로 잡는 식의 기기(hand-held probe)는 안와 위로 측정하면 tip이 확실히 각막에 직각으로 닿게되므로 정확한 측정을 하기 쉽고 각막 전 영역의 두께를 mapping할 수 있다. 이 기기는 tip의 앞끝에 gel을 주입하도록 되어 있지만 그 외 물을 충전하는 것과 앞끝이 solid type인 것도 있다. 표면이 균일하지 않아서 측정이 불안정할 경우에는 생리식염수 등으로 적시면 안정된 측정을 할 수 있다.

최근에는 소형의 push button type인 pen형의 Pach pen(그림 2)이 개발되어 임상 응용이 보다 쉬워졌다. 이 기기도 앞끝이 굽어져 있고 피검사자를 반듯하게 누운 자세로 하여 측정하도록 설계되어 있다. 초음파의 경우도 3~4회 측정하여 평균한다.

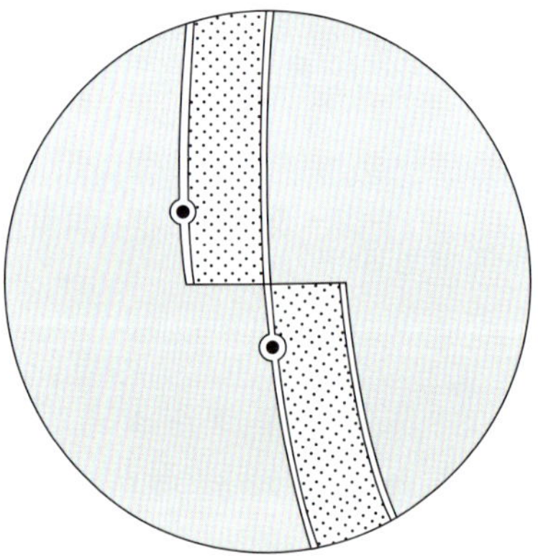

**그림 1** 현미경으로 관찰되는 각막의 split-image. 이 그림과 같이 설정 되었을 때의 값이 각막의 두께이다.

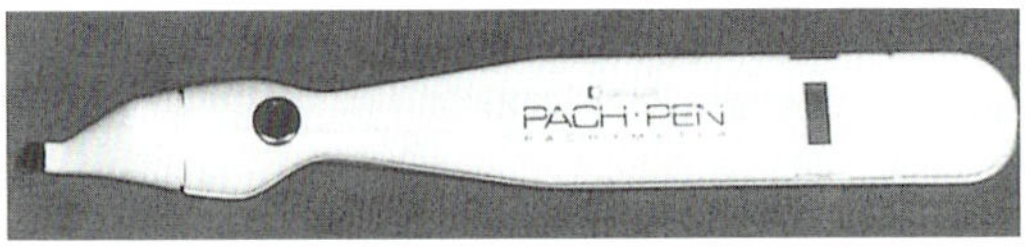


**그림 2** Pen형 각막 두께 측정기(Pach Pen)

## specular microscopy 법

이 방법은 specular microscopy에 의한 각막 내피세포 촬영과 동시에 각막 두께를 측정할 수 있는 장점이 있다. 초점이 각막 상피면에 맞추어져 있을때 0(zero) 설정을 하며, 각막 내피에 초점이 맞는 시점에서 읽는 눈금이 각막 두께이다. 최근의 기종은 디지털 표시로 되어 편리하지만 조작 방법에 익숙해짐이 필요하다.

## 각막 두께의 정상 값과 임상 응용

각막의 두께는 중앙부가 가장 얇아서 500~530㎛ 이며 주변부로 갈수록 두께가 두꺼워진다. 각막 두께의 일일 변동은 아침에 가장 두껍다. 남녀간의 차이는 없으나 임신 중의 각막은 두께가 증가한다. 각막 두께 측정이 특히 유용한 질환은 다음과 같다.

① 각막 내피세포 기능 회복의 판정(백내장이나 전층 각막 이식술 후 등)
② 각막 내피세포로의 영향 판정(contact lens 착용, 녹내장, 포도막염 등)
③ 각막 내피 질환의 진행 판정(각막 내피 변성증 이나 ICE 증후군 등)
④ 난시 및 근시 교정을 위한 각막 절개술 술전 검사

# 11 눈물소관 식염수 세척 검사(Lacrimal syringing), 눈물소관 탐침 검사(Intracanalicular probing), 눈물주머니 조영술(Dacryocystography)

## A ┤ 눈물소관 식염수 세척 검사

비루관 폐쇄증을 진단하는 제 1 단계인 관통수 검사의 기본은 아래에 설명하는 눈물소관 탐침검사법과 같이 하누점에서 누낭 세정침을 누낭까지 넣어 세척하며 통과에 장애가 있을 때에는 상누점부터 할 수도 있다. 목구멍으로 물이 흘러드는지를 피검사자에게 물어서 확인하는데 유아의 경우는 우는 도중에 물을 삼키는 동작을 하므로 물이 통하는지를 확인할 수 있다. 검사하는 눈과 같은 쪽 손의 두번째 손가락과 가운데 손가락으로 상·하안검을 가볍게 잡아 당기고, 다른쪽 손으로는 누낭세정침을 붙인 주사기를 누낭까지 삽입한다. 삽입 주사기를 두번째와 세번째 손가락 사이에 놓고 생리식염수를 넣으면 간단하게 세척 검사를 할 수 있다. 누낭염이 있을 경우에는 내안각 하부를 압박하여 배농시켜 놓는다. 또 식염수에 항생 물질의 점안약을 소량 혼합하여 누낭 세정을 동시에 할 수 있다.

## B ┤ 눈물소관 탐침 검사

누액 통과 장애가 있으면 눈물소관 식염수 세척 검사 후에 눈물길 더듬자(탐침)를 삽입한다. 눈물길 더듬자를 삽입하는 목적은 통과 장애의 부위 확인과 폐쇄부의 개방이다. 사용하는 더듬자가 너무 가늘면 잘못하여 점막을 뚫을 염려가 있으므로 가능하면 굵은 침을 사용한다. 일반적으로 04호부터 시작하는데 유아는 02호로 한다. 우선 하누점에서 약 1mm 아래쪽에 눈물길 더듬자를 넣어서 안검과 평행하게 한 후 눈물길 더듬자가 눈물주머니 오목뼈에 가볍게 닿는 것을 확인한 후(그림 1), 눈물길 더듬자 끝을 아래쪽으로 향하게 하여 더듬듯이 천천히 넣으면 비루관에 눈물길 더듬자를 삽입할 수 있다. 이때 다른쪽 손으로 하안검을 외하방으로 당겨주면 삽입하기 쉽다. 눈물길 더듬자를 끝(앞끝과 반대쪽)까지 삽입한 상태로 10분 정도 유지한다(그림 2). 눈물길 더듬자를 뺀 뒤에 재차 세척을 하여 통과 장애가 제거된 것을 확인한다.

## C ┤ 눈물주머니 조영술

눈물주머니 조영술은 눈물주머니의 수술적 치료를 할 때 필요한 검사 방법이다. 특히 누낭 비강 문합술을 할 경우에는 수술의 적응 결정이나 난이도를 예측 할 수 있다. 방법은 눈물소관 식염수 세척 검사와 같다. 미리 눈물주머니 세정을 하여 눈물주머니을 비워 놓은 후 피검사자를 촬영실의 촬영대에 반듯하게 눕게 하여 조영제를 주입한다. 반대쪽의 누점에서 조영제가 흘러 나오면 주입을 멈추고 눈을 뜬 상태에서 촬영한다. 세척 검사와 동일한 방법으로 눈물주머니 세정침의 앞끝을 눈물주머니까지 넣어서 주입하면 좋다. 반듯하게 누운 상태에서 정면 촬영 후 몸을 일으킨 상태에서 촬영하여 비강으로의 통과 장애 유무를 확인한다. 정상 눈물주머니는 쌀알 크기로 촬영된다(그림 3).

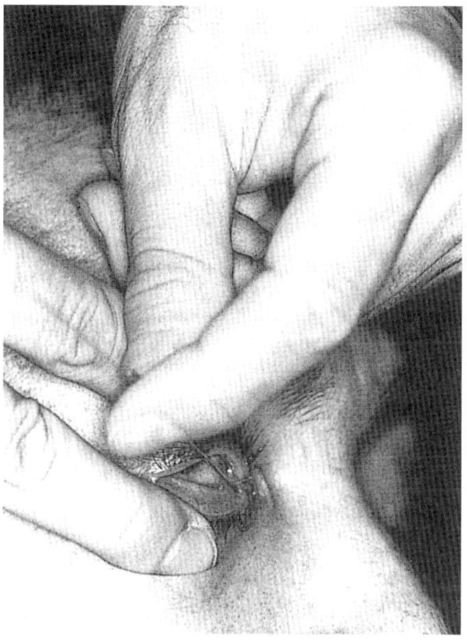

**그림 1** 눈물소관 더듬자(탐침)
하안검을 외하방으로 벌려 더듬자의 앞끝이 비골에 닿도록 한다.

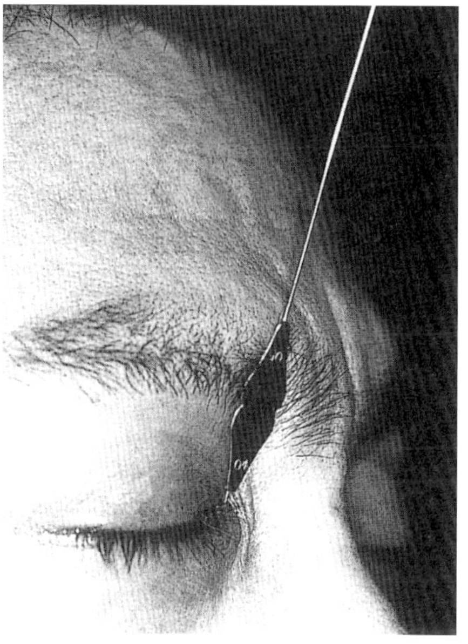

**그림 2** 더듬자
더듬자가 완전히 비루관에 삽입된 상태.

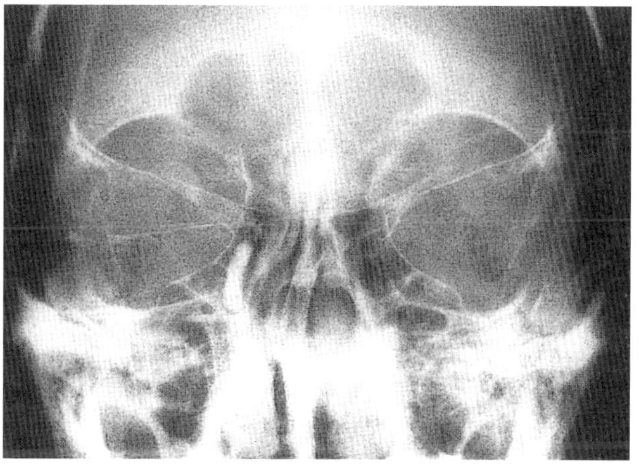

**그림 3** 눈물주머니 조영술
확장된 눈물주머니가 조영되어 있다.

# 12 형광 전안부 촬영

형광 전안부 촬영은 외부에서 주어진 형광 색소의 분포를 사진 촬영으로 검색하는 것이다. 이를 위하여 형광 안저 촬영과 유사한 여기(excitation)필터, 여과필터, power unit가 필요하다. 형광색소는 fluorescein sodium을 점안, 정맥 주사, 경구 투여한다.

## 형광 전안부 촬영 장치

형광 전안부 촬영 장치는 전안부 촬영 장치에 부속품으로 형광용 특수 필터를 부착한 것이다. 대표적인 것으로는 SC 1200에 부속 형광 unit를 장치한 것(그림 1-a), 75 SL(그림 1-b) 등이 있다. SC 1200에 형광 unit를 부착하는 경우에는 여기필터를 power에 접속하고 여과필터를 대물렌즈 앞에 장치 한 후 전원을 넣으면 timer와 같이 형광 촬영이 가능하게 된다.

촬영용 필름은 SC 1200의 경우는 ASA 1600 정도로, ASA 400의 필름이면 4배의 증감 현상이 필요하다. 75 SL에서는 ASA 400 정도로 촬영할 수 있다. 또한 형광 전안부 촬영은 형광 안저 촬영과 마찬가지로 초기 상의 초점 맞추기가 어려워서 눈과 카메라를 움직이지 않게 하는 것이 중요하다.

## 형광 전안부 혈관 촬영

### a 방법

대상은 각막 신생혈관, 홍채 홍색증 등이다. 우선 형광 안저 검사와 마찬가지로 형광 경로를 확보한다. SC 1200 형광 unit는 대상 눈 부위에 왼쪽 눈으로 초점을 맞춘다(실제의 형광 관찰 필터는 오른쪽에 들어있어 오른쪽 눈의 초점이 사진에 영향을 미치지만 형광 색소가 없으면 검게 된다).

위치 확인을 수차례 한 후에 플루레신 정맥 주사와 동시에 start button을 누르면 정맥 주사 후 10초간에서 결막이 염색되기 시작하고 뒤따라 신생혈관 등이 명료하게 떠오른다.

### b 결과

각막 신생혈관에서는 어느 정도의 동맥과 정맥 판정 및 혈관계에서의 혈청 성분 누출 정도를 판정 할 수 있다(그림 2).

또한 혈관 응고를 한 경우의 효과 판정에도 유용하며 홍채 홍색증 또는 전방 및 홍채지지형 렌즈에 의한 홍채 혈관으로부터의 누출 정도를 판단 할 수 있다.

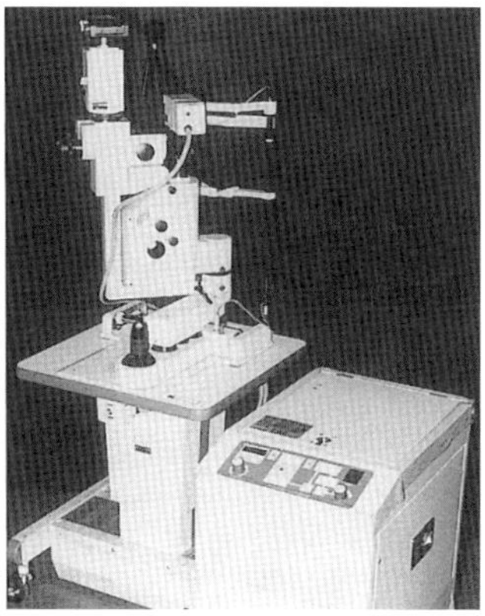

a. SC-1200

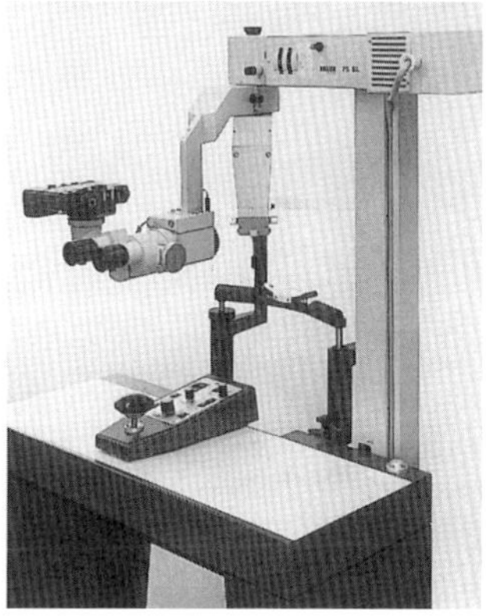

b. 75-SL

그림 1 형광 전안부 촬영 장치

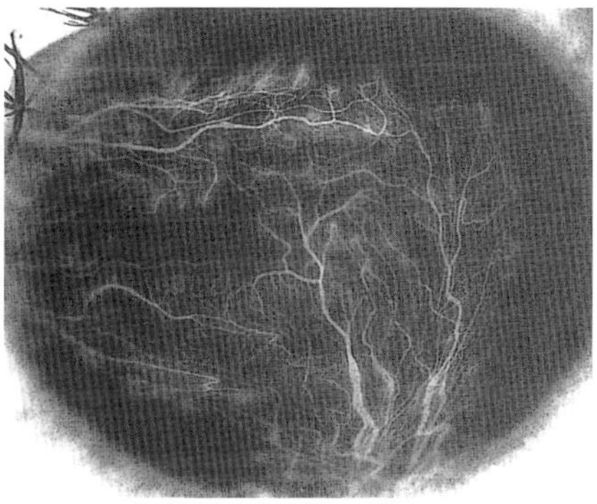

그림 2 각막 심재성 혈관 신생
정맥주사 15초 후, 각막 신생혈관의 문합이 보인다.

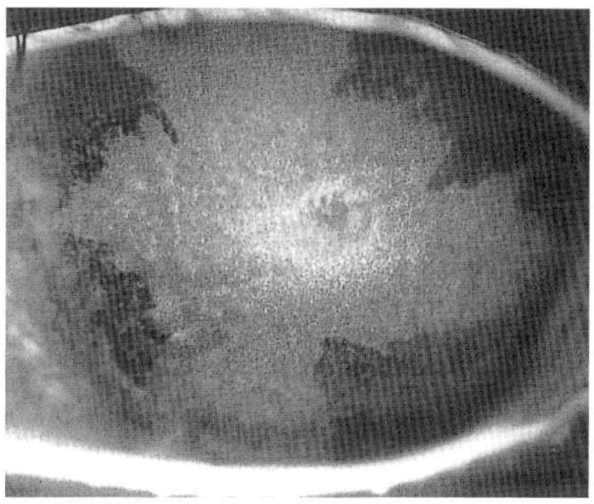

그림 3 아교 모양 물방울 이영양증(gelatinous droplike dystrophy)에서 보인 대상 각막 변성.
각막 상피층에서 플루레신 투과성이 높은 부분이 염색되어 있음. 각막 상피의 미란은 보이지 않음.

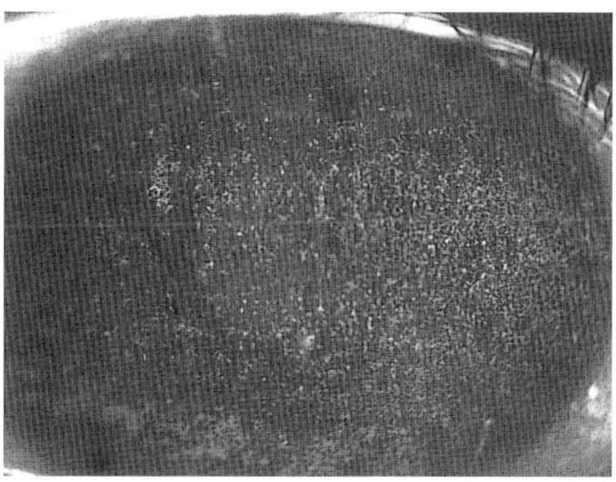

a. 경증의 예.
점상으로 플루레신 염색이 된 각막 상피

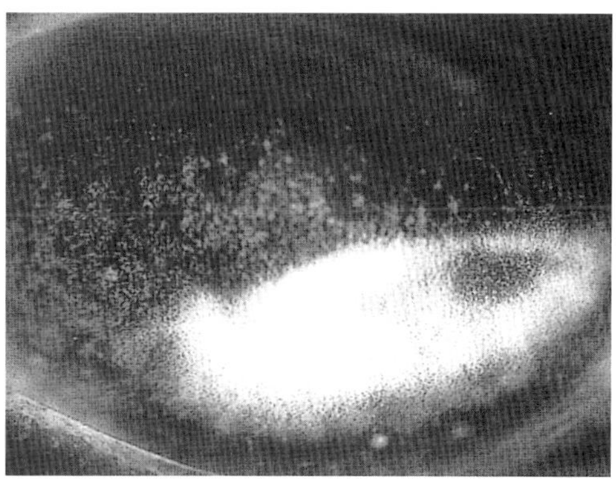

b. 중증의 예.
각막 상피의 점상 염색과 함께 각막 아래 쪽에 상피 투과성 항진에 의한 것과 같은 염색을 볼 수 있다.

그림 4 건성안의 광범위한 표층 각막증

## 형광 각막 염색 촬영

### ⓐ 방법

점안된 플루레신에 의한 각막 염색의 상태를 촬영한다. Cobalt blue 필터에 의한 염색 촬영보다 더 예민하게 플루레신 염색을 할 수 있으므로 경우에 따라서는 화상 해석도 가능하다.

### ⓑ 결과

전반적인 표층 각막증의 플루레신 염색의 시간적 경과에 따른 상피 투과성의 평가(그림 3, 4), 치료 경과에서의 플루레신 염색의 개선도를 판정 할 수 있다. 세극등 현미경 촬영에 의한 플루레신의 확산도를 알 수 있다.

# 13 레이저 프레어셀미터(Laser Flarecellometer)

## 원리

임상에서 전방 내의 염증 정도는 세등극 현미경 검사로 cell(셀)과 flare(플레어)로 관찰되고 있으나 어디까지나 정성적이며 주관적이다. 이에 대해 Sawa 등에 의해 개발된 장치(그림 1)는 He-Ne 레이저를 전방 내에 입사시켜 cell과 flare로 생기는 산란광을 광전자 증배관으로 잡아서 방수 flare 강도 및 전방 내 세포 수를 정량적으로 측정한다. 방수 flare 값은 전방 내 단백에서의 산란광이 전방 내 단백의 농도에 비례하는 것을 이용하여 산란광의 강도를 측정하여 구하고, 세포가 단백에 비하여 크기 때문에 산란광 강도의 peak를 세어서 세포 수를 측정한다.

## 특징

방수 flare값 및 전방 내 세포 수를 비침습, 비접촉으로 단시간에 정량적으로 반복 측정할 수 있다. 정상안의 방수 flare 값의 연령에 따른 변화나 하루 중 변동도 측정 가능할 정도로 감도가 높으며 전방 내의 염증을 객관적으로 검사할 수 있다.

## 측정 방법 및 측정할 때의 주의점

절대 암실에 기기를 설치하고 측정할 때에는 다른 광원이 없는 것을 확인한다. 산동한 피검사자를 세극등 검사와 같은 요령으로 앉게 한다. 시도조절을 확인하고 피검사자에 대한 자료를 입력한다.

측정 window가 전방 내의 일정 부위에 오도록 녹색의 guide line을 각막 전면에 맞추고 scan button을 누르면 레이저가 발진되고, joystick button을 누르면 광전자 증배관에서 산란광이 측정된다. 측정할 때 가장 주의해야 할 점은 주변 조직에서의 산란광(특히 각막, 홍채, 수정체, 안내렌즈로부터의 반사)이 전방에서의 산란광에 혼입하지 않는 window의 위치가 설정되어 있는지를 확인하는 것이다(그림 3). 전체 산란광에서 주변 조직에 의한 산란광을 제거한 것을 방수 내 단백에 의한 산란광의 측정값으로 하므로 back ground가 높으면 측정값의 오차가 증가한다. 레이저 빛을 각막 정점보다 약간 아래쪽으로 옮기면 측정하기 쉽다. 또 눈깜박임이나 안구운동의 영향이 측정 결과에 영향을 주지 않았는지를 확인하는 것도 중요하다. 모니터에 표시된 flare와 cell data와 그때의 back ground의 값(보통 20 이하에서 BG1과 BG2의 차가 15% 이내)에서 적절하다고 여겨지는 data를 5회 이상 측정한다(그림 4). 대상에 따라서는 하루 중 변동을 고려하여 측정 시각을 일정하게 하는 것이 바람직하다. 광전자 증배관의 감도 저하와 레이저 출력 저하에 의하여 측정값의 변동 가능성이 있으므로 정기적인 점검이 필요하다.

## 임상 응용

Data는 세포 수(개/0.075㎟) 및 방수 flare값 (photon count/msec)이 표시되어 디스크에 기록된다. 방수 flare값은 방수 유량, 단백 유입율, 전방 용적 등에 의하여 변동된다. 안내렌즈 수술이나 포도막염의 염증 검토와 그것들에 대한 약제의 약효 판정 또는 당뇨병 망막증에 의한 혈관이상의 지표로 이용되고 있다. Data의 해석에서 방수 flare 값은 비특이적이므로 이 값에 영향을 주는 요인은 매우 많다는 것을 고려해야 한다.

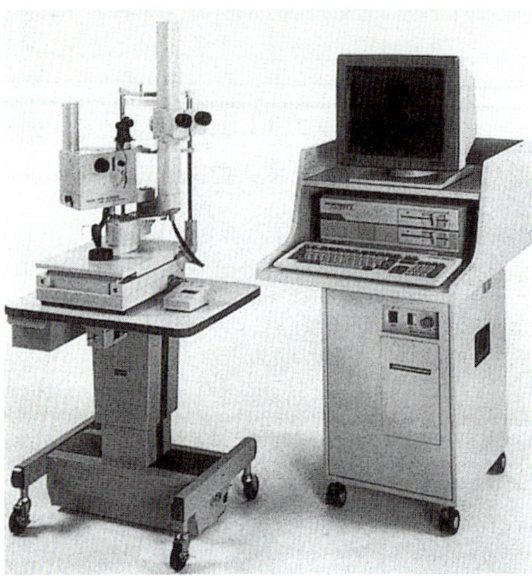

그림 1 본체의 외관

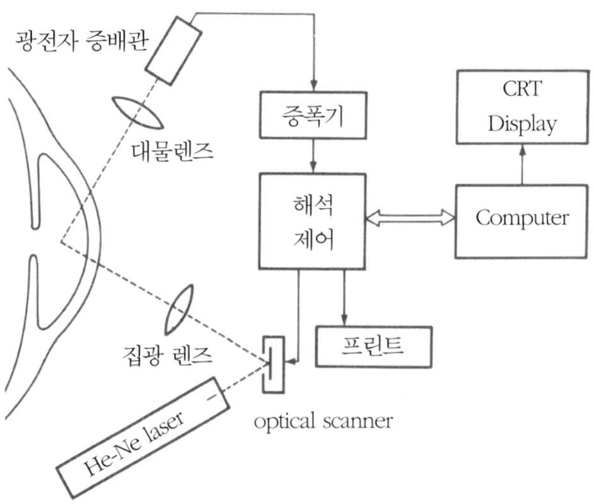


그림 2 측정 원리

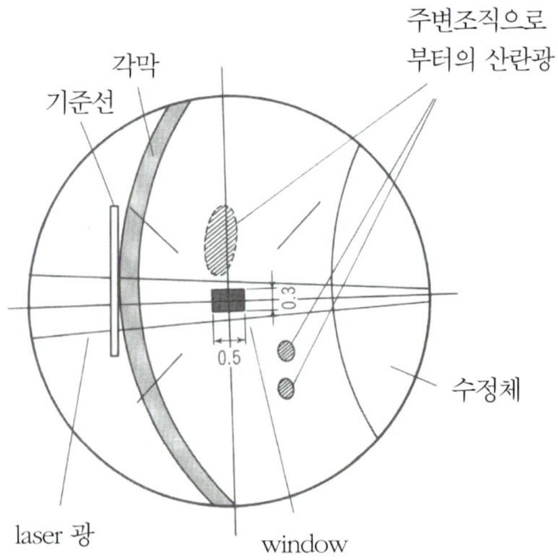


그림 3 측정 때의 window 위치

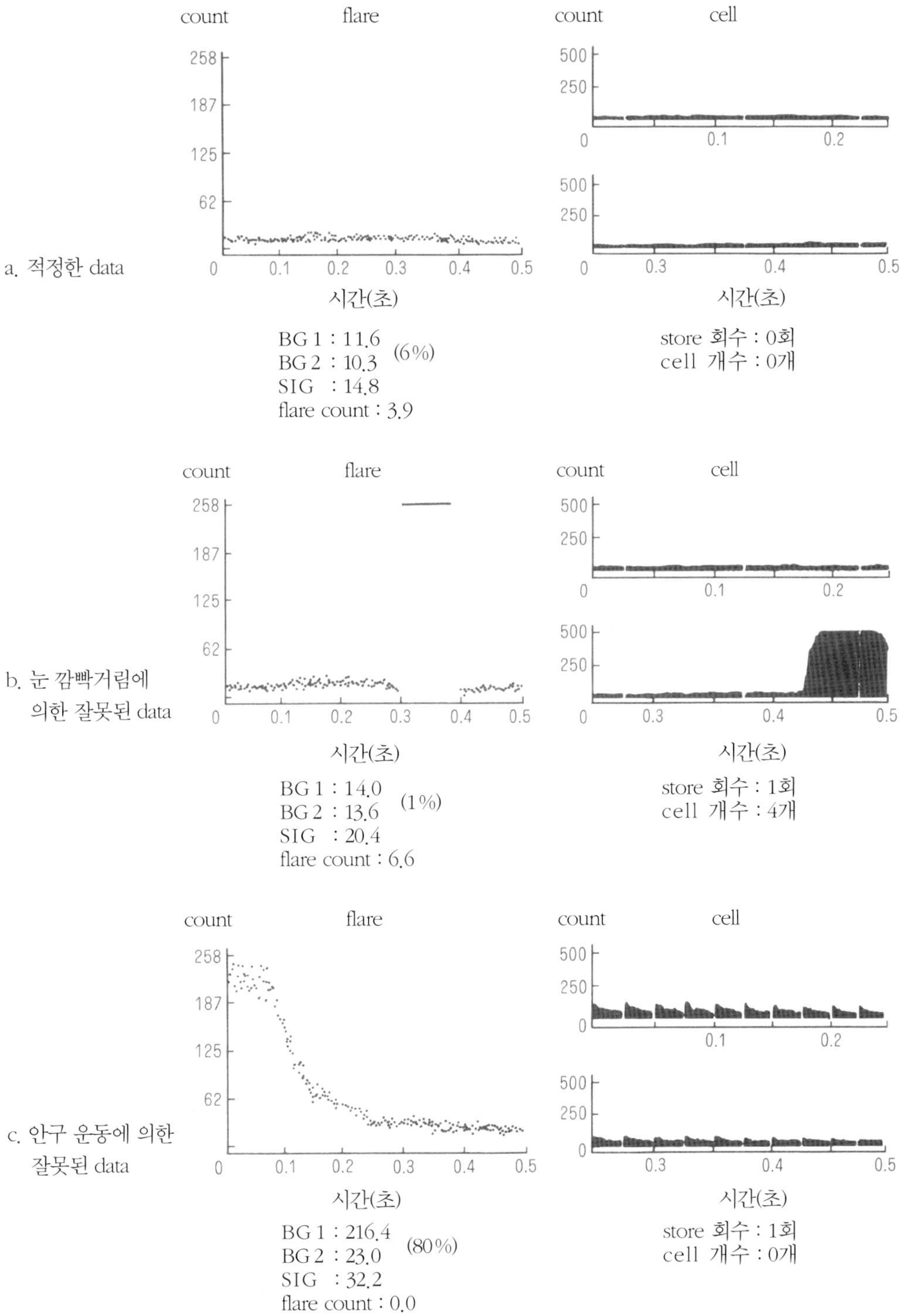


**그림 4** 측정 결과의 표시(동일 정상안)

# 14 백내장 카메라(cataract camera)

일반 세극등 현미경 camera로도 수정체 사진 촬영은 가능하지만, 주로 수정체 촬영을 목적으로 만들어진 카메라로는 transillumination camera(CTR)와 Scheimpflug 카메라가 있다.

## A 투과조명 카메라

### 원리와 용도

Transillumination camera(CTR)는 투과조명법(transillumination)으로 촬영하는 카메라이다. Transillumination의 원리는 눈앞에서 입사되는 조명광은 눈의 광학계에 의하여 망막 부위에서 초점을 이루고 망막면 혹은 시신경 유두에서 난반사가 되어 수정체나 각막 전체를 뒤쪽에서 조명하는 광원으로 작용하게 된다. 이와 같은 광원으로 수정체나 각막을 관찰하면 일반적인 조명법으로는 보기 어려운 변화도 명료하게 관찰할 수 있다. 예를 들면, 경도의 피질 백내장, 수정체의 수포성 변화, IOL 삽입 후의 후낭 상태, Meesmann's 각막 상피 변성증, 각막 기저막 변성증(map-dot-finger-print) 등이다. CTR에서는 보통의 세극등 현미경으로 촬영하는 경우와 달리 동공 전체를 조명하고 있다. 또한 편광판을 사용하여 각막 반사를 제거 하고 있으므로 일반 세극등 현미경에 의한 투과조명 촬영보다 좋은 사진을 찍을 수 있다.

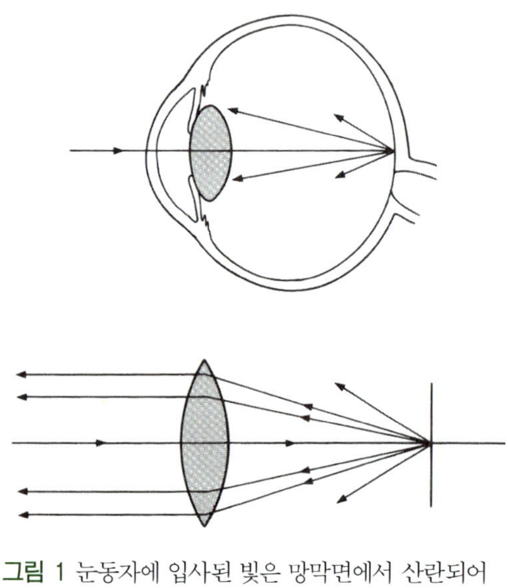

**그림 1** 눈동자에 입사된 빛은 망막면에서 산란되어 그림과 같이 수정체를 조명한다.

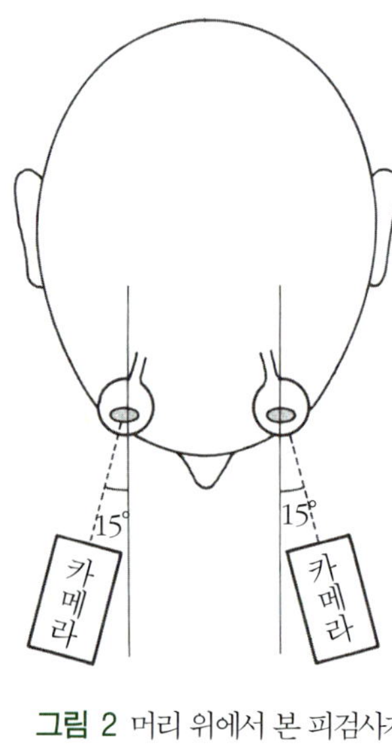


**그림 2** 머리 위에서 본 피검사자

## 촬영 요령

촬영 요령은 검사자의 눈을 귀쪽 15° 방향으로 향하게 하고(그림 2) 피검사자의 시선은 수평으로 유지하도록 하여 시신경 유두로부터의 반사를 본다. 카메라를 조금 움직여서 될 수 있는한 강한 안저 반사를 얻도록 하는 것이 명료한 사진을 찍는 요령이다. 그림 3은 이와 같이 하여 촬영된 피질 백내장의 예이다.

# B Scheimpflug 카메라

## 원리와 용도

일반 세극등 현미경 촬영에서는 수정체의 전낭에서 후낭까지 초점을 맞춘 사진을 얻는 것이 어렵다. Scheimpflug 사진은 세극등 사진이지만 수정체의 광축을 포함하는 평면에서의 단면을 전낭에서 후낭까지 빈틈없이 초점이 맞는 상태로 촬영 할 수 있다. 이것은 AORI의 원리를 이용하여(그림 4) 촬영 렌즈를 피사체에 대하여 경사지게 배치하였기 때문이다. 그림 5는 핵 백내장의 예이다. Scheimpflug 사진은 전안부의 광축을 포함하는 단면상이 얻어지므로 수정체 단면 뿐 아니라 안내렌즈의 삽입 상태, 홍채나 각막 등의 촬영에도 유용하다.

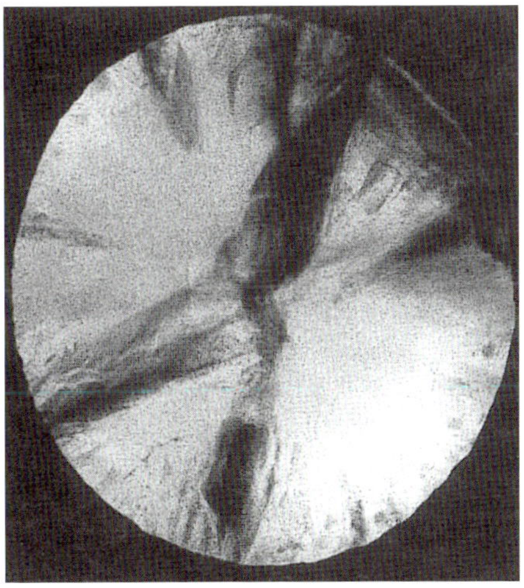

그림 3 CTR에 의한 투과조명 사진

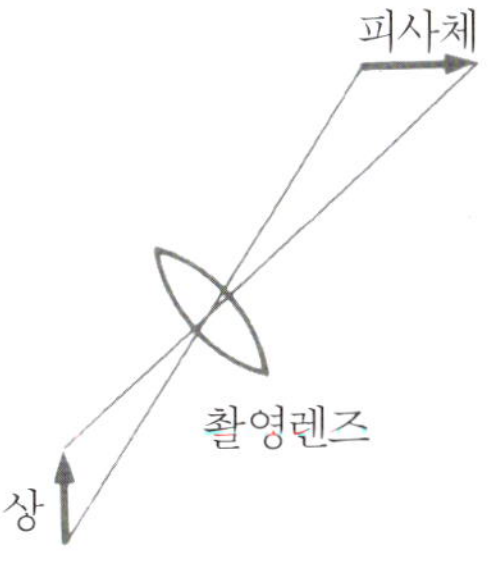


그림 4 AORI의 원리

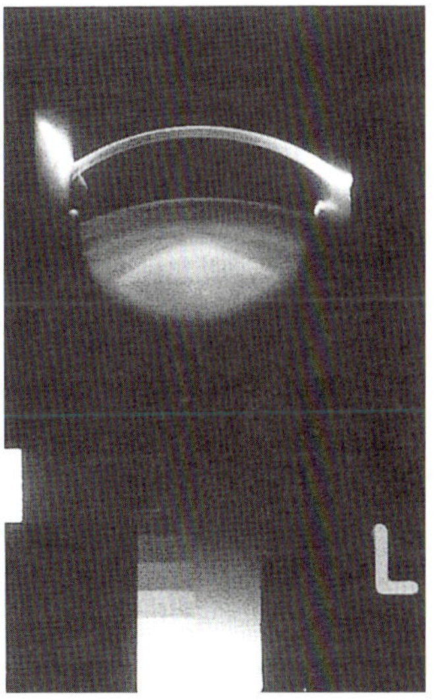

그림 5 Scheimpflug Camera에 의한 핵백내장

* AORI의 원리 : 초점이 맞는 부분(사진기의 렌즈가 있는 앞부분)을 상 · 하 · 좌 · 우로 약간 틀어서 카메라가 비뚤어져 있더라도 피사체가 똑바로 찍히게 하는 것

## 백내장의 화상 해석

백내장의 정도를 객관적으로 보기 위해서는 촬영된 사진의 단면 해석(image analysis)이 필요하다. 일단 사진 필름에 결상된 것을 TV camera로 촬영하여 수치화된 것을 memory에 모아 두고 computer로 여러 가지의 해석을 한다. TV camera를 직접 camera에 설치하여 화상을 찍어 넣는 방법도 있다. 핵백내장에서는 수정체핵 안에서 빛의 흡수나 산란의 변화가 동일하게 일어나므로 Scheimpflug 사진으로 핵백내장의 단면 사진을 찍어 그 단면에서의 상태로 전체의 핵백내장 정도를 평가할 수 있다. 그러나 피질 백내장이나 낭하 백내장을 Scheimpflug 사진으로 평가하는 것은 곤란하다. 투과조명 사진은 피질이나 낭하 백내장을 관찰하는데 적합하다. 그러나 투과조명 사진이라도 초점이 맞는 위치가 전낭이나 핵내 또는 후낭이 되기도 하므로 정확하게 백내장의 경과를 관찰하려면 동일한 초점으로 사진을 찍는 것이 중요하다.

이 camera는 가시역의 전자파를 이용하고 있으나 최근에서는 MRI 등 가시역 이외의 파장을 사용한 사진도 이용되고 있다.

# 15 결막 도말법(Conjunctiva smear)

상피나 분비물의 도말(smear) 표본은 각결막 질환의 원인이나 병태에 관한 중요한 정보를 빨리 알 수 있다. 존재하는 세포나 병원체로부터 간단하게 만들 수 있는 상피나 분비물의 도말 표본을 안과 외래에 준비되어 있는 염색액과 현미경으로 진료 중에 염색하여 검사하면 즉시 다른 검사나 치료법을 선택할 수 있다. 면역 혈청학적 검사도 병행하여 세균(bacteria), 진균(fungus), 바이러스(virus) 등의 감염이 의심되면 필요에 따라 이들 병원체를 분리 배양한다.

쉽게 도말하고(펴바르는것) 세포 성분이 흩어져 없어지지 않게 하기 위해서는 가능한 한 누액이나 점안액(수분)이 slide glass에 닿지 않게 한다. 표본은 2~3매 작성하여 다른 종류의 염색 검토에 제공한다. 표본의 염색은 채취 당일에 한다. 형광 항체법에 제공하는 것은 채취 후 조속히 90% 알콜로 10분간 고정한 후 건조 · 밀봉 · 냉장하여 1주일 이내에 염색한다.

## 표본 작성

### ⓐ 분비물 도말법

세균 감염이 의심되는 경우 분비물을 채취하여 직접 slide glass에 바른다. 사용 집게는 견고하고 약간 작은 것이 사용하기 쉽다.

### ⓑ 맛사지법

점안 마취하여 검결막을 무구섭자(갈구리가 없는 집게)의 측면으로 맛사지하여 나온 끈끈한 액체를 채취해서 slide glass에 바른다. 건조 후 육안으로 glass의 펴 발라진 부위에 하얀 「더러움」이 충분히 부착되어 있지 않으면 세포가 적은 불량 표본이 된다.

눈의 분비물을 도말하면 염증 세포가 망가져서 고정하기 어렵다.

### ⓒ 표면을 긁는법

어느 정도 강한 spatula(압설자)를 각결막에 대하여 수직으로 잡고, 그 둘레로 각결막 표면을 긁어내어 slide glass에 바른다.

## 염색법

염색법으로는 예전부터 내려오는 Giemsa 염색, 한셀 염색 등을 해도 좋으나 최근에는 이들 각 염색 조작이 5분 이내에 완료될 수 있는 간이 염색액이 발매되고 있으므로 이것을 이용하면 편리하다. 알콜, Pasteurpipet(glass 또는 plastic제), 흡인용 젖꼭지가 필요하다. 표본의 현미경 촬영을 할 때는 파라핀

절편과 같은 봉입제에 봉입한 후 행하는 것이 좋다.

### ⓐ Giemsa 염색

고정액 1개와 염색액 2개가 한 조이며 각 5초간 염색할 수 있다. 가장 기본적인 염색법으로 이용된다.

### ⓑ 한셀 염색

호산구(eosinocyte)의 염색에 적합한 고정액을 겸한 염색액이다. 염색 후 알콜로 탈색한다. 탈색의 적합함과 부적합함에 따라 세포의 염색 상태가 다르기 때문에 탈색 조작 및 탈색의 정도에 상응하는 세포 식별에는 많은 경험을 필요로 한다.

### ⓒ Gram 염색

알콜 램프 또는 라이터로 표본의 뒷면을 가열하여 고정한 후 염색한다. 염색액 2개, 탈색액 1개가 한 조로 되어있고 지시에 따라 염색한다.

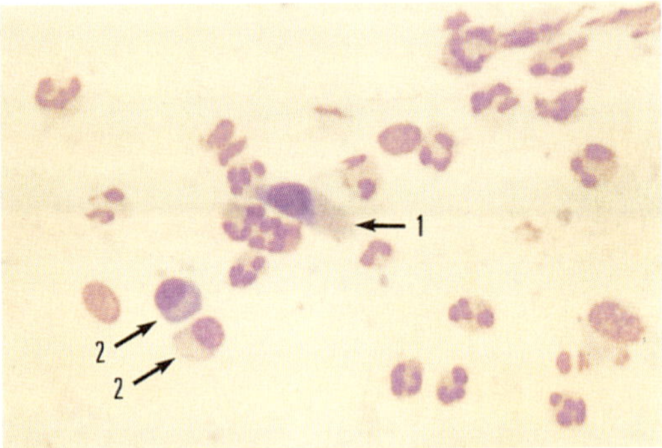


**그림 1** 세포성 결막염(Giemsa 염색)
호중구, 결막 상피(1), 형질 세포(2) 등이 보인다.

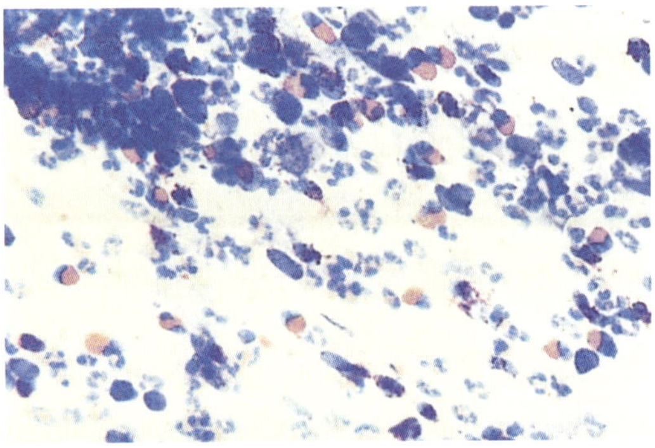

**그림 2** 춘계 카타르(한셀 염색)
호산구는 세포질 내에 붉게 물드는 과립을 갖는다. 핵이 둘인 것이 특징이다.

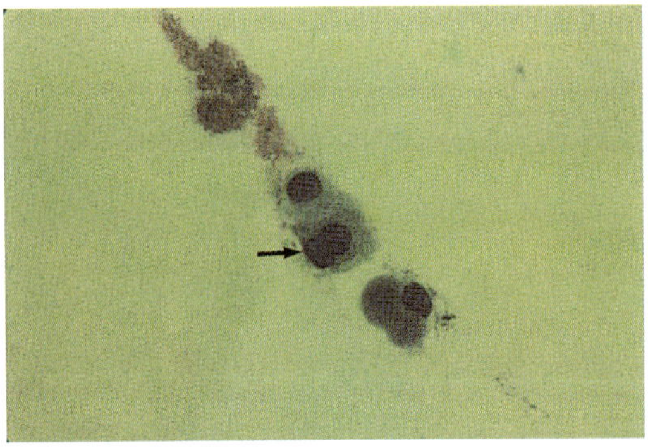

**그림 3** 세포질 내 봉입체(Giemsa 염색)
봉입체는 → 로 나타냄.

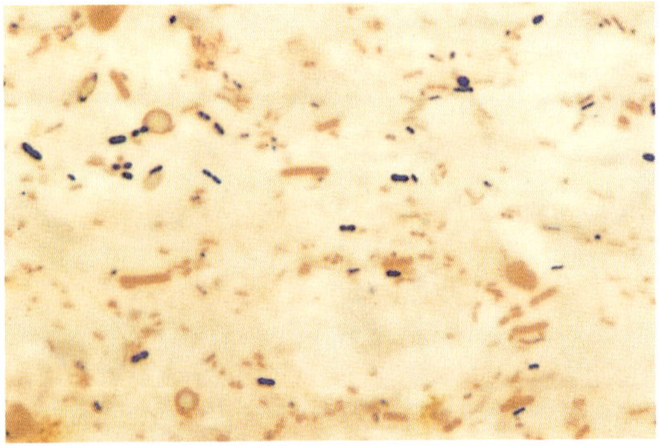

**그림 4** Gram 양성균과 음성균(Gram 염색)
그람 양성균은 남색, 음성균은 복숭아(적)색으로 염색된다.

## ⓓ 기타

진균 염색, 바이러스 항원이나 클라미디아 검출을 위한 monoclonal 항체에 의한 형광 항체법이 있다.

**표 1** 질환과 도말 표본에서 보여지는 세포

| 질환 | 도말 표본 중의 세포 |
|---|---|
| 바이러스성 결막염 | 림프구(lymphocyte), 호중구 |
| 세균성 결막염 | 호중구(neutrophil) |
| 클라미디아성 결막염 | 호중구, 세포질내 봉입체(Prowazek 소체)<br>글라미디아 항원 |
| 결막 알레르기 | |
| 알레르기성 결막 | 호산구(eosinophil) |
| 춘계 카타르 | 호중구, 호산구, 비만 세포 |
| 접촉성 안검결막염 | 호중구, 호산구, |
| 상윤부 각결막염 | 각화 상피 |

# 16 압입세포진단법(Impression cytology)

압입세포진단법은 생체 표면의 생검(biopsy)의 일종으로 Stevens-Johnson 증후군, 안유천포창(Pemphigoid), 열화학 부식안 등의 반흔성 각결막 상피 질환의 진단과 상윤부 각결막염(SLK)이나 건조성 각결막염의 치료 효과 판정, 안구 표면의 병소 침윤 세포나 세균 검색 등에 유용한 검사법이다.

압입세포진단법은 표본 채취 및 염색의 간편성, 적은 침습, 반복 검사 가능 등의 장점이 있고 필터를 염색시키는 염색액은 사용할 수 없다는 단점이 있다.

## Millipore 필터 만들기

① Millipore 필터(GS type)를 증류수로 씻고 건조시켜 필터의 smooth surface와 rough surface를 확인한 후 적당한 크기로 자른다. 빛을 반사시켜 보면 smooth surface는 광택이 강하고 rough surface는 광택이 약하므로 간단히 구별할 수 있다. 이때 필터를 좌·우 비대칭으로 자르면 사용할 때 필터의 표면과 뒷면을 알 수 있어 편리하다.

② 절단한 필터를 micro tube 등에 넣어 ethylene oxide 가스로 멸균한다(그림 1).

## 표본의 채취

① 표면 마취한 후 채취하고자 하는 부위에 필터를 놓고 그 위를 glass 봉으로 가볍게 압박한 후 필터의 한 단을 핀셋으로 잡아 천천히 당긴다. 이 때 rough surface는 세포의 채취성이 좋고, smooth surface는 채취성이 그다지 좋지 않으므로 반드시 rough surface가 채취 부위를 향하도록 한다. 또 개검기를 사용하여 채취 부위를 가볍게 건조시키는 것이 세포를 채취하기 쉽다.

② 얻어진 표본을 micro tube에 넣고 10% 중성 포르말린(formalin)으로 고정한다.

## 염색

① 염색에는 세포 배양에 쓰여지는 12 구멍의 multi-well plate를 공정 수 만큼 늘어 놓고 염색액·알콜 등을 채워서 그속에서 염색하면 편리하다. 결막 상피의 상태를 검토하기 위해서는 결막 배상세포의 유무를 간편하게 판정하기 위한 PAS(Periodic acid and Schiff) 염색이 좋다.

② 염색한 후에 알콜 계열로 표본을 탈수시켜 키시렌(xylene)에 넣으면 백색의 필터가 투명화된다. 투명화된 표본을 slide glass에 봉입한다. 이때 보통의 조직 절편에 비해서 표본이 두꺼우므로 다량의 봉입액을 사용해야만 한다.

## 사례

① 정상의 결막 상피에는 PAS 염색 양성의 결막 배상세포가 산재하고 있다(그림 2).

② Stevens-Johnson 증후군의 결막 상피에는 배상세포는 보이지 않고 각화된 각막 상피가 보인다(그림 3).

③ 열화학 부식안의 결막 상피에는 다수의 PAS 염색 양성의 배상세포가 인지된다(그림 4).

④ SLK에서는 위쪽의 구결막에서 배상세포와 각화한 결막 상피가 인지되었고(그림 5) 아래쪽의 구결막의 배상세포 수는 정상 범위이며 각화 등의 이상은 나타나지 않았다.

⑤ 각막 궤양부를 그대로의 모양으로 채취할 수도 있다. 이 경우 각막 궤양의 중심부에는 호중구는 거의 볼수 없었으나 궤양 둘레에는 다수의 호중구가 존재했다. 또 인접하는 결막 상피에는 배상세포가 존재하고 있다(그림 6).

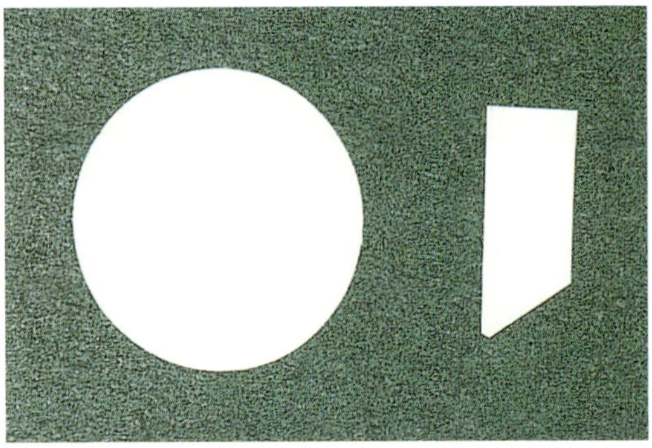

**그림 1** Millipore 필터의 처리 전, 절단 후

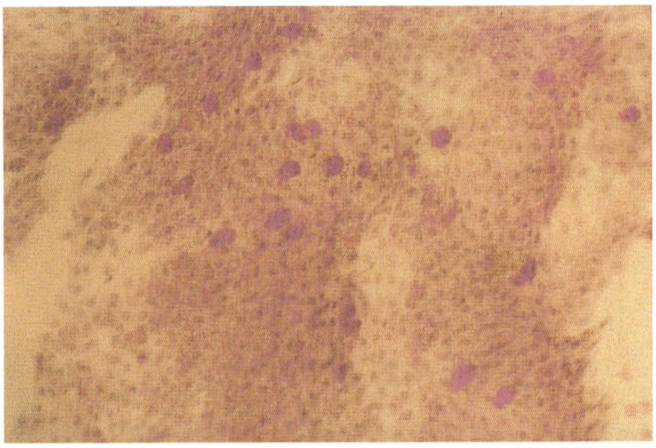

**그림 2** 정상 결막.
PAS 양성의 결막 배상세포(goblet cell)가 산재하고 있음.

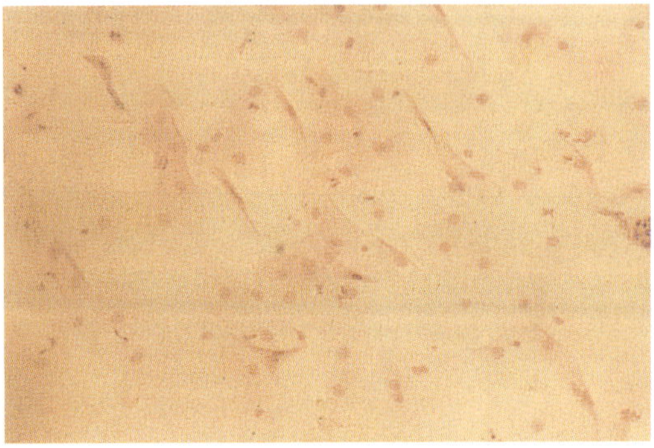

**그림 3** Stevenes - Johnson증후군의 결막 상피.
각화 상피가 섞여있는 것을 볼 수 있으나 결막 배세포는 보이지 않음.

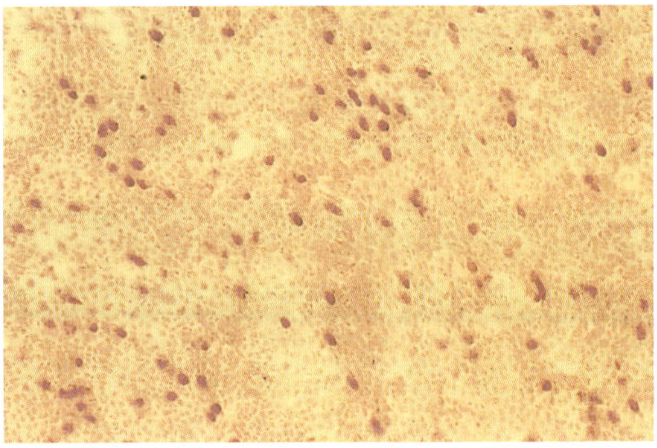

**그림 4** 열화학 부식안의 결막 상피.
배상세포를 다수 볼 수 있음.

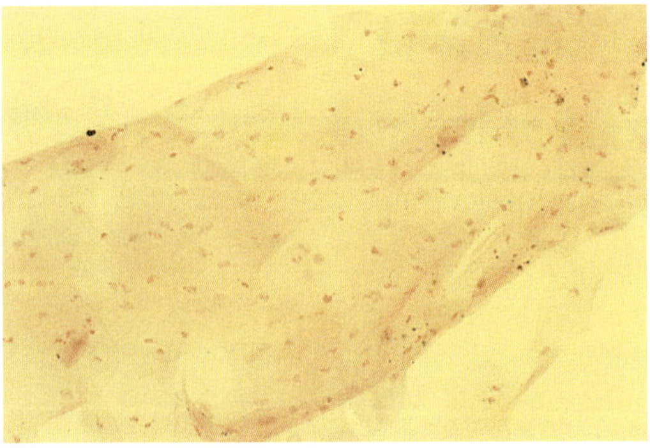

**그림 5** SLK의 구결막(위쪽).
각화된 결막 상피를 볼 수 있음.

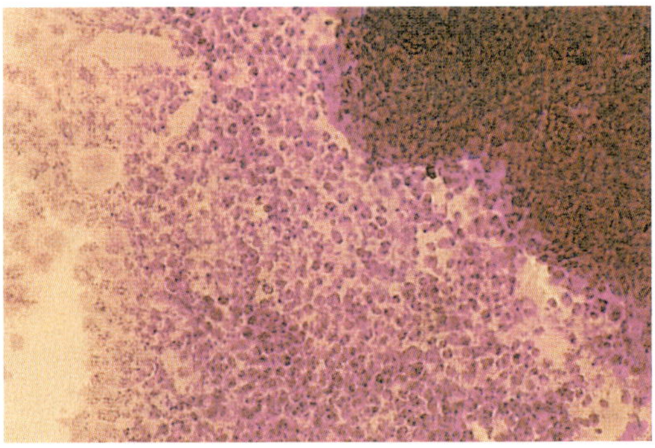

.**그림 6** 각막 궤양(매우 크게 확대 된것).
궤양 주변에 호중구를 다수 볼 수 있음.

# 17 세균 검사

세균 검사는 안검염, 결막염, 각막염, 안내염 등 눈에서의 여러 가지 감염증 진단을 위한 기본적인 검사이다.

## 준비

세균 검사를 하기 위하여 다음 사항을 준비한다.

① 백금으로된 spatula

② slide glass

③ 멸균 면봉

④ 알콜램프(spatula 소독용)

⑤ 배지(일반적으로 혈액 한천 배지와 쵸코렛 배지)

## 도말 표본의 작성

각 부위의 도말 표본 작성 요령을 표 1에 정리했다. 얻어진 표본은 바람에 건조시킨 후 알콜로 고정하여 정해진 염색을 한다.

**표 1** 각 부위의 표본 채취법

| 부위 | 마취 | 사용기구 | 검체 채취의 요령 | 도말의 종류 |
|---|---|---|---|---|
| 안검 | 불필요 | spatula 또는 면봉 | 세극등 현미경를 보면서 검연부를 주의깊게 찰과함 | 눈지르는 것이 아니고 누르듯이 도말함 |
| 결막 | 점안 | | 안검을 반전시킨 뒤, 결막 표면을 부드럽게 찰과함. 출혈은 피한다. | |
| 각막 | 점안 | spatula 또는 면봉, 둥근 칼날 | 현미경을 보면서 궤양이 발생한 부위를 목적으로 찰과함. 병변부를 조금 건조시키면 하기 쉬움 | |
| 전방수 | 점안 | 27G 주사침 | 각막 윤부에서 채취. 개검기를 사용 | 한방울 떨어뜨려서 엷게 편다. 세포원심분리기(cytocentrifuge)를 사용 해도 된다. |
| 유리체액 | 점안 | 23G 주사침 | 모양체 편평부(pars plana)에서 채취 | |

## 염색

① 세균 검출의 염색법으로는 그람 염색이 매우 우수하며 많은 회사에서 kit로 시판하고 있다. 어느 것을 사용하여도 큰 차이는 없다. 최근 Fiber G set라는 간편한 염색 kit가 판매되고 있다.

② 염색은 단시간에 가능하나 언제나 신선한 염색액을 사용하여야 한다. 염색하면 그람 양성균은 청색으로(그림 1), 음성균은 복숭아색(그림 2)으로 염색된다. 대부분의 균은 세포 성분이나 그 근방에서 보여진다. 염색액 과립, 특히 crystal violet을 균으로 잘못보지 않도록 주의한다. 균체라면 반드시 세포 성분과 같은 level에서 초점이 맞을 것이다.

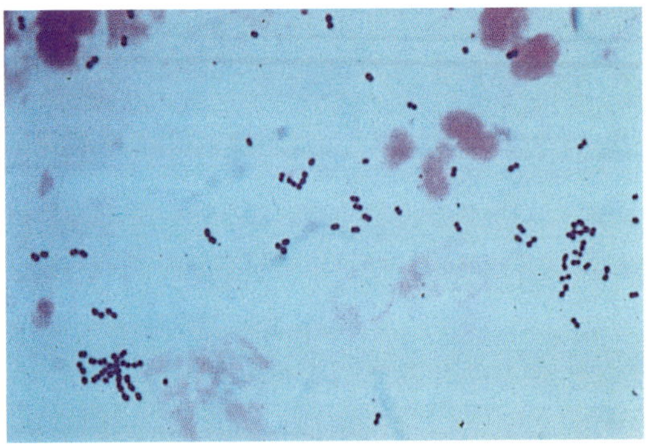

**그림 1** 결막 세포의 Giemsa 염색 ;
핵 부근에 봉입체가 인지된다.

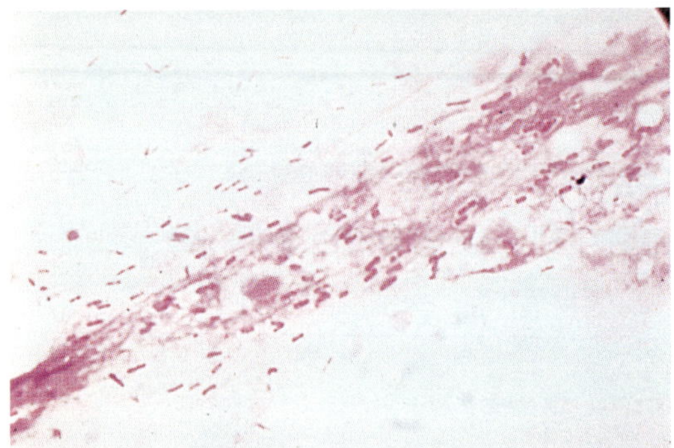

**그림 2** 결막 도말법의 형광 항체 염색 ;
apple green으로 빛나는 클라미디아 입자가 보인다.

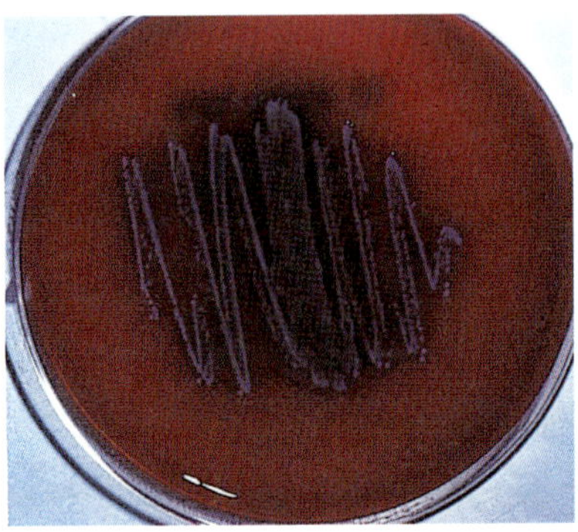

**그림 3** 클라미디아를 염색시킨 HeLa
세포의 요-드 염색

## 배양

① 혈액 한천 배지와 초코렛 한천 배지를 상비해 놓으면 모든 세균 염색에 대응할 수 있다. 많은 병원에서는 중앙 검사실에 반드시 구비되어 있을 것이다. 저온에 약한 균이 있으므로 배지는 사용 전에 반드시 실온으로 되돌려 놓는 것이 좋다.

② 균의 채취는 가는 면봉을 사용한다. 국소마취제는 세균의 증식을 억제하므로 가능한 한 사용하지 않는다(각막을 벗겨낼 때에는 사용하는 경우가 있다). 채취 후 즉시 한천을 상처내지 않도록 주의하면서 도말 평판(streak plate)를 검사실에 제출한다. 일반적으로 24~48시간에 세균집단(colony)으로 분리 되어(그림 3) 항생 물질의 감수성 검사가 이루어진다. 세균 분리에 사용되는 주된 배지는 표 2에 제시했다.

③ 설비적 혹은 시간적으로 위와 같은 준비가 곤란할 경우는 Trans web(Medical wire & Equipment Co. Ltd. UK)에 의해 채취한 검체를 검사실로 보낸다. 세균 배양 시스템을 갖고 있지 않은 경우는 검사실과의 의사 소통이 가장 중요하다.

**표 2** 배지(culture medium)

| 배지 | 특징 |
|---|---|
| 혈액 한천 배지 | 가장 일반적으로 사용됨.<br>용혈성 연쇄구균의 판정을 할 수 있음 |
| 쵸코렛 한천 배지 | 임균 · H. influenzae균 분리에 반드시 필요함 |
| Thioglicollate 배지 | 주로 혐기성균의 분리에 사용됨 |
| Mannitol 배지 | 포도구균의 선택 배지.<br>병원성의 지표로 됨 |

# 18 아칸타아메바(Acanthamoeba) 검사

1984년 이후 구미에 아칸타아메바 각막염은 증가하고 있으며 특히 콘택트렌즈 착용자에서의 감염이 많이 보고되고 있다.

## 임상적 특징

소프트 콘택트렌즈 착용자로서 진균성 각막염이나 실질형 각막염 헤르페스와 흡사한 난치성 각막 궤양을 일으킨 피검사자를 진찰할 때에는 아칸타아메바 각막염을 생각해 볼 필요가 있다. 전형적인 예로는 윤상 각막침윤의 형태를 취한다. 급격한 안통을 호소하는 것도 임상적인 특징의 하나이다 *Acanthamoeba castelanii*나 *polyphaga*에 의하여 발생하는 것이 일반적이다.

## 각막 도말 표본

① 점안 마취 후 spatula 등을 사용하여 각막 병변부에서 충분한 양의 각막 찰과 표본을 채취한다. 각막 실질 침윤이 깊거나 계속적인 음성 결과가 나오면 각막 생검도 필요하다. Slide glass에는 가볍게 스치는 것처럼 펴바르는 것이 요령이다. 찰과 조작에 의한 검체는 모두 낭포형(cyst)이며 영양형(trophozoite)은 발견할 수 없다. 낭포형은 건조에 약하므로 찰과 후 빨리 고정하는 것이 중요 하다. 표본의 찰과는 확정 진단으로서의 의의 외에 치료 효과의 판정, 약제 침투성의 향상 등 많은 장점이 있다.

② 염색법으로는 진균과 마찬가지로 KOH－Parker ink 염색을 이용할 수 있으나 다소 시간이 걸린다(그림 1). 그 외에 그람 염색(그림 2), 헤마톡시린 에오진(Hematoxylin & Eosin) 염색, 파파니클로우(Papanicolaou)염색 등도 응용 가능하다. 아칸타아메바에 대한 특이 염색으로는 형광 항체법 이나 calcoflour white법 등이 있다.

## 배양 검사

① 아칸타 아메바의 검출에는 특수한 배지(대장균을 도포한 비영양분 배지)가 필요하다. NN 한천 배지(영양분을 포함하지 않음)에 신선한 낫또의 액체 위쪽 맑은 부분(혹은 대장균 등의 그람 음성간균도 좋다)을 도포하고 약 1일간 방치한 것을 사용한다. 각막 찰과물은 중앙에 정확하게 놓고 아칸타 암메바용의 생리식염수를 한방울 떨어 뜨리고 암흑 상태에서 30℃로 배양 한다. 한천 위는 항상 건조된 상태로 해 놓는 것도 주의할 점이다.

② 아칸타 아메바 각막염은 거의 대부분의 경우 소프트 콘택트렌즈 착용자에게서 일어나기 때문에 질환이 의심되는 사람의 렌즈와 사용하고 있는 보존액 및 보관용기의 배양 검사도 반드시 필요하다.

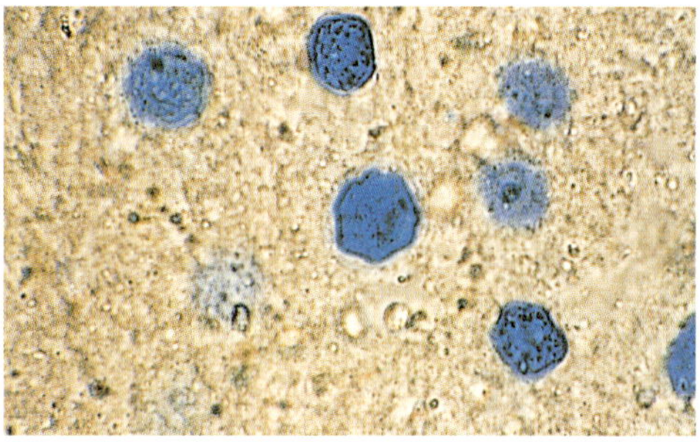

**그림 1** KOH-Parker ink 염색에 의한 Cyst상

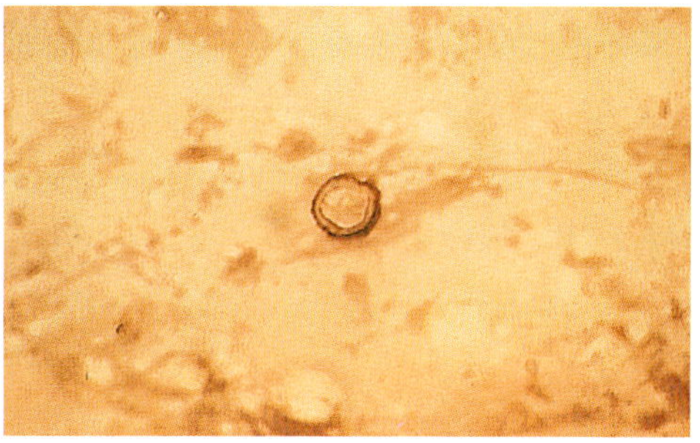

**그림 2** 그람 염색에 의한 Cyst상

# 19 진균 검사

안과 영역에서의 진균증 병원균으로는 균사상 진균인 *Fusarium staphylococcus*(sp), *Aspergillus sp* 또는 효모상 진균인 *Candida* sp를 많이 볼 수 있다. 이것의 조기 진단이 치료 효과에 영향을 미치도록 다음과 같은 검사를 통하여 확정 진단을 하도록 해야 한다.

## 검사 재료 채취

### ⓐ 각막

각막 표면을 마취하고, 병소 괴사 부위를 spatula 제거한 후, 궤양 주변부(그림 1, 화살표)를 건강한 각막 실질을 포함하여 찰과 채취한다(그림 2). 초기를 지난 실질 표층의 진균은 염증 세포에 의해 괴사하고 있으므로 보다 심층 실질를 채취하기 위하여 현미경을 보면서 행하는 각막 생검이 유용하다.

### ⓑ 유리체

점안 마취 혹은 구후마취한 후 외안부의 소독을 한다. 윤부에서 3 mm(무수정체안), 4 mm(유수정체안)에서 18~22G 주사 바늘을 안구 중심을 향하여 찔러 넣어 유리체를 천천히 흡입한다. 채취량은 0.1~0.2 ml 정도면 된다. 주사 바늘을 찌르는 부위는 출혈 등의 합병증을 고려하여 아래쪽에 하는 것이 좋다. 이것을 slide glass에 얇게 도포한다. 유리체 절제술을 할 때에는 얻어진 검체를 원심 분리하고(2500 rpm, 5분간), 위의 맑은 액체는 버리고 가라앉은 것을 검체로 한다. 전방수 흡인은 유리체 흡인에 비하여 검출율은 낮다.

검사 재료의 채취를 할 때에는 다음 사항에 주의한다.

① 발병 초기에 가능하면 치료 전에 채취한다.
② 오염에 주의하여 무균적으로 채취한다.
③ 채취 재료는 즉시 검사한다. 즉시 검사 할 수 없을 경우는 수송 배지에 검체를 보존한다.

## 직접 현미경 검사법

직접 도말 현미경 검사에 의한 진균의 검출은 진균의 종류를 추정할 수 있고 발육 속도가 느린 진균증이라도 조기 치료 시작이 가능하다는 배양 성적의 해석을 위해서라도 반드시 실시해야 한다.

## 염색 현미경 검사법

### ⓐ KOH-Parker ink 염색

검체를 slide glass 위에 놓고 10~20% KOH액(수산화칼륨) 9 : Parker ink(super quink, blue black) 1의 혼합액을 1~2방울 떨어뜨려 cover glass를 얹어서 가볍게 누른다. 현미경 검사를 바로 할 수 있지만 습함(습한 상자)에 30~60분 방치하면 각질 조직이 연화되어 균류는 담청색으로 염색된다. 현미경은 조리개를 조여 주든지 condenser를 내려서 사용한다.

### ⓑ Lactophenol cotton blue 염색

Phenol 결정 20 g, Lacticacid 20 g, Glycerin 40 g, cotton blue 0.5 g, 증류수 20 ml의 용액을 slide-glass 위의 검체에 떨어뜨리고 cover glass를 놓고 현미경 검사를 한다. 보통 배지나 slide 배양으로 발육한 진균의 염색에 사용한다. 진균은 짙은 청색으로 염색되므로 형태 관찰이 쉽기 때문에 균종 고정에 중요한 염색법이다.

### ⓒ 그람 염색(Gram stain)

세포벽과 분절 균사는 비염색성이지만, 효모상 진균과 사상 진균의 원형질이 그람 양성(흑자색)으로 염색된다. 세균 감염의 가능성을 부정할 수 없는 경우에 유용하다.

### ⓓ PAS 염색, 기타

그외 PAS염색(균사는 적자색으로 염색됨)이나 Gomori Methinamine Silver 염색법의 변형인 Grocott 염색(병리 조직 절편을 쓰는 경우에 적합하며, 진균은 흑색으로 염색됨)이 유용하다. 상세한 것은 해당 참고 서적을 참고하기 바란다.

진균의 크기는 2~4 μm(사상균, filameutous fungus) 정도이므로 우선 저배율(100×)로 검사한 후 고배율(200 ~ 400×)로 확인한다. 균사상 진균에서는 격벽이 있는 비교적 굵은 균사와 분절 포자(그림 3), 효모상 진균에서는 비교적 가는 가성 균사(pseudohyphae)와 그 측벽에 부착하는 분아 포자(blastospore)군이 관찰된다(그림 4). 식물성 섬유는 진균으로 잘못 알기 쉽지만 크기, 뒤틀림, 대소 부동, 분기부의 형태, 격벽 유무 등의 형태를 잘 관찰함으로서 감별할 수 있다.

## 배양

병변부로부터 채취한 검체를 4% 포도당 한천(sabouraud) 배지에 접종한다. 대부분의 균사상 진균과 모든 효모상 진균은 혈액 한천 배지에서도 발육된다. 효모상 진균의 선택적 분리 배지로는 mizuno-takada 배지, CA-TG 배지가 시판되고 있다. 배양 온도는 온실이나 25℃가 적당하다. 1~2주간이면 발육이 보이나 음성으로 판정된 경우에는 4주간 배양을 해야 한다.

### ⓐ 균사상 진균

표면은 솜털 모양이나 비로드 모양 혹은 분말 모양을 나타낸다.

색소 존재 유무도 관찰한다. *Aspergillus*에서도 백, 청, 녹색 등 다양하다. 단, 자주 오염균으로 보여지므로 반복 배양해야 한다.

### ⓑ 효모상 진균

표면은 평활 크림상이다. 가성 균사에 의한 배지내 균사를 볼 수 있다. 어느것이든 반드시 직접 현미경 검사의 결과와 함께 진단하여야 한다.

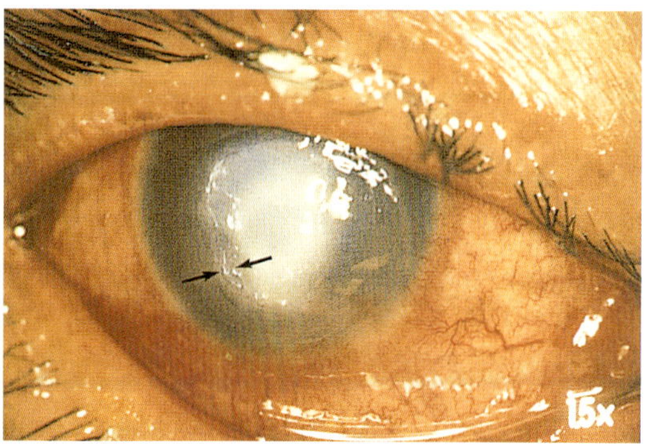


**그림 1** 진균 각막염.
검체의 채취는 궤양 변연부(화살표)를 메스 또는 spatula로 찰과한다.

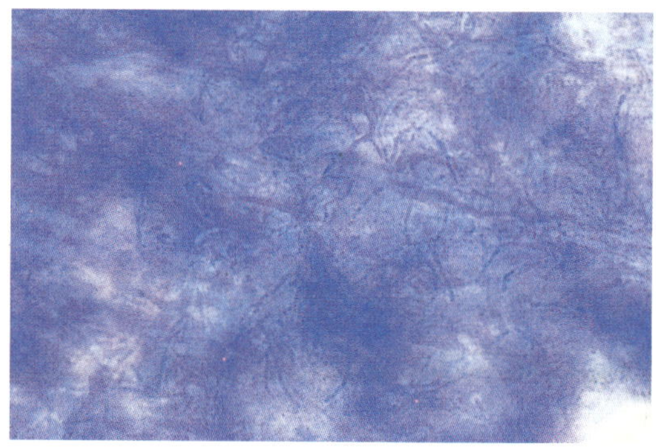

**그림 2** 채취한 각막 표층 조직의 Giemsa 염색(100×).
각막 실질 섬유 외에 청색으로 염색된 균사가 보인다.

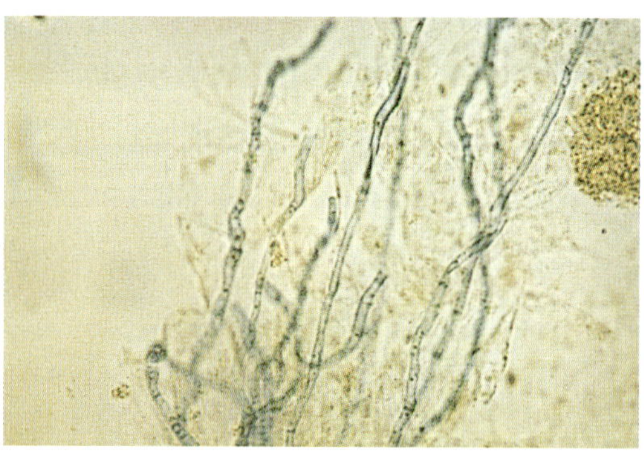

**그림 3** KOH - Parker ink 염색(Fusarium)

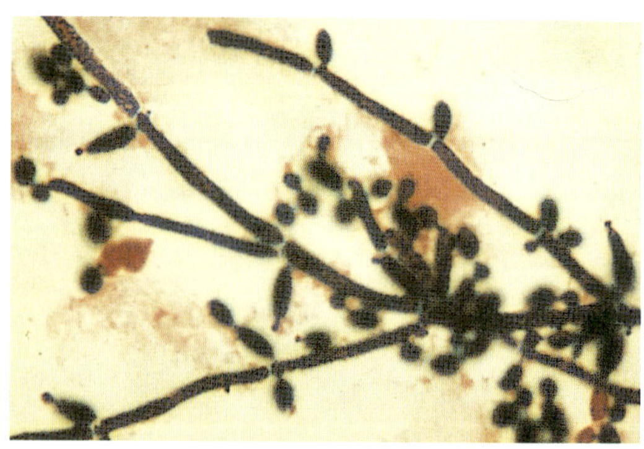

**그림 4** Lactophenol cotton blue 염색(Candida)

## Slide 배양

① 다시 정확하게 진균을 고정하기 위해서는 slide 배양을 한다(그림 6). 네 변이 각각 8 mm인 정사각형(2 mm 두께)에 응고한 콘밀(cornmeal) 배지(효모상 진균) 혹은 sabouraud 배지(균사상 진균)를 slide glass에 놓고 피검균을 배지 한쪽의 4모퉁이에 접종한다. Cover glass로 덮고 습함에 넣어 25℃ 또는 온실에서 배양한다.

② Cover glass를 벗기고 앞에서 언급한 Lactophenol cotton blue액을 떨어뜨리고 균이 부착된 cover glass를 올려 놓고 현미경 검사를 한다.

③ 이 표본은 cover glass 주위를 메니큐어 등으로 칠하면 반영구 표본이 된다.

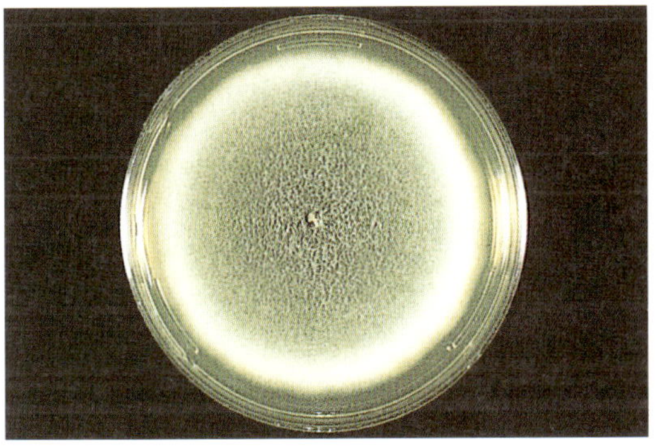

그림 5 *Aspergillus* 배지 위에 집중적으로 나타남

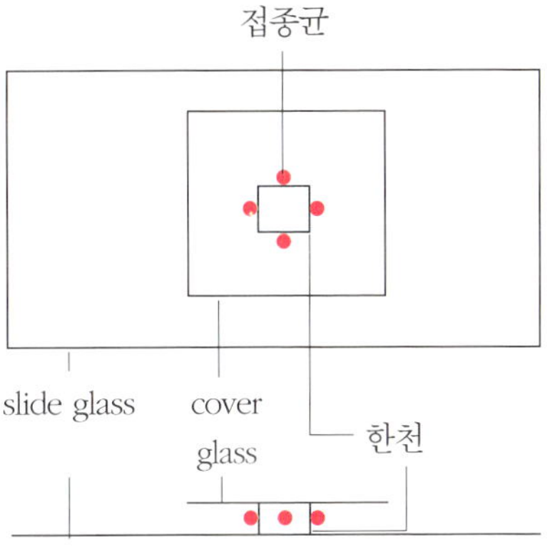


그림 6 Slide 배양의 사상균 접종 방법

# 20 클라미디아(Chlamydia) 검사

고전적인 클라미디아(chlamydia) 결막염인 트라코마(trachoma)는 모습을 감추었으나, 사회 생활 습관의 서구화와 함께 sexually transmitted disease(STD, 성행위 감염증)로서의 클라미디아 결막염이 주목을 받고 있다. 임상적으로 크게 신생아 결막염과 성인형 봉입체 결막염으로 나누어진다.

## 임상

### ⓐ 신생아 결막염

신생아 결막염에서 차지하는 클라미디아의 비율은 모친의 성기 감염의 증가에 수반하여 최근에 상승하고 있다. 클라미디아 결막염이 발생된 신생아는 호흡기 감염도 병발하고 있는 경우가 많기 때문에 전신적인 치료 측면에서도 신속한 진단은 큰 가치가 있다. 동시에 양친의 성기 감염증 검사와 치료도 중요하다.

### ⓑ 성인형 봉입체 결막염

성 습관의 변화에 의하여 생긴 새로운 형의 결막염이며 한쪽 눈에 생기는 만성 여포성 결막염으로 특징지을 수 있다. 성인 남자에게 많다.

## 결막 도말법

결막 도말법은 클라미디아 결막염의 신속한 진단에는 반드시 필요하다. 일반적으로 Giemsa 염색, 형광 항체법 및 효소 항체법이 행해진다.

### ⓐ Giemsa 염색

① 결막 표면을 spatulra 혹은 면봉으로 문질러서 slide glass에다 누르는 것처럼 하여 펴 바른다. 메타놀(methanol) 고정 후 Giemsa 염색을 행하여 현미경 검사를 한다. 단시간에 유사한 염색 결과를 알 수 있는 간편한 kit가 시판되고 있다.

② 클라미디아 봉입체(prowazek 소체)는 핵 근방의 세포질 내에 적자색의 얼룩(mottling)으로 보여지지만(그림 1) 때로는 점상(punctiform)으로 보이기도 한다.

③ 특수한 설비가 필요하지 않다는 장점은 있으나 형광 항체법과 비교하면 감도가 낮다.

### ⓑ 형광 항체법

① Micro-Trak라는 클라미디아 검출 kit가 이미 시판되어 많은 병원에서 이용하고 있다.

② 첨부된 slide glass의 지정원 안에 가는 면봉으로 결막 찰과물을 누르는 느낌으로 펴 바른 후 플루레신 표시를 한 항클라미디아 모노크로날 항체(antichlamydia monochronal antibody)를 작용시켜서 형광 현미경으로 특이 형광을 검사한다. 검사할 시간이 없을 때는 에탄올(ethanol)로 고정한 후 저온으로 보존해 놓으면 나중에 염색할 수 있다.

③ 전형적인 예로서 apple green으로 빛나는 점상의 클라미디아 입자를 볼 수 있으나(그림 2), 때로는 봉입체에 일치하는 특이 형광도 관찰할 수 있다.

④ 신속하고 감도가 높은 진단법이지만 양성처럼 보이는 경우도 많다.

### ⓒ 효소 항체법

① 면봉으로 채취한 결막 찰과물에 대하여 소정의 kit로 반응이 진행되는 microplate well 안의 반응으로 판정하는 효소 항체법이 있다(그림 4).

② 효소항체법은 예민하며 특이성도 높지만 세균과의 교차 반응을 보이는 경우도 있다.

## 분리 · 배양

가장 확실한 클라미디아의 진단법이기는 하지만 시간과 설비가 필요하다. 검체는 면봉으로 결막에서 채취하며 배양 세포에 접종한다. 배양 세포로서 HeLa세포를 사용하는 것이 일반적이며 요오드 염색으로 봉입체 형성을 확인한다(그림 3).

## 항체가

클라미디아에 대한 혈청 항체가의 측정은 통상 CF 또는 Micro-IF로 한다.

혈청 항체가 중 IgG 분화는 클라미디아 결막염 피검사자에 대해서는 상승하며 상당히 긴 기간 동안 높은 값이 계속된다. 40배 전후의 항체가는 정상 범위이지만 320배를 넘는것은 감염의 가능성을 고려해야 한다. 특히 1280배 이상에서는 활동성 감염이 존재할 확률이 매우 높다. IgM 분화는 결막염에서는 상승하지 않는다.

한편, 누액 중의 클라미디아 항체가(IgG, IgM, IgA)는 급성 염증일 때에 유의하게 상승하기 때문에 진단적 가치가 매우 높다. 구체적으로는 Schirmer 용지로서 누액을 흡입 채취하여 Micro-IF법으로 측정한다. 혈청 항체가에 의한 진단에서는 Chlamydia trachomatis 와 psittaci 사이에 항원적 교차가 있는 것에 주의한다.

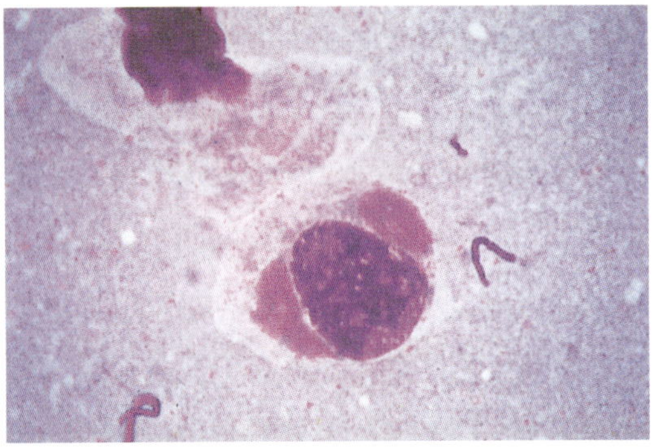

그림 1 연쇄 구균(그람 양성 구균)의 Gram 염색 상. 청색으로 염색된 세균이 보임.

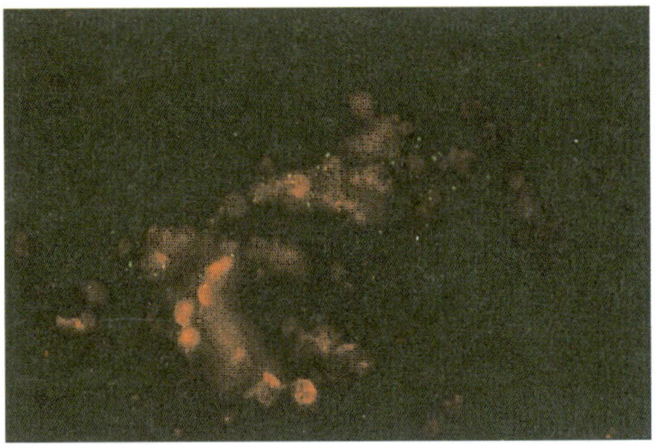

그림 2 녹농균(그람 음성 간균)의 그람 염색 상. 복숭아색으로 염색된 세균이 보임.

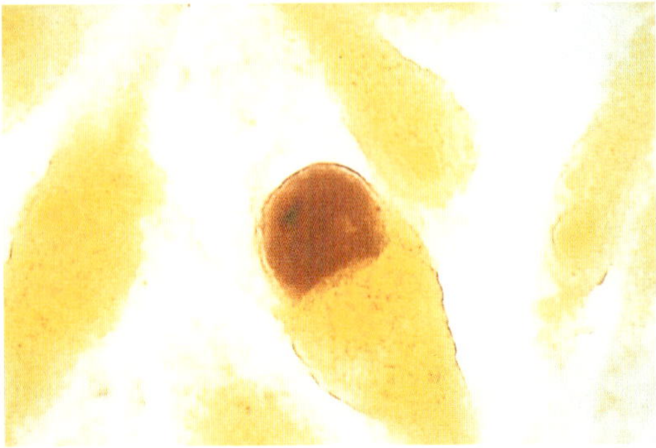

그림 3 접종 후 24시간에 생육한 Staphylococcus epidermidis의 corona(혈액 한천 배지)

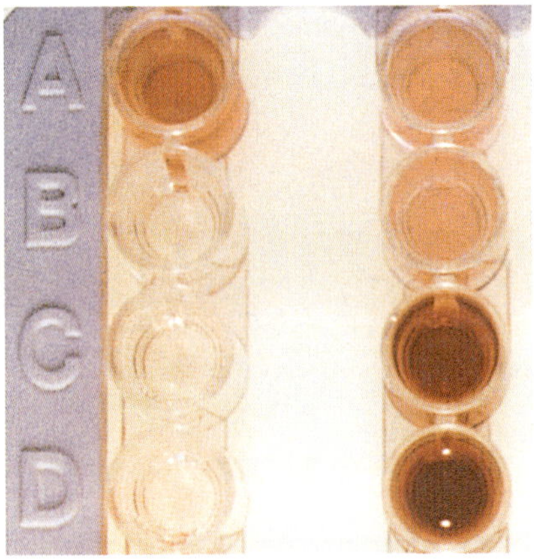



그림 4 효소 항체법

(1열) A 양성 control
B 음성 control
C
D
(2열) A 피검사자 sample
B
C
D

(2열 A · B는 양성, C · D는 강한 양성)

# 21 바이러스(Virus) 검사

## A 아데노 바이러스(adenovirus)

아데노 바이러스는 다수의 혈청형이 있으나 결막염 증상을 일으키는 유행성 각결막염(EKC)은 8, 19, 37형, 인두 결막열(PCF)은 3, 4, 7형이 주요 원인이다. PCF는 인두통을 수반하지만 결막염 증상은 일반적으로 EKC보다 약하다. 임상적으로는 급성으로 발병하는 여포성 결막염, 이전 림프절 종창(pretemporal lymphnode swelling), 표층성 각막염을 주된 증상으로 한다.

확정 진단법으로는 바이러스학적 진단법과 혈청학적 진단법이 있다(그림 1).

### 바이러스학적 진단

바이러스 분리 배양법과 표 1에 제시되어 있는 것과 같은 방법이 있다. 분리 배양법은 확정 진단법으로서 가장 신뢰할 수 있으나 특수한 설비와 설명 및 시간이 필요하다. 신속 간편한 바이러스학적 진단법으로서 ELISA(Enzyme-linked immuno sorbent assay)가 일반적으로 보급되어 있고, 고감도로 신속한 PCR(Polymerase Chain Reaction)의 응용도 보고되고 있다.

#### ⓐ 검체 채취법

① 검체 채취는 발병 후 3일 이내가 좋다. 한천겔(gel) 적신 멸균 면봉으로 하안검을 충분히 찰과하여 면봉 그대로 2 ml의 한천겔에 보존한다. 이때 출혈로 인한 혈액 성분이 혼입되지 않도록 주의 한다. 한천겔 멸균 생리 식염수로 대용할 수 있다.

② 보존은 1주일 정도는 4℃, 오랜 기간의 경우에는 −70℃로 하는데 채취 후에는 가급적 빨리 검사하는 것이 좋다.

**표 1** 아데노 바이러스 확정 진단법의 비교

| | 감도 | 숙련 | 설비 | 시간 |
|---|---|---|---|---|
| 분리 배양 | ◎ | 필요 | 필요 | 수일 |
| 혈청학적 진단 | ○ | 불필요 | 불필요 | 2주일 이상 |
| ELISA | ○ | 불필요 | 불필요 | 24시간 |
| 형광 항체법 | ◎ | 필요 | 필요 | 2~4시간 |
| 전자 현미경 | △ | 필요 | 필요 | 짧다 |
| PCR | ◎ | 필요 | 필요 | 8시간 |

### ⓑ 바이러스 분리 배양법

① FL세포(사람의 양막 세포) 또는 293세포(사람의 태아 신장 세포)를 사용한다.

② 세포를 평각병(20 ㎠)에 심어 38℃로 배양하여 monolayer를 만든 후 검체를 약 1 ml 접종한다. 배양액은 항생 물질을 첨가한 3 % 소의 신생아 혈청가를 가하여 35℃로 배양 한다.

③ 세포 변성 효과(CPE, cytopathic effect)를 매일 도립 광학 현미경으로 관찰한다(그림 1-a, b) CPE가 보이지 않더라도 약 2주 간격으로 멩계대배양(blind subcurture)을 행하여 적어도 1개월은 관찰할 필요가 있다.

④ 충분한 CPE가 출현하면 세포의 동결 융해를 되풀이 한 후 얻어진 원심 침전을 시켜 상층액을 사용하여 중화 시험에 의해 바이러스를 고정한다 (그림 1-c, d).

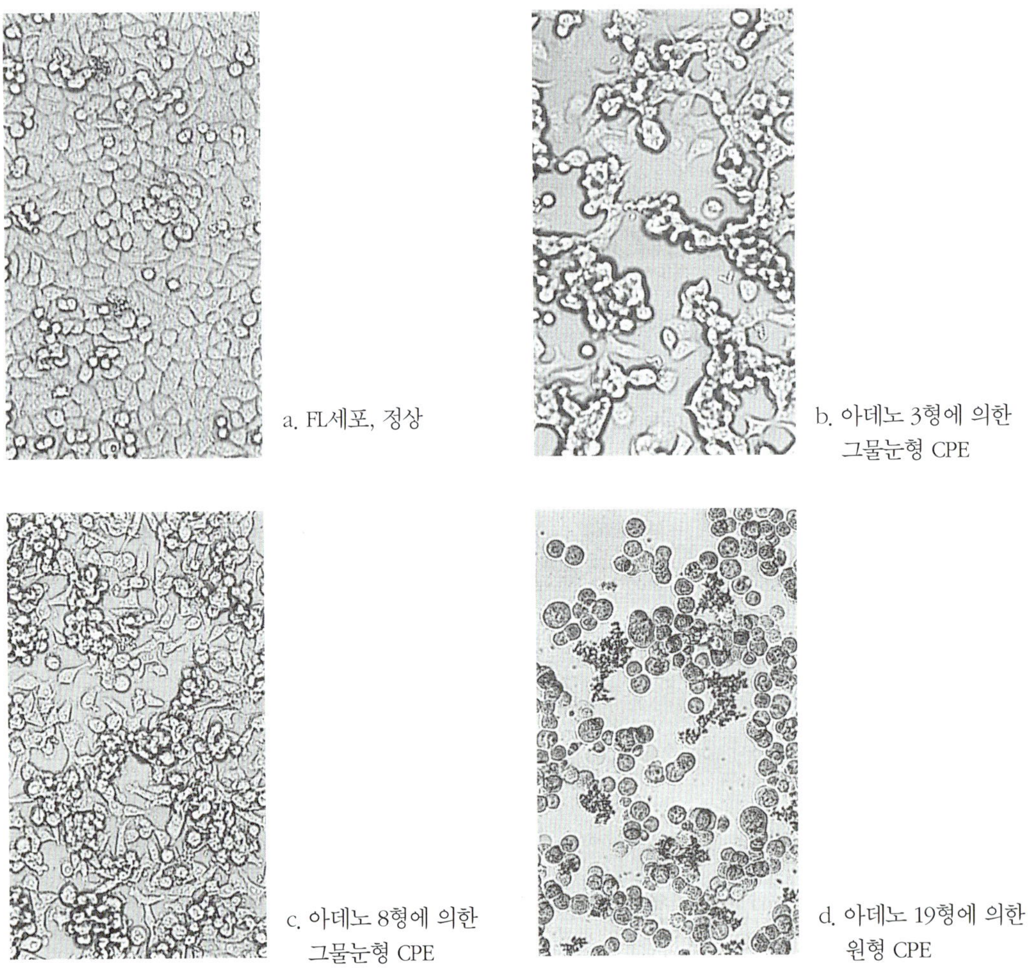


**그림 1** 아데노 바이러스 분리 배양법 : CPE의 형상에서 어느 정도 바이러스 혈청형을 예측할 수 있다.

## ELISA(Enzyme linked immunosorbent assay)

ELISA는 플라스틱 고상(solid phase)에 흡착시킨 항체에 피검 시료와 효소 표지 항체를 합하여 반응시켜 시료 중의 항원 농도를 색이 나타나는 강도로서 판정하는 방법이다.

현재 아데노 바이러스용 ELISA Kit 로서 모노크로날(monochronal) 항체를 쓴 직접 Sandwitch법의 adenoclone®(그림 2)이 있다.

Adenoclone®의 사용법은 다음과 같다.

① 항아데노바이러스 마우스 모노크로날 항체(antiadenovirus mouse monochronal antibody)로 고상(solid phase)화 micro well에 검체 100 $\mu\ell$와 페록시다제(peroxidase) 표지 항아데노바이러스 마우스 모노크로날 항체 100 $\mu\ell$를 떨어뜨린다.

② 30℃에서 60분 반응 후 증류수로 5회 씻어낸다. 100 $\mu\ell$의 기질과 100 $\mu\ell$의 색소 원액을 떨어뜨려 30℃에서 10분 반응 후 1 N 유산에서 반응을 정지시켜, 450 nm로 흡광도를 측정하고, 흡광도 0.15 이상을 양성으로 한다. 육안으로도 알 수 있을 정도로 색이 나타나므로 흡광도를 측정하지 않아도 판정하기는 쉽다.

ELISA법의 감도는 Adenoclone은 50%, 간접 Sandwitch법은 83% 이상, 특이성은 모두 95% 이상 이므로 신속성과 특이성이 뛰어난 방법이라 생각된다.

## 혈청학적 진단

발병 초기와 발병 2~3주 후 2회 채혈한다(pair serum). 보체 결합 반응(Complement fixation 반응)이 가장 일반적인데 검사업자에게서도 할 수 있다. 2회의 검사에서 4배 이상의 항체 상승이 있으면 양성으로 판정한다.

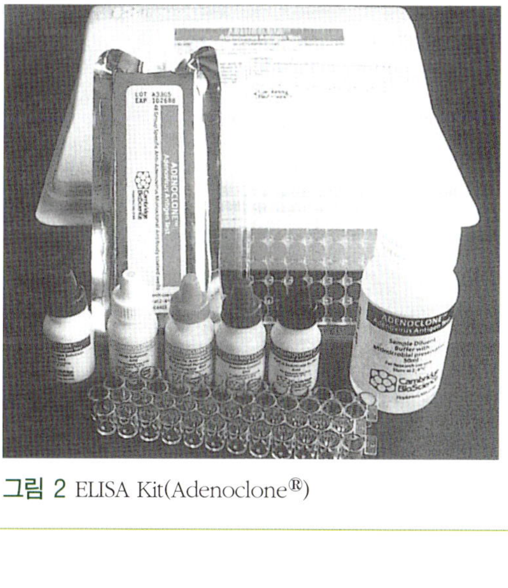

그림 2 ELISA Kit(Adenoclone®)

## B ┤ AHC 바이러스

급성 출혈성 결막염의 원인 바이러스는 Enterovirus 70(EV 70) 또는 Coxsackie A24 변이체 (EH 24)의 2종류이다. 현재 바이러스 분리가 곤란하기 때문에 혈청 항체가 측정법이 가장 확실하다. 바이러스 분리를 대신하여 형광 항체법에 의한 검출이 보고되고 있으나 PCR법(Polymerase Chain Reaction)의 응용도 고려되고 있다.

### 임상 소견

급성으로는 양안 동시에 발증하는 결막하 점상 출혈, 안검 부종, 점상 표층 각막염(KSD)을 주증상으로 한다. 안검 종창(곪거나 부어 오름)으로 결막에 강한 출혈과 점상 출혈을 볼 수 있다. 양안 동시 발증은 약 60%이다. 결막하 출혈은 반드시 생기는 것은 아니고 40~60%정도 생기지만 최근에는 감소 경향이 있다. 각막 소견으로는 급성기에 KSD가 출현하나 혼탁을 남기는 일은 없다. 임상적으로 EV 70과 EH 24의 감별은 어렵다.

### 바이러스학적 진단법

바이러스학적 진단법으로는 분리 배양법이 있다.

#### ⓐ 검체 채취법

발증 후 3일 이내가 바람직하다 적셔진 멸균 면봉으로 하안검을 충분히 찰과하고 면봉과 함께 2 ml의 LE(Lactalbumin Earl)액에 보존한다. 채취 후 가급적 빨리 배양하는 것이 바람직하나 보존이 필요한 경우는 −20℃ 이하에서 보존한다.

#### ⓑ 바이러스 분리 배양법

EV 70은 LLC 세포, EH 24는 HeLa 세포를 사용한다. LLC 세포와 HeLa 세포의 2개 배양 tube를 준비하여 검체를 약 0.5 ml씩 접종한다. 배양액으로는 항생 물질을 넣은 2% 소 신생아 혈청가를 첨가하고 33℃로 회전 배양한다. 이것은 EV 70이 저온 배양을 요하기 때문이다. 세포 변성 효과가 나타나면 세포의 동결 융해를 되풀이하여 얻어진 원심 상층액을 사용하여 중화 시험으로 바이러스를 고정한다(그림 3-6).

### 혈청학적 진단

발병 초기와 발병 2~3주 후 2회 채혈하는 중화 반응 또는 EV 70에서는 HAI(hemagg lutination inhibition) 시험을 한다. 2회 검사에서 4배 이상의 항체 상승이 있으면 양성으로 판정한다. 다만 EV 70에서는 불현성

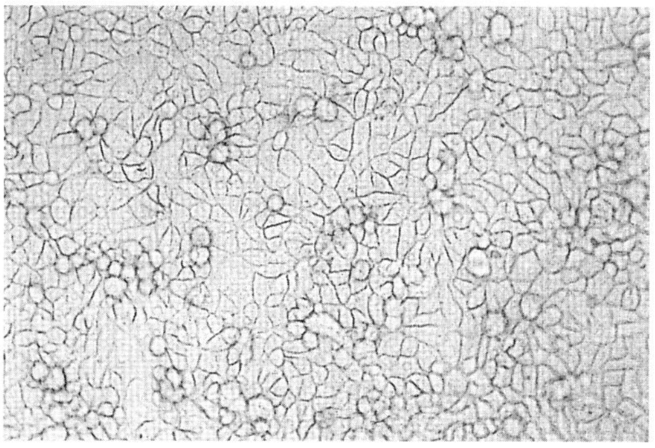

그림 3 정상 LLC-MK2 세포

그림 4 정상 HeLa 세포

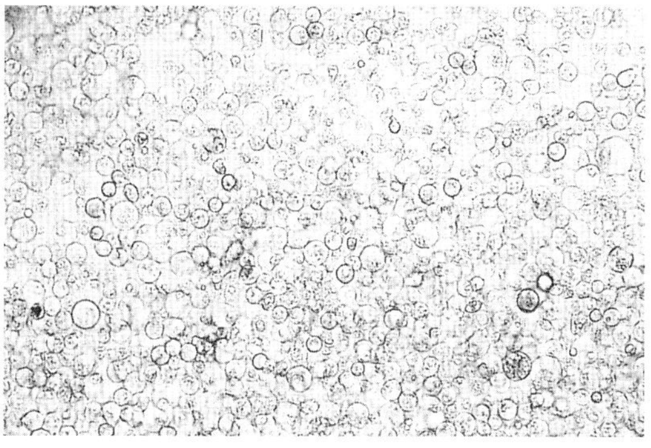

그림 5 LLC-MK2 세포의 EV 70에 의한 CPE

그림 6 HeLa 세포의 EH 24에 의한 CPE

감염이 매우 적으므로 회복기 혈청만으로도 1：16배 이상의 항체가 있으면 양성으로 판정해도 좋다. CF 반응은 교차 반응이 있기 때문에 사용하지 않는다. 또 HAI 시험은 IgM를 반영하지 않으므로 급성기에는 항체가의 상승이 보이지 않는 경우가 있다.

중화 반응은 피검 혈청 0.025 ml의 2배 계단 희석열을 만들어 각 희석에 100 $TCID_{50}$/0.025 ml의 바이러스 액을 가하여 37℃에서 90분간 중화한다. LLC-MK2 세포에 접종하여 33℃로 배양하여 CPE를 억제하는 최고 희석도의 역수를 중화 항체가로 한다.

HAI 시험은 전처치로서 피검 혈청의 비특이적 inhibitor를 리바놀 활성탄 처리로 제거한 후 마찬가지로 희석열을 만들어 각 희석에 4HA단위 /0.025 ml의 바이러스 액을 가하여서 4℃로 18시간 가만히 둔다. 다음은 인간 O형 혈구액 0.4％를 0.05 ml씩 가하여 흔들은 후 2시간 실온에 방치하고 혈구 응집 음성 중 최고 희석도의 역수를 HAI 항체가 한다.

## C ┤ 단순 헤르페스 바이러스(Herpes simplex virus)

단순 헤르페스 바이러스(Herpes simplex virus, HSV)에 의한 각막염은 전형적인 수지상 각막염의 경우면 진단이 쉽지만, 각종 치료가 행하여 졌거나 실질형으로 초진된 피검사자는 곤란한 경우도 있다. 여기서는 일반적인 진단에서 비교적 쉽게 이용 할 수 있는 진료법에 대하여 설명한다.

### 혈청 항체가

혈청 항체가의 측정은 HSV 감염 진단의 결정적인 방법은 되지 않으나 초기 감염의 진단에는 유용하다. 보체결합 반응(CF반응)으로 보는 경우가 많으며 급성기 및 회복기(2~3주후)에 측정한다. 급성기 및 회복기의 항체가에서 4배 이상의 상승을 보이는 경우는 HSV 감염일 가능성이 높아지겠지만 전체 예에서 이러한 반응이 보이지는 않는다. 회복기에 IgM의 상승이 보이면 초기 감염이라고 진단하여도 좋다.

### 형광 항체법

형광 항체법에 의한 HSV항원의 고정은 주로 상피형 헤르페스에 적용된다. 현재 HSV에 대한 모노크로날 항체를 사용하는 진단 kit가 다수 시판되어 있어 형광 현미경만 있다면 비교적 쉽게 할 수 있다.

형광 항체법의 요령을 간단하게 설명한다.

#### ⓐ 검체 채취

검체는 수지상 각막염의 상피침윤(epithelial infiltration) 부분에서 찰과하고, slide glass 위에 있는 well 안의 안쪽부터 원을 그리듯이 펴바른다. 채취는 현미경을 보면서 MQA® tip을 사용하여 조심스럽게 한다. 상피기저막 손상을 일으키지 않도록 가볍게 찰과하고 가급적 많은 상피세포를 채취하는 것이 중요하다. 도말한 검체는 완전히 건조시킨 후 아세톤을 떨어뜨려 고정한다.

#### ⓑ 염색

모노크로날 항체의 시약 30 μl를 well 전체를 덮듯이 떨어뜨리고 37℃에서 15분간 배양한다. 이때 slide glass는 습함 내에 놓아서 건조되지 않도록 한다. 만일 건조되면 비특이 혈관이 출현하여 판정 불능이 된다.

#### ⓒ 세정(세척)

Slide glass를 기울여 증류수나 탈이온수로 강하지 않게 50~10초간 씻는다. Well에 직접 쏟아 넣으면 검체가 탈락되므로 주의해야 한다.

## ⓓ 현미경 검사

형광 현미경에서 세포 전면 혹은 핵내 봉입체로 반짝이는 녹색 점의 집단이 보이면 양성이다(그림 8). 1개라도 양성 세포를 발견하면 양성이라고 하여도 좋다. 단, 세포의 파편도 녹색으로 빛나는 경우가 많으므로 반드시 완전한 세포를 찾아서 형광 확인을 하여야 한다.

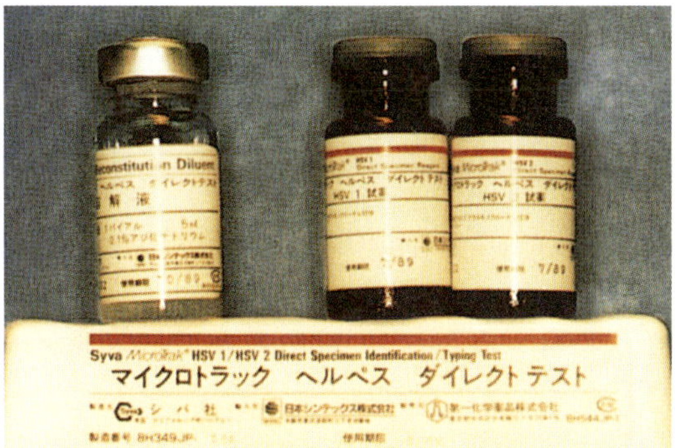


**그림 7** 항 헤르페스 모노크로날 항체를 이용한 형광 항체 진단 Kit
HSV 1형 및 2형의 두 항체가 이용된다.

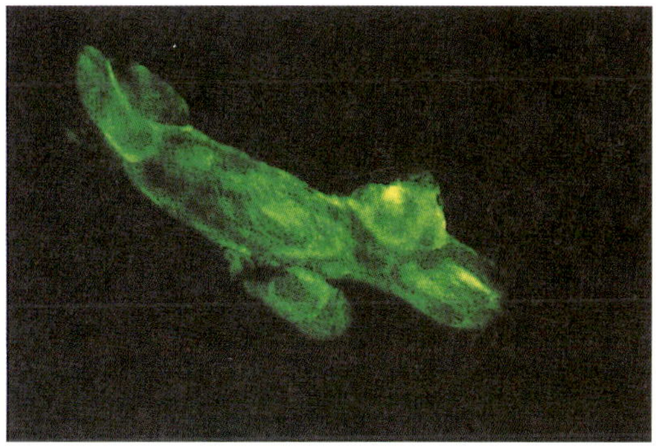

**그림 8** 수지상 궤양의 가장 자리를 찰과하여 형광 항체의 진단 Kit로 염색한 것.
양성 예로서 세포 전체에서 빛나는 녹색 광점의 집단을 볼 수 있다.

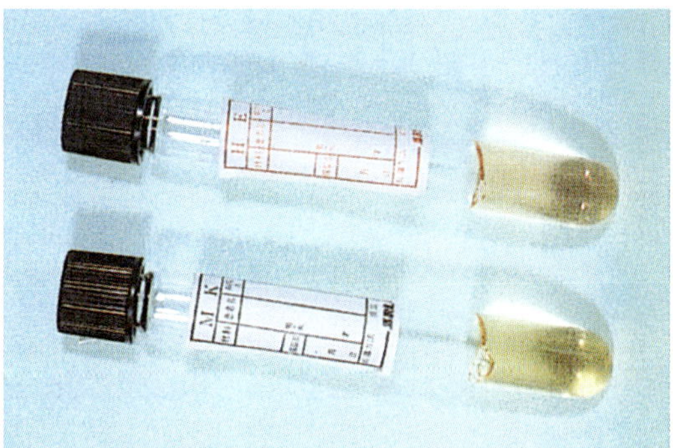

**그림 9** SRL사의 배양 세포.
시험관 아래에 신선한 배양세포가 sheet상으로 자라고 있다.
병소부를 찰과한 MQA® tip 또는 누액을 채취한 Schirmer 시험지를 직접 넣어 그대로 배양한다. HSV가 존재하고 있으면 시험관 아래쪽에서 자라고 있던 세포에 세포 변성 효과가 나타난다.

## 바이러스 분리

바이러스 분리는 확정 진단에 가장 유용한 검사이나 실질형 헤르페스의 경우는 곤란하다. 바이러스 분리를 효율적으로 하려면 항상 신선한 세포를 준비해야 하는데 일반 임상에서 쉽지는 않다. 그러나 SRL사(Special Reference Laboratory사)와 계약하면 매주 신선한 세포(Vero세포, HEL세포)를 육성시킨 시험관(그림 9)이 공급되므로 편리하다. 검체의 채취는 형광 항체법의 경우와 마찬가지로 상피 병변에서 얻는 것이 가장 효율이 높지만 누액으로도 충분하다. 실제는 Schirmer 시험지 혹은 MQA® tip으로 누액을 흡입하지만 중요한 것은 이러한 재료를 그대로 직접 시험관에 넣으면 이 조작에 의한 분리율은 현저하게 향상된다. 바이러스가 분리되면 SRL사가 일정 기간 보존하고 있으므로 나중에 분리 바이러스 근부의 항바이러스제에 대한 감수성이나 DNA 절단 pattern 등을 조사 할 수도 있다. 세포가 준비되지 않을 때에는 얻어진 검체를 소량의 혈청을 첨가한 세포 배양액이 든 시험관에 넣어 냉동 보존하고 세포가 준비된 단계에서 검체까지 접종한다. 그러나 이 방법에서는 동결 융해 조작이 한번 더 가해지기 때문에 분리율은 저하된다.

# D ┤ 대상 헤르페스 바이러스(Herpes Zoster Virus)

대상 헤르페스 바이러스(Herpes Zoster Virus : HZV ; Varicella Zoster Virus : VZV)에 의한 각막염은 전형적인 대상 포진을 삼차신경 영역에 수반하는 일이 많으므로 진단에 곤란을 느끼는 경우는 적다. 바이러스학적 검사는 단순 헤르페스 바이러스(HSV)의 경우와 달리 그다지 일반 임상에서 시행되지는 않으나 앞으로 시행 가능하게 될 검사도 포함하여 설명한다.

## 임상 소견

대상 헤르페스는 문진할 때 병력에서 신경통의 유무가 중요하다. 발진이 없는 대상 포진이라도 삼차 신경통은 반드시 출현하므로 강한 신경통을 수반하는 각막염 혹은 홍채모양체염은 HZV 감염을 고려해야 한다. 그러나 HSV에 의한 피부 발진이 안검에 많이 발생하여 대상 포진과의 감별이 곤란한 경우도 있다(그림 10). 눈 부위의 대상 헤르페스에 수반한 점상 표층 각막염(punctate keratitis), 위수지상 각막염(pseudodendrite keratitis), 상피 하 각막 침윤(subepithelial corneal infiltration), 원반 각막염 (disciform keratitis) 등의 각막 병변이 발생한다. HZV에 의한 위수지상 각막염(그림 11)은 HSV에 의한 것과는 달리 상피 침윤이 매우 약해서 가지모양의 팽대부를 볼 수 없으며 팽대부를 지도 모양 궤양으로 이행 시키는 경우도 없다.

## 혈청 항체가

혈청 항체가의 측정은 눈의 대상 헤르페스의 진단에 유용하다. 일반적으로는 보체 결합 반응(CF 반응)인 경우가 많고 급성기와 회복기에 해당하는 2~3주 후에 측정한다. 보통 급성기의 항체가는 낮지만 회복기에 들어서면 4배 이상 항체가 상승되고 수개월간 지속된다. 보체 결합 항체가의 상승은 최근에 HZV 감염이 있었음을 의미한다. HZV와 HSV은 면역학적으로 교차가 있으므로 HZV의 항체가가 상승하면 HSV의 항체가도 다소 상승하는 경우도 있다. 특히 이미 HSV 양성 피검사자인 경우에는 HZV의 재발에 수반하여 HSV의 항체가도 상승하므로 주의해야 한다.

## 형광 항체법

형광 항체법에 의한 진단은 현재 HZV에 대한 모노크로날 항체를 사용하는 kit를 이용할 수 있다. 정확한 정보를 얻기 위하여 검체의 채취가 중요하지만, HSV와는 달리 상피 병변이 작기 때문에 채취가 불충분한 경우가 많다.

따라서 차라리 각막병변보다는 피부발진 내용액을 도말하는 것이 효율적으로 항원을 검출할 수 있다. 피부의 발진은 병소 상부를 덮은 피부 혹은 가피(crust)를 핀셋으로 채취하여 그대로 피부의 이면을 slide glass의 well에 눌러 붙이든지, 피부 발진의 아래쪽을 면봉으로 잘 문질러 떼어내서 slide glass의 well에 가볍게 때리듯 되풀이하여 도말한다. 이하의 조작은 HSV의 경우 형광 현미경으로 세포의 전면 혹은 핵내 봉입체에서 녹색 광점의 집단이 보이면 양성이다(그림 12).

## 바이러스 분리

바이러스 분리는 HSV의 항에서 기재한 SRL사의 시스템이 이용 가능하나 HZV는 HSV에 비하여 세포 안에 머무르는 성질이 강하여 세포 밖에서는 바로 불활성(inactivation)이 되므로 분리의 효율이 나쁘며 특히 눈의 국소 부위에서의 분리는 어렵다.

## 피부내 반응

오오사카대학 미생물병 연구소에서 HZV의 피부내 반응액이 개발되어 대상 헤르페스에 대한 세포 면역 능력을 알 수 있게 되었다. 방법은 투베르클린 반응(tuberculin reaction)과 비슷하며 피부내 반응액 0.1 ml를 팔의 피부에 주사하고 48시간 후에 발적의 직경을 측정한다. 직경 5 mm 이상은 양성이다. 건강한 성인은 거의 양성으로 나오나 대상 헤르페스의 급성기는 음성화되어 있고 3~4주 경과하면 양성으로 전환하는 것이 특징적이다.

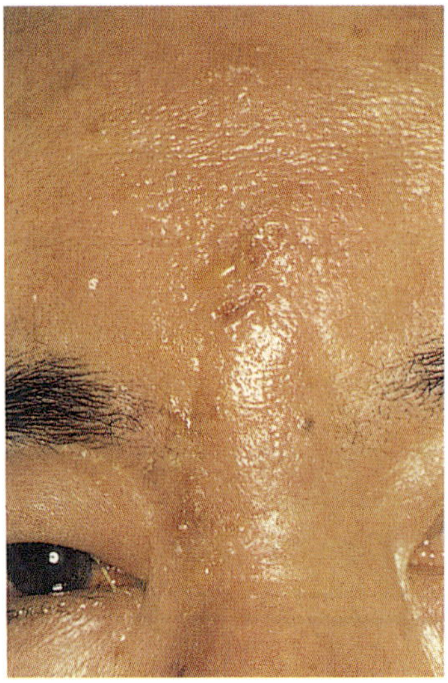

**그림 10** Zosteriform simplex.
얼핏 보기에 Herpes Zoster에 의한 수포같이 보이나, 이것을 단순 포진이 다발된 것이다.

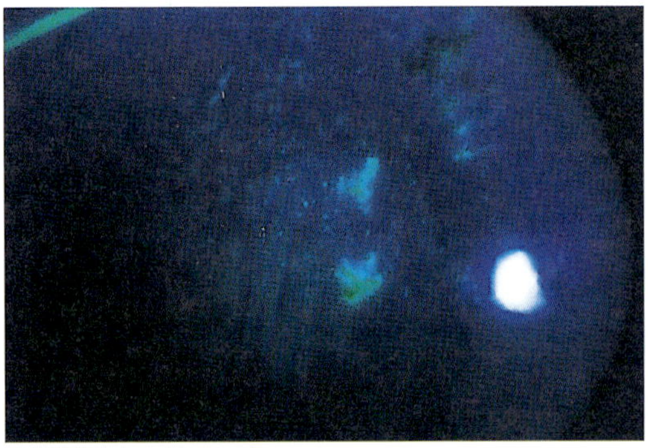

**그림 11** HZV에 의한 위수지상 각막염.
HSV에 의한 수지상 각막염과는 달리 상피침윤이나 말단의 가지모양의 팽대부는 보이지 않는다.

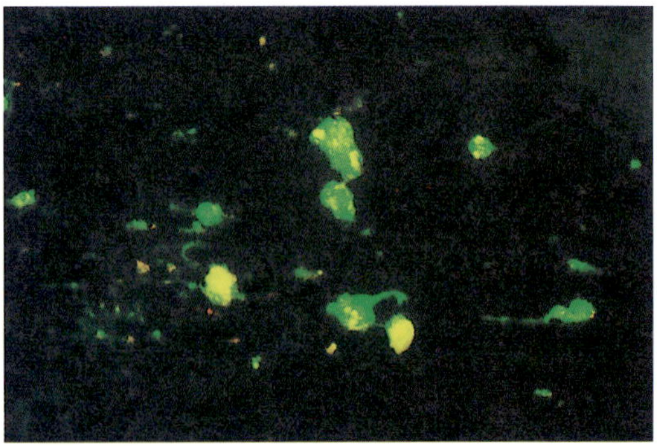

**그림 12** Herpes Zoster의 형광 항체 염색 표본.
양성의 예이며 세포 전면에 빛나는 녹색 광점 집단이 보인다.

# V

# 녹내장

# 1 우각경, 압박 우각경 검사(Gonioscopy)

전방 우각의 형태(그림 1) 관찰은 녹내장뿐 아니라 포도막염이나 외상 등 다른 질환의 진단 및 치료에 없어서는 안 될 안과검사이다. 전방이 깊은 눈에서는 검안경만으로도 전방 우각을 관찰할 수 있으나 일반적으로 전방 우각으로부터의 광선은 각막 표면에서 전반사하여 직접 관찰할 수 없으므로 전방 우각 검사를 위한 콘택트렌즈가 필요하게 된다. 요즈음은 세극등 현미경과 우각경을 함께 사용하는 경우가 많다.

## 우각경의 종류

전방 우각경으로부터의 광선을 눈 밖으로 끌어 내기 위하여 콘택트렌즈를 사용하며 크게 2가지 종류로 나눌 수 있다(그림 2, 3).

### 1) 직접 우각경(Direct gonioscope)

전방 우각으로부터의 광선을 콘택트렌즈를 통하여 직접 관찰하는 방법이며 Koeppe형의 콘택트렌즈를 사용한다. 피검사자는 바로 누운 자세(supine position)를 취하며 수술용 현미경이나 세극등 현미경 등으로 관찰한다. 유아의 관찰이나 수술도 가능하며 광범위한 관찰에 적합하다(그림 4).

### 2) 간접 우각경(Indirect gonioscope)

전방 우각으로부터의 광선을 콘택트렌즈에 있는 반사경에 대고 각도를 바꾸어 간접적으로 관찰하는 방법으로 Goldmann형 콘택트렌즈를 사용한다. 피검사자는 앉은 자세(sitting position)를 취하고 세극등 현미경을 사용하여 관찰한다. 콘택트렌즈를 사용 할 수 있는 피검사자에게 검사 가능하며 확대율도 선택할 수 있으므로 국소적인 상세한 관찰에 적합하다(그림 5, 6).

## 압박 우각경 검사

폐쇄 우각 녹내장안 혹은 협우각안의 우각 검사에서 우각저를 확인 할 수 없는 경우에 그것이 주변 홍채 전유착(PAS)에 의한 것인지 단순히 우각이 좁기 때문인지를 감별하는 방법으로 압박 우각 검사가 있다. 간접형 콘택트렌즈를 사용하여 눈에 장착한 후 각막을 가볍게 압박한다. 폐쇄의 정도가 약한 것은 그것만으로 우각저가 확인되지만 보다 정도가 강한 폐쇄 우각안에서는 우각경이 있는 쪽을 압박하고 반대쪽의 우각을 전방수로 눌러 넓히는 것처럼 하여서 관찰해야 있다. 피검사자에게 우각경이 있는 쪽을 향하게 하는 것도 우각저를 보다 쉽게 볼 수 있는 방법이다.

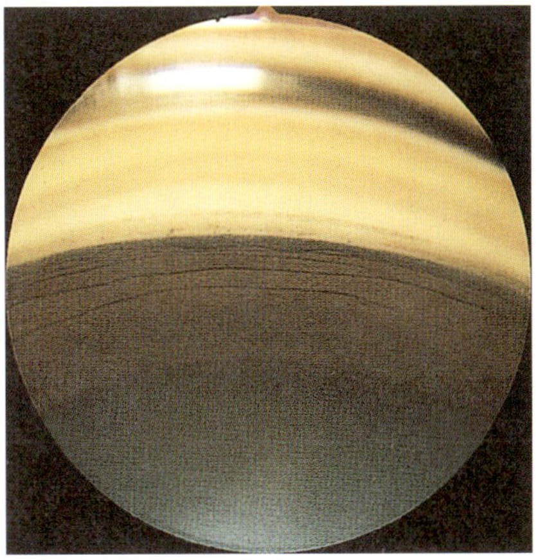

a. 직접 콘택트렌즈(Koeppe형 lens)에 의한 건강한 눈의 우각 사진

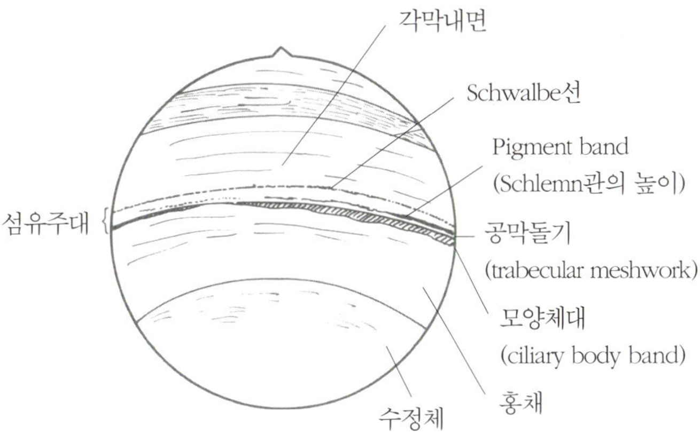


b. a의 우각 사진

**그림 1** 전방 우각의 형태

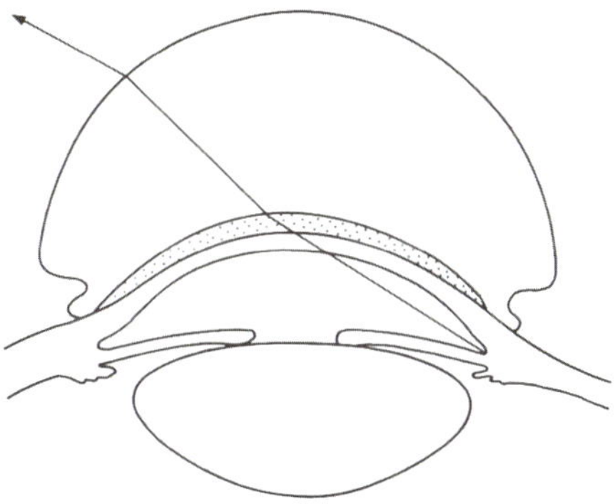

**그림 2** 직접형 우각경에 의한 우각 검사

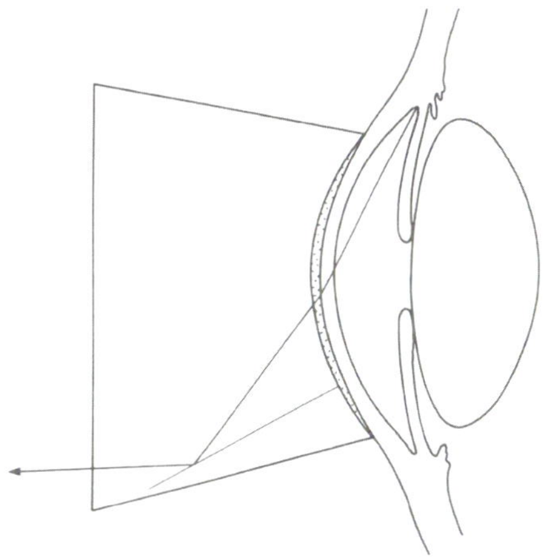

**그림 3** 간접형 우각경에 의한 우각 검사

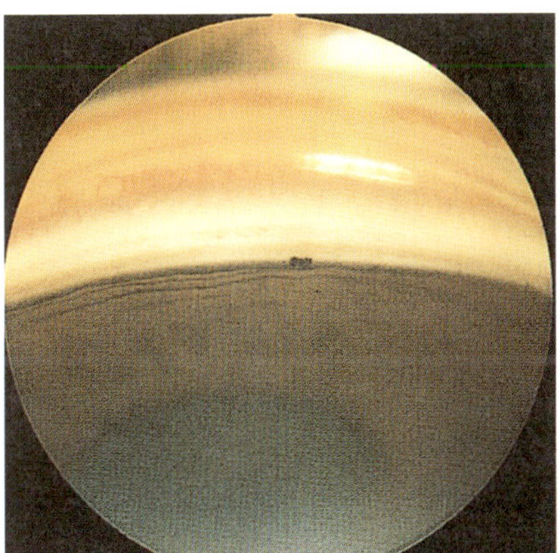

**그림 4** 직접형 콘택트렌즈(Koeppe형 lens)에 의한 우각 사진
Harada병 피검사자에서 보여진 pigment pellet.

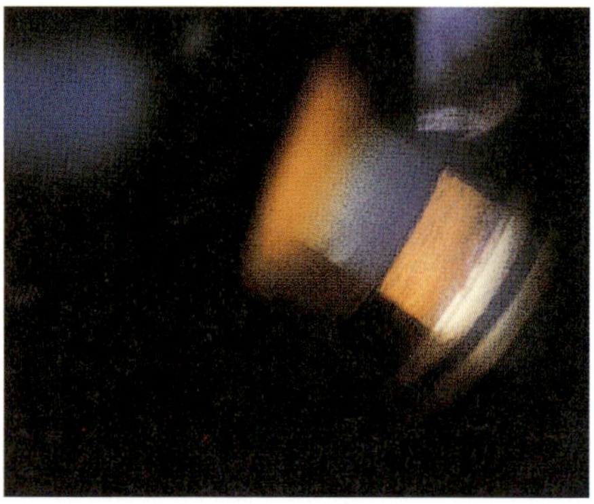

**그림 5** 간접형 우각경(Trokel의 일면경)에 의한 폭이 넓은 slit의 우각 사진.
건강한 눈에서 보여지는 우각부의 혈관

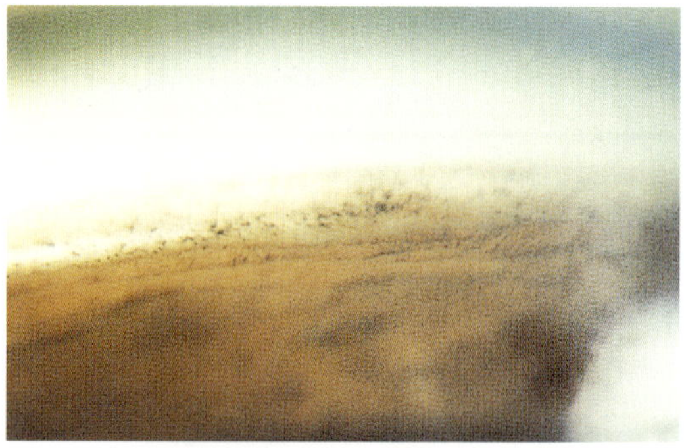

**그림 6** 간접형 우각경(Trokel의 일면경)에 의한 고배율의 우각 사진.
안구 타박에 의한 전방출혈 흡수 후의 fibrin 색소 침착

## 우각 소견

녹내장의 진단에서 개방 또는 폐쇄 우각인지 광 또는 협우각 인지는 중요한 소견이며 이것을 분류하는 방법은 크게 2가지가 있다. 한쪽의 소견만으로는 모든 것을 정확하게 나타내지 못하므로 양쪽의 소견 및 색소 침착의 범위나 정도도 포함하여 기재해야 한다.

### ⓐ Shaffer 분류

우각저에서의 홍채와 각막 내면이 이루는 각도를 관찰하여 우각 폐쇄의 가능성에 따라 각도가 넓은 쪽부터 grade 0~4로 나눈다. 45~35°로서 폐쇄의 가능성이 없는 것을 grade 4, 35~20°로 폐쇄의 가능성이 거의 없는 것을 grade 3, 20~10°로서 폐쇄의 가능성이 있는 것을 grade 2, 10° 이내로 폐쇄되어 있을 가능성이 높은 것을 grade 1, 0°로 완전히 폐쇄되어 있는 것을 0으로 한다. grade 4~3은 광우각, grade 1~0는 협우각이 된다.

### ⓑ Scheie 분류

우각저를 관찰 할 수 있는 깊이에 따라 홍채의 근부나 유착의 높이를 grade 0~4로 나눈다. 우각이 넓은 쪽부터 섬유주대(trabecular meshwork), 공막돌기(scleral spur), 모양체대(ciliary body band)의 모든 것이 보이는 것을 grade 0, 모양체대의 일부만 보이는 것을 grade 1, 공막 돌기가 뚜렷하지 않는 것이 grade 2, 섬유주대의 윗 부분만 보이는 것이 grade 3, 섬유주대가 보이지 않고 Schwalbe선도 홍채로 가려져있는 것을 grade 4로 한다. grade 0~1은 개방우각, grade 3~4는 폐쇄우각이 된다.

## 우각 검사에서의 주의 사항

① 한쪽 눈의 질환이라도 반드시 양안의 우각을 관찰한다.
특히 외상에 의한 우각 후퇴 등의 소견은 다른쪽 눈과 비교해야 한다. 선천적으로 우각저가 넓고 모양체대가 넓게 보이는 예에서는 질환이 있는 눈만의 관찰로는 우각 후퇴(angle recession)로 잘못 판단할 위험성이 있다.

② Peripheral anterior chamber depth(PACD)가 1/4 이하에서는 산동 전에 반드시 우각 검사를 해야 한다. 폐쇄 우각안에서는 산동 만으로도 안압의 상승을 보이는 경우도 있다.

③ 안압이 21 mmHg 이상이거나 유두의 함몰이 0.6 이상인 사례에서는 반드시 우각 검사를 해야 한다. PACD가 넓어도 plateau iris로 되어 있거나 전방에 염증 소견이 없어도 우각부에 결절이 있으면 속발 녹내장으로 판단되는 예가 있다.

④ 한 눈의 원발성 개방 우각 녹내장의 진단에는 주의해야 한다. 오래된 외상에 의한 우각 후퇴나 망막정맥 폐쇄증 등에 의한 속발 녹내장인 예도 있다.

⑤ 망막색소 변성증에서는 폐쇄우각 녹내장을 합병하는 율이 높으며 시야 변화가 강한 사례에서는 녹내장의 진단이 곤란한 경우도 있으므로 우각 소견은 참고로 한다.

⑥ 간접형 우각경을 사용한 우각 검사에서 거울에 비친 상은 아래·위 반대로 되나 왼쪽·오른쪽은 그대로이므로 소견을 기재할 때에는 주의를 요한다. 예를 들면, 아래쪽 L 자형 소견이 위쪽의 거울에는 $\Gamma$ 자형의 상으로서 비치게 된다. 또 거울에 비추어진 상에서 끝 쪽에 있는 것을 중앙으로 가져올 때에는 상과 반대쪽으로 우각경을 돌려야 한다.

# 2 방수유출 검사법(Tonography)

## 원리

그림 1과 같이 Schioetz 안압계를 안내압($P_O$)에 얹어놓고 일정 시간(T)이 경과하면 안내압이 $P_T$로 상승하여 시간 경과와 함께 눈의 용적이 변한다($\triangle V$). 여기에서 $\triangle V \propto (P_T - P_O)T$라는 관계가 성립된다.

Grand는 비례정수 C를 도입하여 $\triangle V = C(P_T - P_O)T$로 나타냈다. 이것을 이항하면

$$C = \frac{\triangle V}{(P_T - P_O)T}$$ 가 된다.

이 비례정수 C는 C값 혹은 방수 유출율(coefficient of facility of out flow)이라 하며 단위는 ㎣/min · mmHg 이고 1 mm Hg 압력을 가할 때의 분당 방수 유출량을 나타낸다.

## 측정법

기본적으로는 Schioetz 안압계의 연속 기억 장치로 기종은 달라도 사용법은 같다.

① Calibration : 전원을 켜고 기계가 안정될 때까지 기다린다. 안압계에 압력을 가하지 않을 때나 안압계를 test block에 얹었을 때에 recorder의 pen 끝이 각각의 위치를 나타내도록 조정한다(0 ~100으로 조정).

② 피검사자에게 반듯하게 누운 자세(supine position)를 취하게 한다. 검사에 긴 시간이 걸리므로 피검사자 눈 높이와 검사자의 손 위치를 조절한다.

③ 마취제를 점안하여 안압을 측정한다. 안압이 20 mmHg 미만이면 5.5g, 20~30 mmHg이면 7.5 g, 30 mmHg 이상이면 10g의 추를 사용한다.

④ 피검사자의 긴장을 이완시키기 위하여 말을 걸고 눈깜박거림을 가급적 하지 않도록 한 후 똑바로 위를 보게 한다. 다음에 안압계를 천천히 수직으로 각막 중심부에 살짝 올려 놓고 4분간 유지한다. 이때 안압계를 잡은 손의 일부를 피검사자의 머리에 대어 검사자의 손이 움직이지 않도록 하고, 손가락으로 안구를 압박하지 않도록 주의하고 그래서 4분간의 측정 중에는 말을 걸지 않는 것이 좋다.

⑤ 한 눈의 측정이 끝나면 항생제를 점안함과 더불어 안압계와 접촉되었던 부분을 청결한 거즈(gauze)로 닦는다. 한 눈의 측정 때문에 동감성 반응에 의한 안압 하강이 다른쪽 눈에 일어날 가능성이 있으므로 측정 간격은 5분 이상 되어야 한다.

⑥ 다른쪽 눈을 측정 후, 기본 선 0에서 변화 유무를 확인하고 안압계의 전원을를 끈다. 또 안압계의 공이(plunger)와 발판(footplate)을 증류수로 잘 세정하여 알코올로 닦아서 건조시킨다.

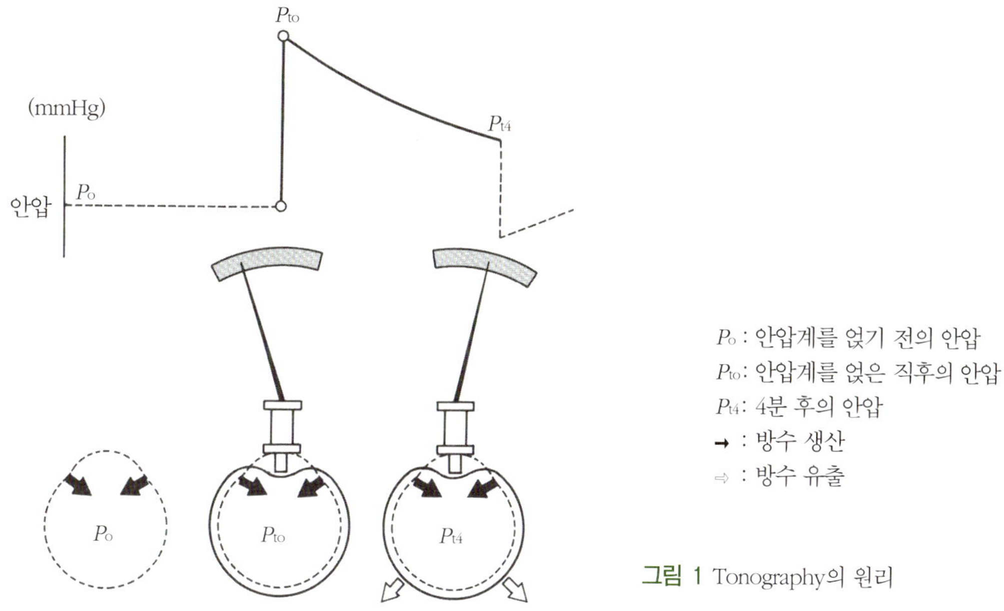


**그림 1** Tonography의 원리

## 계산법

Tonogram를 읽을 때 가장 중요한 것은 방수유출검사로 얻어진 곡선을 판정하기에 만족스러운 곡선인지를 판단해야 한다. 그림 2는 방수유출검사의 예를 나타낸 것이며 맥파, 순목, 호흡에 의한 곡선의 흔들림이 있어도 아래 쪽에 볼록한 smooth한 곡선이 있는 것이 중요하다. 곡선이 smooth하면 초압 $P_{to}$, 4분 후 $P_4$로 한다. 이때 초압 $P_{to}$가 Perkins의 압평 안압계로 측정한 값과 차이가 많이 나는지를 확인한다. 곡선이 smooth하지 않으면 최소 2승법에 준하는 직선을 그어 그것을 0분, 4분에 가입하여서 값을 읽는다. 특히 주의할 것은 방수유출검사 시행 후 1분 이내에 급격한 안압 강하가 관찰 되는 경우가 있는데, 이것은 initial fall이라 하여 피검사자의 과도한 긴장으로 인하여 일어나는 현상으로 볼 수 있다. 검사자의 손가락에 의한 압박, 안압계의 각막 위에서의 이동, 강한 순목 운동 등으로 smooth한 곡선의 tonogram을 얻지 못 할 때에는 검사 계획을 다른 날로 정하는 것이 좋다.

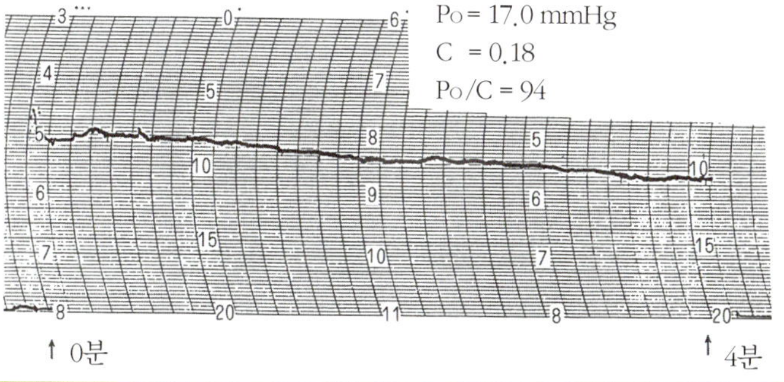


**그림 2** Tonography의 예

C값의 평균은 0.23±0.07 ㎣/min · mmHg이다.

C값의 계산은 Moses & Becker의 간이 계산표를 이용한다. 예를 들면, 표 1에서 7.5 g의 추를 이용하여 초기 압력이 3.50이고 마지막 압력이 6.00이라면 세로 축의 초기 압력 3.50과 가로 축의 변화 눈금 6.00 − 3.50 = 2.50와의 교차점인 21이 된다. 즉, C = 0.21 이다.

**표 1** 방수 유출률(C값) 환산표(Moses & Becker)

| 초기 압력 (눈금) | 안내압 (mmHg) | 7.5g 변화 눈금 (마지막 압력의 눈금 − 첫번째 압력의 눈금) | | | | | | | | | |
|---|---|---|---|---|---|---|---|---|---|---|---|
| | | 0.50 | 1.00 | 1.50 | 2.00 | 2.50 | 3.00 | 3.50 | 4.00 | 4.50 | 5.00 |
| 0.50 | (54) | 0.05 | .12 | .23 | .41 | .76 | | | | | |
| 0.75 | (52) | 0.05 | .12 | .21 | .36 | .63 | | | | | |
| ⋮ | ⋮ | ⋮ | ⋮ | ⋮ | ⋮ | ⋮ | | | | | |
| 3.00 | (36) | 0.03 | .07 | .12 | .17 | .23 | .31 | .40 | .50 | .62 | .76 |
| 3.25 | (34) | 0.03 | .07 | .12 | .17 | .22 | .29 | .37 | .46 | .57 | .69 |
| 3.50 | (33) | 0.03 | .07 | .11 | .16 | .21 | .28 | .35 | .43 | .53 | .63 |
| 3.75 | (32) | 0.03 | .07 | .11 | .16 | .21 | .26 | .33 | .41 | .49 | .59 |
| 4.00 | (30) | 0.03 | .06 | .10 | .15 | .20 | .25 | .32 | .39 | .46 | .55 |
| ⋮ | ⋮ | ⋮ | ⋮ | ⋮ | ⋮ | ⋮ | ⋮ | ⋮ | ⋮ | ⋮ | ⋮ |

**표 2** 판정 기준

| C 값 | | $P_o/c$ | |
|---|---|---|---|
| 녹 내 장 | 0.11 미만 | 녹 내 장 | 140 이상 |
| 녹내장 의심 | 0.11 ~ 0.14 | 녹내장 의심 | 100 ~ 140 |
| 정 상 | 0.14 이상 | 정 상 | 100 미만 |

# 3 안압 측정법(Tonometry)

## A 안압계(압평식, 함입식)

### 안내압과 안압

안내압은 실재 안구내의 압력이지만, 임상적으로는 측정이 곤란하므로 안내압을 측정하는 대신 안내압을 잘 반영하고 있는 안구벽(각막과 공막)의 긴장도를 측정한 것이 안압이다. 안압 측정은 임상에서 특히 안압이 정상값 보다도 상승하여 시기능 장애를 일으키는 녹내장의 진료에 중요하다.

### 압평 안압계(Goldmann 안압계)

Goldmann 안압계는 현재 가장 정확도가 높기 때문에 안압 측정의 기준으로 사용되고 있다. 원리는 Imbert-Fick의 법칙에 따르고 있다(그림 1).

#### 측정 방법

① 표면 마취제를 점안한다.

② 플루레신을 하안검에 발라 각막을 염색한다.

③ 압평 프리즘을 수평으로 놓는다.

④ 세극등 현미경의 광원을 청색 필터로 하고 세극등을 완전히 열어서 압평 프리즘을 측면 60°에서 비춘다.

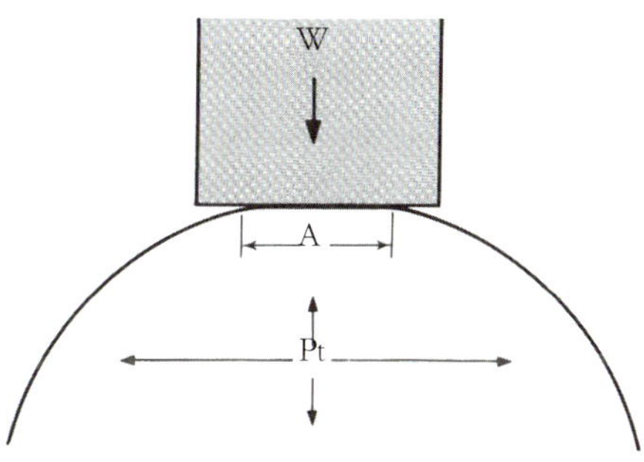


**그림 1** 압평식 안압계의 원리(Imbert - Fick 식)
내압(Pt)을 갖는 이상적인 구를 평면이 W의 힘으로 압평하면, 압평 면적(A)과 Pt, W 사이에는 W = Pt × A(Imbert-Fick 식)가 성립된다. Goldmam 안압계로 A을 일정하게 하고 W를 측정하여 안압(Pt)을 얻는다.
(이상적인 구는 완전한 구 모양으로 표면이 건조되어 있고 표면이 무한하게 얇고 유연하다. 사람의 안구는 이것과는 다르나, 압평 면적이 7.35 $mm^2$(압평면의 직경이 3.06 mm)일 때 근사적으로 이 식이 성립된다.)

⑤ 안압계의 압평 프리즘을 각막 중앙부에 접촉시켜 그림 2와 같은 아래 · 위 녹색 반원의 크기를 같게 한다. 같은 크기로 되면 가압 Drum를 돌려 반원의 안쪽 연이 접촉되도록 한다(이때 안압의 박동이 있으므로 중간점을 취한다. 이때 눈금의 10배가 안압이다.

### ⓑ 측정의 주의점 · 문제점

① 긴장하면 안압은 높아지므로 측정에 즈음하여 피검사자의 긴장, 공포심을 없게 한다.

② 플루레신의 넓이에 주의한다. 지나치게 넓으면 안압이 높아지고 좁으면 낮게 측정된다.

③ 압평 프리즘이 눈꺼풀에 닿으면 안압이 높게 측정되기 쉬우므로 눈꺼풀이 닿지 않도록 주의한다. 또 눈을 벌릴때 안구를 압박하지 않도록 주의해야 한다.

④ 각막 난시가 강할 때에는 플루레신의 반원이 타원으로 되므로 압평 프리즘을 난시가 강한 축에 대하여 45° 돌려서 측정한다.

⑤ 각막에 장애(각막 변성, 부종)가 있으면 정확한 안압은 측정할 수 없다.

⑥ 측정에 긴 시간이 소요되면 마사지 효과로 인하여 안압이 낮아지며 각막에 상처를 낼 수 있다.

⑦ Goldmann 안압계는 안전한 기기이기는 하지만 압력을 가하는 것이 바르게 이루어지고 있는지를 확인할 필요가 있다. 확인을 위해서는 검정용 가압봉을 set하고 0 g, 2 g, 6 g에서 압평 프리즘의 움직임을 확인한다.

### ⓒ 압평 프리즘의 소독

압평 프리즘은 피검사자의 각막, 누액과 접촉하므로 청결에 주의한다. 사용 후에는 흐르는 물에 세척하며 바이러스 세균 감염인 경우에는 70% isopropylalcohol로 닦고 마른 후에 사용한다. 그러나 안압 측정 전에 감염(특히 EKC, AHC 등)이 의심되는 경우는 비접촉형 안압계(noncontact tonometer)로 측정한다.

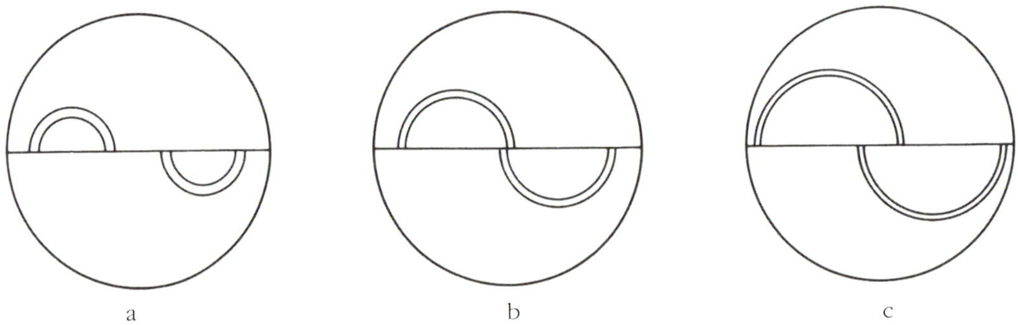

**그림 2** 압평 프리즘이 각막에 접촉하고 있을 때 반원의 보이는 상태
a. 압평 부족 → 가압 Drum를 다시 돌린다.
b. 적정한 압평
c. 압평 과다 → 가압 Drum를 되돌린다.

## 그외의 압평 안압계

① Tonopen : 측정이 간편하다. 안압계의 이중 프리즘 tip에 라텍스 고무를 씌울 수 있으므로 피검사자간의 감염을 방지할 수 있다. Tip이 작기 때문에 유아 각막 이식 후의 안압 측정에도 사용할 수 있다. 안압이 6~24 mmHg로 Goldmann 안압계보다 1.7 mmHg 높은 값으로 측정된다.

② Pneumatic 압평 안압계

③ 휴대용 압평 안압계(Perkins, kowa) : 피검사자를 앉게 하거나 눕게 하여서도 측정 가능하지만 측정 할 때 정확하게 각막 중앙부에 압평 프리즘을 접촉시키는데에는 숙련이 필요하다.

## 함입 안압계(Schiotz 안압계)

일정한 무게의 봉으로 각막을 눌러서 그 부분의 깊이를 안압계의 눈금으로 읽어 환산표를 사용하여 안압을 결정한다.

### ⓐ 측정 방법

① 피검사자는 똑바로 눕게 하고 표면 마취제를 점안한다.

② 안압계를 test block에 얹어 0 눈금을 확인한다.

③ 피검사자에게 바로 위의 주시점을 보게 하고 눈꺼풀을 벌려 각막이 가급적 많이 노출되도록 한 후 각막 중심에 안압계를 수직으로 올려 놓는다. 안압계가 바르게 얹어져 있는 경우는 안압의 박동에 의하여 안압계의 침이 흔들린다. 움직이는 범위에서 중간값을 읽는다. 눈금이 4이하이면 측정 오차가 커질 수 있으므로 한 단계 더 무거운 추를 올려놓고 측정한다. 예) 6/5.5 = 15 mmHg

④ 사용한 후의 무게와 눈금을 기록하고 환산표에서 해당 안압(mmHg)으로 환산한다.

### ⓑ 측정의 문제점 및 주의점

① 안압계가 수직으로 올려져 있지 않으면 부정확한 값이 측정된다.

② 안구벽의 경성에 의해 안압이 부정확하게 측정된다(환산표는 안구 경성율 0.025를 기준으로 구성되어 있으므로 인구 경성율이 차이가 나면 오차가 발생한다). 근시안은 안구 경성이 낮아서 안압이 낮게 측정되므로 주의가 필요하다. 5.5 g와 10 g의 추로 측정한 안압이 같다면 그 값은 신뢰할 수 있으나 차이가 클 때에는 압평 안압계로 측정하는 것이 좋다.

③ 피검사자의 긴장감 이나 공포심을 없애도록 한다.

### ⓒ 안압계의 소독

금속성이므로 소독은 어느 방법이라도 가능하다. 측정 후에 알콜 램프로 소독하는 것이 간단하다(각막 헤르페스 피검사자의 안압 측정에 적합하다). 안압 측정의 최대 목적은 녹내장의 검출과 경과 관찰이지만 녹내장에는 안압이 정상적인 것도 있고 또 정상적으로 조정되어 있어도 시기능 장애가 진행되는 것도 있다. 이 점에 유의하여 진료를 할 때 안압에만 의존하지 않도록 해야 한다.

## B ┤ 비접촉 안압계(Non-contact tonometer)

### 원리

Non-contact tonometer(NCT, 비접촉형 공기 안압계)의 측정 원리는 기체(공기)를 각막에 순간적으로 분사했을 때에 각막이 변하는 시간과 안압과의 사이에 상관관계가 있음을 응용하고 있다. 즉, 공기를 분사할 때의 각막 변형을 광학적으로 검출하여 변형 시간과 분사한 공기압에서 안압을 구하는 장치이다. 각막에 평행광선속을 비추는 투광기와 각막 표면에서의 반사광을 검출하는 수광기가 기체 분사장치를 사이에 두고 대칭으로 배치되어 있으므로 일정 면적의 각막이 압평되었을 때에 수광기에 들어가는 광량이 최대로 되어 압평된 순간을 검출할 수 있다.

### 특징

NCT에 의한 안압 측정은 다음과 같은 장점이 있다.

① 사용하기 쉬워서 집단 검사에 적합하다.

② 점안 마취가 필요없다.

③ 각막이란 누액이 개입되는 병원성 감염의 위험성이 없다.

④ 측정 시간이 짧다.

⑤ 수술 후 조기 감염의 위험없이 안압을 알 수 있다.

### 측정의 실제와 주의점

① 피검사자의 주시가 좋아야 한다.

② 각막면에 심한 반흔이나 변형이 없어야 한다.

③ 눈꺼풀이나 속눈썹이 검출광의 광로를 방해하지 않아야 한다.

④ 피검안이 주시점을 바라보아야 한다.

NCT로서 안압을 정확하게 측정하기 위해서는 피검사자에게 기기에 장치된 주시점을 보게 하고 눈을 깜박이지 않도록 주의를 준다. 검사자는 안압에 주기적인 변동이(안압의 맥파) 있는 것에 주의한다. 안압의 변동 폭은 개인차가 있으며(큰 경우에는 2~5 mmHg정도), 변동 주기는 NCT의 측정 시간(msec)보다 훨씬

길다. 최소 3회이상 측정하여 3 mmHg 이내로 일치하는 측정값의 평균값을 구하는 것이 좋다. Goldmann 압평식 안압계와 비교하면 고안압 영역에서는 오차가 크지만, 정상 안압 범위에서는 정도와 재현성 모두 문제가 없고 집단 검사에 적합하다. 단, 녹내장안의 경과 관찰 등 특히 정확한 값을 필요로 하는 경우에는 Goldmann 안압계로 측정하여야 한다. 또 누액량이 많은 경우에 안압은 높게 나오는 경향이 있다.

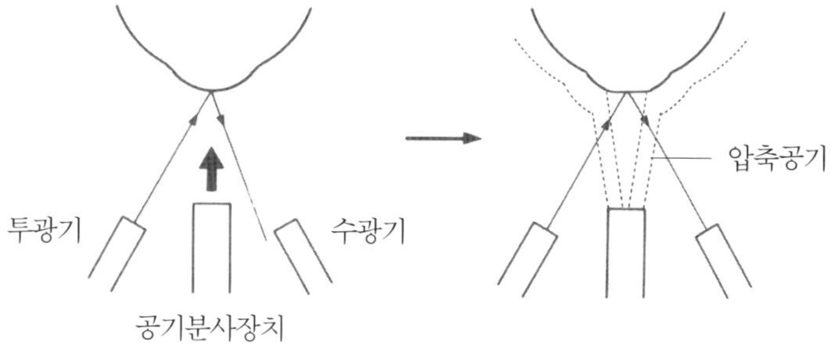


그림 3 NCT
각막이 압평되었을 때 수광기에 들어가는 광량이 최대로 된다.

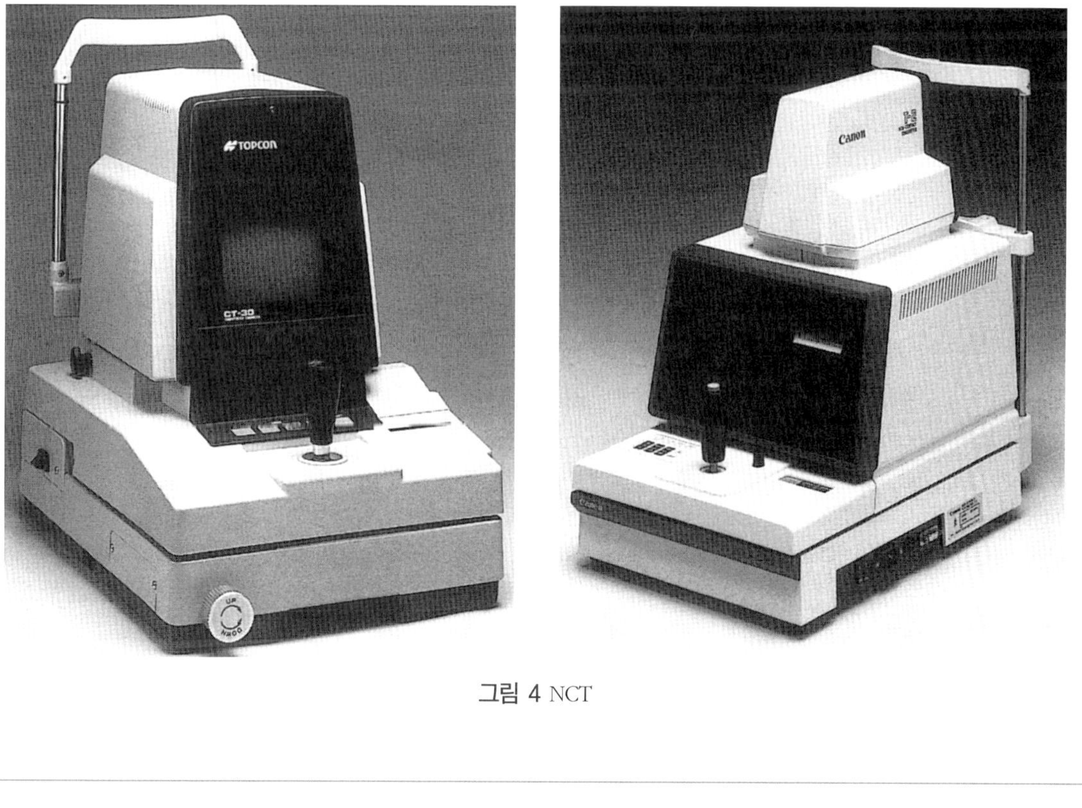


그림 4 NCT

## C ┤ 압평식 기체 안압계(PTG)

### 원리

Pneumatonograph(Pneumatonometer, 압평식 기체 안압계)는 일정 유량의 기체가 흐르고 있는 상태에서 안압을 측정하는 기기로서 측정 원리는 Mackay-Marg 안압계와 같다. Langham에 의하면 센서에 의한 각막의 압평 면적은 작고 계산상의 압평 면적은 1~2 ㎕로 Goldmann 안압계와 같은 정도이다. 측정 중의 안압 변동이 적어서 안구 경성율과 무관하게 측정할 수 있기 때문에 각막과 공막의 어느 쪽에서도 측정할 수 있다.

가스($CCL_2F_2$)는 센서의 피스톤 내강을 흘러 노즐에서 분출하여 피스톤의 움직임을 부드럽게 하기 위한 기체 베어링(bearing)으로도 작용한다. 노즐의 tip은 실리콘 막으로 덮혀 있고 그 옆에 라스를 배출하기 위한 구멍이 있다. 실리콘 막이 각막에 닿으면 막부분이 노즐의 개구부를 향하여 움직여 가스의 유출로를 좁혀서 유출 저항이 높아져 가스압이 높아진다. 가스압과 안압이 평형에 이르기까지 각막은 압평된 후에 안정화된다.

### 특징

① 측정 자세가 자유로워 반듯이 눕거나 선 자세에서도 측정은 가능하지만 값은 정확하지 못하다.

② Disital값이 기록지에 안압 곡선을 그리고 안압 맥파를 기록할 수 있다.

③ 지속적인 측정이 가능하여 방수유출검사를 할 수 있다. 그리고 각각 반흔, 각각 부종, 각막이식 등으로 각막 표면이 불규칙한 눈이라도 Macky-Marg 안압계보다는 정확하다.

### 측정의 방법과 주의점

전원을 켜서 기체가 일정하게 흐르고 센서가 아무것과도 닿아 있지 않는 상태에서 disital값과 기록지 위의 pen 위치가 0으로 되어 있는 것을 확인한다. 그 다음에 이 기계에 부속되어 있는 calibrator의 막 위에 센서를 대고 calibrator의 지침, disital 표시값 및 기록지 위의 pen 위치를 확인한다. 측정은 점안 마취 후 센서의 막 면을 각막면에 수직으로 가볍게 접촉하여 행한다. 이때 센서를 안구의 중심으로 향하게 하는 것이 중요한데 적정한 상태가 되면 신호음이 들린다. 안압 곡선을 보면서 몇 초동안 안정된 상태가 계속됨을 확인한 후 안압으로 정한다. 30~60초 간격으로 3회 측정하며 적어도 2회는 깨끗한 파의 모양이 얻어지도록 한다. 피검안의 안압이 높을 때에는 gain(증폭기의 입력에 대한 출력의 비율)을 바꾸어서 마찬가지로 3회 측정한다. 센서를 지나치게 강하게 누르면 안압은 높게 표시된다. 또 누르기가 부족해도 가스압이 충분히 상승하지 않기 때문에 정확한 안압을 얻을 수 없다. 피검사자에게는 호흡을 멈추거나 힘을 주지 않도록 주의를 준다.

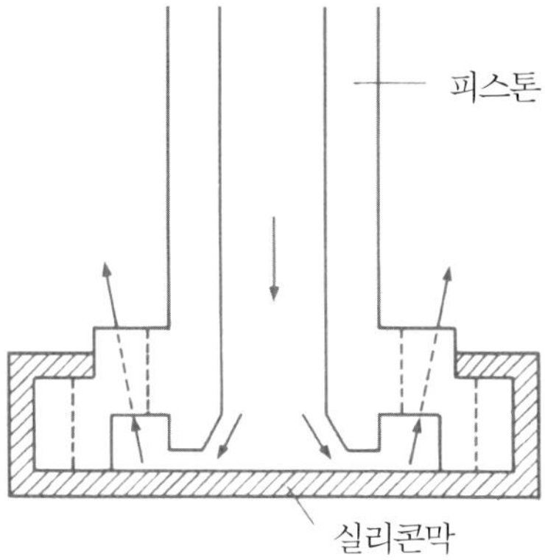


그림 5 PTG센서.
화살표는 가스의 흐름을 나타냄

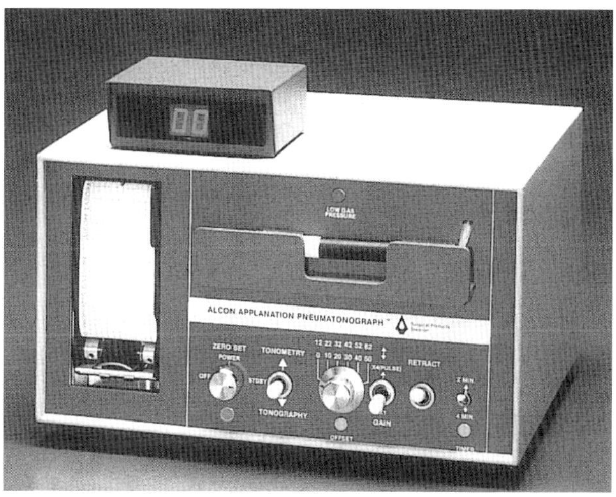


그림 6 PTG

# 4 시신경 유두 형상해석

## 유두 관찰 방법

유두의 관찰 방법으로는 검안경(직상경, 도상경, 양안 도상경), 안저 사진, 입체 안저 사진, 형광 안저 사진, 안저 관찰용 콘택트렌즈를 각막에 장착하여 세극등 현미경으로 관찰, 특수한 장치를 장착한 정량 입체 계측 장치 등이 있다. 일반적으로 임상에서는 검안경을 사용하고 있으므로 이것을 사용한 관찰 방법을 설명한다.

## 검안경에 의한 유두 관찰

유두의 색, 모양, 크기나 유두 또는 주변의 혈관, 주변 망막, 유두 · 망막의 경계 상태를 전반적으로 파악한 후 유두의 색조, 함몰이나 rim(변연부 유두 조직)을 관찰한다.

### a 유두의 색

유두는 일반적으로 pink색을 하고 있으나 중간 매질의 혼탁이 있는 때에는 붉은 색조가 증가한다. 유두의 색조를 자세히 관찰해 보면 정상 유두라도 유두 전체가 모두다 같지는 않고 pink가 강한 주변부와 다소 백색 색조가 있는것 같은 중심부(pallor, 유두 창백)가 있다. 유두 창백은 단순히 색조가 연한 것 뿐 아니라 소혈관이 부족하기 때문이다. 일반적으로 귀쪽이 코쪽보다 연한데 이것은 불투명한 glial cell에 의한 것이며 반드시 이상 소견은 아니다. 유두창백의 경계는 가장 색조 차이가 큰 곳을 찍은 것이다.

### b 유두 함몰

유두의 중앙부 부근은 정상이라도 함몰이 보이므로 생리적 함몰이라고 하며 개체 차이도 있고 생리적 함몰이 없는 것도 있다. 함몰의 경계는 망막 표면에서 후방에 함몰이 시작되는 점을 잇는 3차원의 공간적인 것이다. 이 때문에 유두면 위에 있는 혈관의 굴곡을 조심스럽게 관찰하거나 유두 창백을 참고로 함몰을 계측하지만 유두 창백 보다 외측에서 함몰이 일어나는 경우가 많다. 이렇게 측정한 유두 함몰(cup)과 유두 전체(disk)의 직경(주로 세로직경) 비 즉 C/D ratio를 구한다. 정상안에서는 0.6 이하가 많으며 평균값은 수평방향(0.5)이 수직방향(0.42)보다 커야 정상이고 두눈의 시신경 유두 함몰비가 0.2이상 차이가 나면 녹내장을 의심한다.

### c rim(변연부 유두 조직)

시신경 유두 내에서 시신경 섬유가 모여 있는 곳이다. 검안경으로 정상안을 보면 유두 창백 바깥 주변부의 pink색을 하고 있는 곳이다. 생리적 함몰 및 유두 창백은 개인 차가 크지만 변연부 유두조직은 거의 개인 차가 없다고 알려져 있다. 녹내장일때 이때 변연부 유듀조직이 위축되어 부분적으로 좁아져서 나타내는 경우도 있다. 바깥쪽의 망막에 시신경 섬유 결손(NFBD)으로 인한 시야 변화가 생기는 경우가 많다.

## 검안경법과 입체 안저 사진 촬영법에서의 시신경 유두 비교

Goldmann 시야에서 변화가 있는 왼쪽 눈을 검안경으로 관찰하면 그림 1과 같이 유두 함몰은 전반적으로 확대되어 있고 특히 아래쪽으로 진행되어 notching(오목패임)을 형성하고 있다. 함몰과 유듀 창백은 거의 동일하게 관찰된다. 그러나 이것을 입체 관찰하면 함몰이 유두의 아래쪽은 물론 귀쪽과 코쪽의 rim을 침범하여 유두의 정상 색조 부분까지 함몰이 미치고 있음을 알 수 있다. 또 시야 변화가 없는 오른쪽 눈은 그림 2와 같이 유두에 현저한 변화는 보이지 않으나 입체 관찰을 하면 중앙부의 유두 창백 부분과 정상 색조를 하고 있는 부분에도 함몰이 있음을 알 수 있다. 이와 같이 검안경에 의한 안저 검사에서는 유두함몰이 작아서 관찰되지 않고 지나치게 되는 경향이 있다.

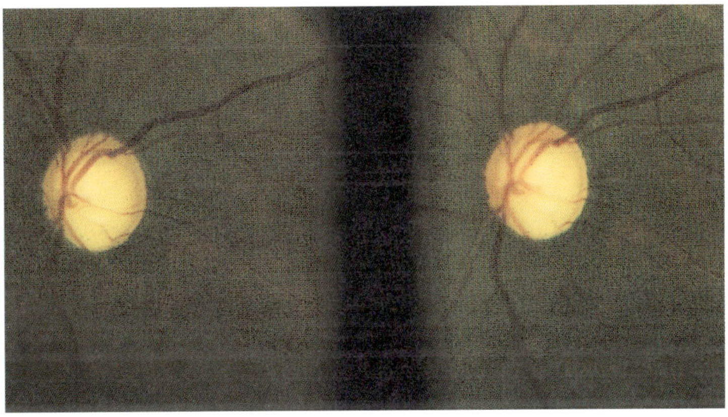

그림 1 21세, 여성, 왼쪽 스테로이드 녹내장안의 입체 안저 사진(Goldmann 시야 변화는 kosaki IIIa).
한 장씩 보아도 유두 창백 및 함몰이 확대되어 있는것을 알 수 있으나, 입체시를 하면 함몰은 더욱 확대되고 함몰의 깊이도 깊어져 있는 것을 알 수 있다.

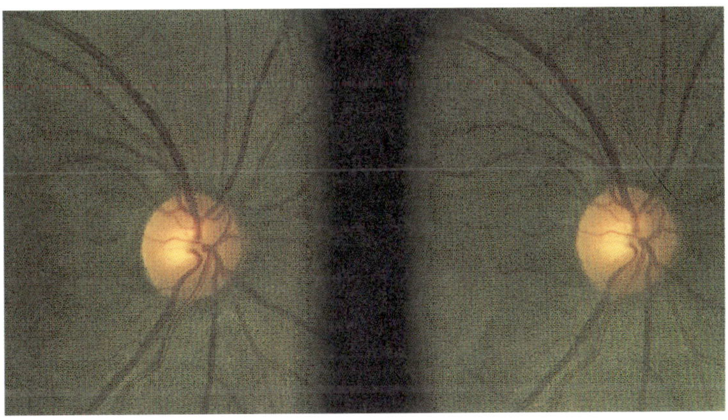

그림 2 그림 1과 동일 사례의 오른쪽 눈 입체 안저 사진(Goldmann시야에 변화는 없음).
한 장씩 보면 유두 중앙부의 유두 창백만이 눈에 띄며 함몰는 그다지 없는 것처럼 보이나, 입체시를 하면 유두 창백의 바깥쪽에서 함몰이 일어나고 있음을 알 수 있다.

## 검안경에 의한 유두 검사의 요령

① 유두의 크기에 주의해야 한다. 작은 유두는 함몰이 작아도 시야 변화가 있는 경우가 많다.

② 유두 또는 주변 혈관의 주행에 주의한다. 사소한 혈관의 굴곡도 함몰이 있는 경우가 있다.

③ 검안경의 광속을 유두에서 조금 흔들면 입체감이 생길 수 있다.

④ 함몰의 형상이 세로로 길게 되어 있거나, rim에 notching 또는 splinter hemorrhage(파편상 출혈)가 있을 경우에는 특히 주의한다.

⑤ 유두 창백보다 유두 함몰의 범위가 넓다는 것을 잊지 말아야 한다.

⑥ 검안경으로 안저를 관찰하고 있을 때 입체적인 것을 항상 염두에 두어야 한다.

# VI

# 후안부 질환

# 1 투과조명법(Transillumination, diaphanoscopy), 안저 검사법(Funduscopy)

투과조명법은 최근 그다지 행해지고 있지 않는 경향이 있으나 세극등 현미경에 의한 검사가 곤란한 유아의 검사나 왕진할 때의 간편한 검사법으로 중요하다. 또 세극등 현미경 검사나 도상경 안저 검사를 즉시 할 수 있도록 하기 위해서 반드시 꼭 해두어야 할 검사이다. 안저 검사는 세극등 현미경에 의한 전안부 검사와 더불어 안과의 암실에서의 검사법 중에서 가장 중요한 검사법이다. 후안부 질환의 검사법으로 안저 검사에는 여러가지 방법이 있으나 목적에 따라 적당히 병용하여 구분 사용한다. 예전의 안저 검사는 주로 단안 도상경 검사와 직상경 검사의 병용이었으나 보다 정밀하게 동적 입체적 관찰이 가능한 양안 도상경 검사와 세극등 현미경에 의한 안저 검사의 병용이 널리 보급되어 있다.

## 산동

투과조명법 · 안저 검사 모두 산동하지 않은 상태에서 검사할 수 있으나 광량이 제한될 뿐 아니라 한번에 볼 수 있는 범위도 좁아서 병변을 놓치기 쉽다. 협우각에서 녹내장 발작을 유발할 가능성이 없다면 산동 후 검사해야 한다. 산동에는 일반적으로 0.5% tropicamide와 0.5% phenylephrine을 사용한다.

## 투과조명법

암실등과 평면경을 사용하여 피검사자의 동공 안에 평행광선을 비추어 얻어지는 안저로부터의 황적색 반사광과 그 속의 그림자를 관찰하는 방법이다(그림 1). 투영 광원으로 직상 검안경(direct ophthalmoscope), 검영경(retinoscope) 또는 편의적으로 단안 도상검안경(indirect ophthalmoscope)을 대용할 수 있다. 단안 도상경을 사용하는 경우에는 광원을 가능한 한 검사자의 눈 가까이에서 피검사자의 동공 안에 비추면 양호한 안저 반사를 얻을 수 있다. 투과조명법으로 중간 매질의 혼탁을 알 수 있을 뿐 아니라 핵성 근시나 원추각막 등의 국소적인 굴절이상도 검출할 수 있다. 또 임의의 각도에서 빛을 눈 안으로 투영할 수 있어 단시간 내에 사소한 유리체 혼탁의 위치나 형태를 비교적 쉽게 파악할 수 있다. 피검사자에게 혼탁하게 보이는 위치를 미리 물어 보고 그 방향에서 투과조명하면 좋다.

유리체 혼탁의 방향으로 투과조명하면 동공 내에서 확대된 검은 그림자로 떠오른다. 혼탁의 상세한 소견은 찾지 못하지만 단순한 혼탁의 위치와 대략적인 형상을 알기 위해서는 중요하다. 유리체 변성이나 후부 유리체 박리에 수반되는 유두 앞의 글레어 환(glare ring) 등을 관찰하기에 적합하다.

## 안저 검사

유리체 앞 1/3까지는 세극등 현미경으로 관찰되지만 그보다 후안부의 관찰은 안저 검사법을 하여야 한다. 안저 검사법은 대별해서 직상경에 의한 검사, 도상경에 의한 검사, 세극등 현미경에 의한 검사가 있다. 각각의 특징은 다음 장에 나타나 있으므로 여기서는 초보자에게 유용한 간단한 검사 요령만 설명한다.

### ⓐ 직상 검사법

시신경 유두를 기점으로하여 코쪽 아래 · 위, 귀쪽 아래 · 위의 4방향으로 시점을 이동시키면서 동정맥의 교차 현상 등을 검사하고 피검사자가 눈부심에 익숙해지면 황반부를 검사한다. 넓은 시야를 얻기 위하여 지나치게 피검사자에게 가까이 다가가면 직상경을 움직이기 어려워져서 오히려 안저를 광범위하게 관찰하기 어렵다.

### ⓑ 도상 검사법

도상경에 의한 검사에서는 렌즈의 위치와 광선을 입사시키는 방법이 중요하다. 동공이 비구면 볼록렌즈에 가득차도록 확대되는 위치에 렌즈를 놓는다. 적정 거리에 익숙해지려면 하얀 종이에 5 mm각의 ■를 그려서 이것이 균일하게 렌즈에 가득차게 되는 거리(그림 2)를 기억해 둔다.

안저 검사를 할 때 렌즈를 동공으로부터 적정거리를 맞추려고 하면 동공 안의 상이 렌즈에 가득차는 순간 직상이 도상으로 변한다. 초점거리가 짧은 +20.00D나 +28.00D의 렌즈를 사용 할 때에는 반대로 렌즈를 동공 가까이 움직이면 도상 그대로 동공 안의 안저상이 확대되므로 상을 놓치는 경우는 없다.

시선과 조명광 모두가 동공 안에 충분히 들어가고 시선과 조명광이 분리되어 있으면 양호한 안저상을 얻기 쉽다. 따라서 단안 도상 검사를 할 때 수직 방향의 안저 주변부 검사에서는 광원을 검사자 눈 오른쪽 옆에, 수평 방향의 안저 주변부의 검사에서는 광원을 검사자 눈의 바로 아래에 놓고 검사한다(그림 3).

공막 압박을 병행하여 양안 도상경을 사용하는 경우에는 가끔씩 압박부를 잊게 된다. 우선 안검에 공막 압박자를 대고(압박은 하지 않고) 안저 반사가 회백색으로 변하는 방향을 확인한 후 볼록렌즈를 삽입한다. 양안도상경으로 가장 주변부의 안저를 관찰할 때에는 렌즈면이 피검사자의 홍채면에 평행이 되도록 놓는다.

### ⓒ 세극등 현미경에 의한 안저 검사

안저 관찰용 콘택트렌즈를 사용하는 접촉법과 전치렌즈를 사용하는 비접촉법이 있다. 전자는 Goldmann 삼면경을 사용하여 직상 또는 반사상(reflected image)으로 관찰하는 방법과 panfunduscope를 사용하여 도상으로 관찰하는 방법이 있다. 후자에는 Hruby lens(약 −58D)를 사용하여 직상으로 관찰하는 방법과 El Bayadi−Kajiura lens나 +60D, +78D, +90D 등의 렌즈를 사용하여 도상으로 관찰하는 방법이 있다. 어느 것도 확대된 안저 상의 입체시가 가능한 정밀한 안저 검사를 할 수 있으나 비침습으로 정밀하고 동적인 관찰이 가능한 +90D lens를 사용하는 방법이 보급되고 있다.

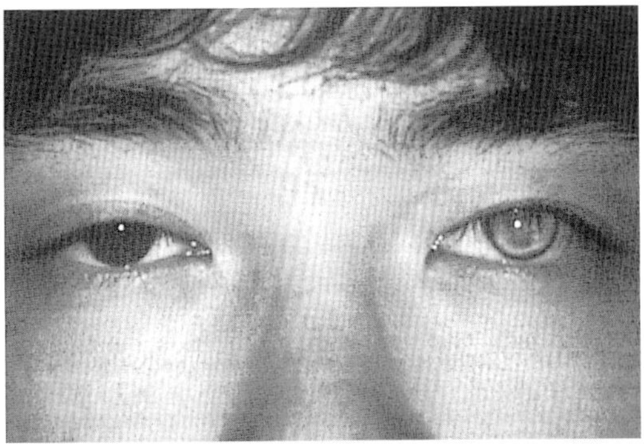

그림 1 투과조명법에 의하여 안저로부터의 황적색 반사광을 볼 수 있다.
이 사례는 왼쪽 눈에서 핵경화가 보인다.

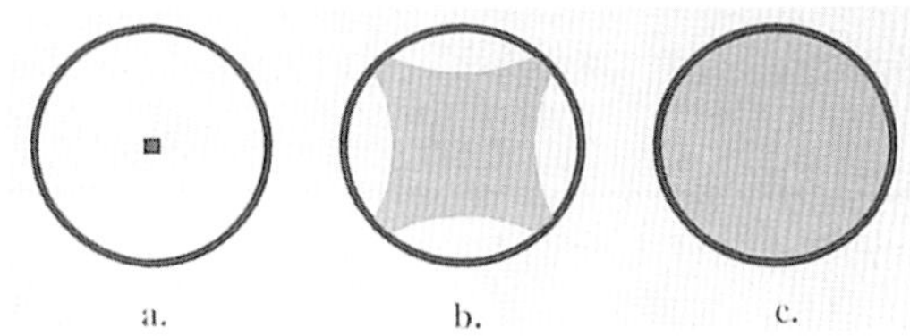


그림 2 a. 갖고 있는 도상경은 사용하지 않고, 5 ㎜ 각의 ■를 볼록렌즈로 확대한다.
b. 거리가 부적당하면 렌즈의 틀 안에 흰부분이 남는다.
c. ■가 알맞게 가득하게 되는 거리를 인지한다.

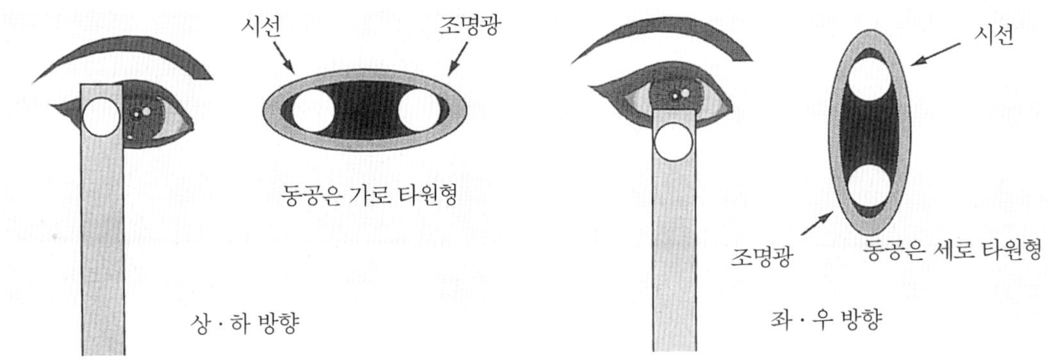


그림 3 피검사자에게 상 · 하 방향을 주시시키면 동공은 가로 타원형으로 된다. 시선과 조명광 양쪽을 동공 안에 잘 들어가게 하기 위하여, 광원을 검사자 눈의 오른쪽 옆에 놓는다. 또 피검사자에게 좌 · 우 방향을 주시하게 하면 동공은 세로 타원형으로 되므로, 광원을 검사자 눈의 아래에 놓으면 좋다.

세극등 현미경에 의한 안저 검사에서 안저의 상 · 하 주변부를 관찰할 때에는 입체시를 얻기 쉽지만 좌 · 우 주변부의 관찰할 때에는 곤란하다. 슬릿의 흔들림각을 작게 하거나 슬릿을 수평 방향으로 하고 광속을 전후로 경사지게 한다. 또 삼면경으로 안저 주변부를 보기 위해서는 거울면을 반대로 주변으로부터 떨어뜨리 듯이 움직인다.

Panfunduscope나 전치 볼록렌즈의 경우는 익숙해지기까지는 슬릿의 흔들림각을 작게 하고, 저배율로 관찰을 시작한다. +60D나 +78D는 안저를 크게 확대할 수 있는 장점이 있기는 하지만, 검사거리가 길어지므로 피검사자를 약간 뒤로 젖히게 하는 것도 필요하다. 후부 유리체를 관찰할 때에는 슬릿폭을 가늘게 하여 무적색 필터를 넣으면 안저로부터의 반사를 최소한으로 할 수 있어 관찰하기 쉽다. 또 유리체의 소견은 전치 볼록렌즈를 사용하여 동적으로 관찰하는 것이 보기 쉽다.

# 2 직상, 단안, 양안, 세극등 현미경 안저 검사법의 장점과 단점

안저 검사법에는 직상검안경을 사용하는 직상검사법, 단안 또는 양안 도상검안경을 사용하는 도상검사법, 그리고 세극등 현미경에 보조렌즈를 사용하는 3가지 방법으로 대별할 수 있다. 여기서는 각 검사법의 장 · 단점을 비교하여 설명한다.

## 직상 검사법

직상 검안경을 사용하여 피검사자 동공의 하반부로 조명광을 입사시켜 안저에서 반사되어 나온 빛을 동공의 상반부에서 검사자의 눈에 들어가도록 하여 얻어진 직립 허상을 관찰하는 방법이다.

### 장점

직상 검안경 본체는 매우 간단하므로 들고 다니기에 편리하다. 사용 방법도 간단하여 초보자라도 안저를 볼 수 있다. 검안경의 극히 작은 움직임으로도 관찰 시야를 이동시킬 수 있기 때문에 후극부의 관찰이 쉽다. 적은 광량이므로 피검사자의 눈부심이 적어 후극부는 산동하지 않아도 관찰할 수 있다. 상의 확대율은 약 15배의 고배율로 정밀한 관찰이 가능하다. 또 검안경에 내장되어 있는 보정렌즈를 이용하여 안저의 융기나 함몰의 정도를 정량화할 수 있다.

### 단점

관찰 시야가 20°, 1.5mm 유두직경 이내로 좁아서 안저의 전체 상을 파악하기에는 적당하지 않다. 특히 안저 주변부를 보는 경우 검안경이 피검사자의 안면에 걸리는 경우도 있어 관찰이 어렵다. 검사자나 피검사자가 고도의 굴절이상이 있으면 보정렌즈로 보정을 할 수 없게 되므로 관찰이 어렵다. 또 중간 매질에 혼탁이 있는 경우 다른 방법에 비하여 관찰하기 어렵다.

## 도상 검사법

도상검안경으로부터의 빛을 피검사자의 눈앞에 놓은 렌즈를 통해서 입사시켜 안저에서 반사되어 나온 빛을 같은 렌즈로 집광하여 맺어진 도립 실상을 관찰하는 방법이다. 손으로 드는 형식인 단안 도상검안경을 사용하는 단안 도상 검사법과 이마에 고정시키는 도상검안경을 사용하는 양안 도상 검사법이 있다.

### ⓐ 단안 도상 검사법

장점

관찰 시야가 넓고 또 검사자의 움직임이 여러 방향에서 안저를 조명할 수 있기 때문에 최대 주변부를 제외한 거의 안저 전체의 관찰이 가능하다. 광량이 많으므로 어느 정도의 중간 매질 혼탁이 있어도 관찰이 가능하다. 초점심도가 크기 때문에 관찰거리는 어느 정도 바꿀 수 있다.

단점

피검사자의 눈부심이 강하므로 산동이 필요하다. 배율이 낮기(+14D는 약 4배, +20D는 약 3배) 때문에 정밀한 관찰에는 부적당하다. 항상 검사자 눈 · 광원 · 렌즈 · 피검사자 눈의 상호 위치 관계를 유지하는 데 어느 정도의 숙련을 요한다. 도상이기 때문에 익숙해지기까지는 실제 안저와의 위치 관계를 파악하기 힘들다. 한쪽 손에 렌즈, 한쪽 손에는 검안경을 잡기 위하여 양손이 모두 사용되므로 검사 중에 다른 조작은 할 수 없다.

### ⓑ 양안 도상 검사법

장점

입체시가 가능하므로 유리체와 망막과의 유착 · 견인, 망막박리 범위 등의 입체적인 관찰에 적합하다. 소동공형을 사용하면 산동이 불량한 경우라도 관찰이 가능하다. 이마 고정식이므로 한쪽 손을 사용할 수 있으므로 공막 누르개를 이용하여 최대 주변부를 관찰하거나 냉동 응고 probe를 사용하여 망막박리 수술도 가능하다.

단점

단안의 경우보다 조작이 복잡하여 숙련을 요한다. 기종에 따라서는 중량이 커서 장시간의 검사에는 적합하지 않다. 일반적으로 값이 비싸다.

## 세극등 현미경에 의한 안저 검사법

세극등 현미경을 사용하여 후부 유리체, 망막을 관찰하기 위하여는 콘택트렌즈 또는 전치렌즈가 필요하다. 이들을 이용하여 고배율로 입체적으로 관찰할 수 있다.

### ⓐ 콘택트렌즈를 사용하는 방법

가장 널리 사용되고 있는 것은 Goldmann 삼면경이다. Panfunduscope는 주로 범 망막 광응고에 사용된다. Goldmann 삼면경의 후극부 렌즈로는 직립 허상을, panfunduscope로는 도립 실상을 관찰 한다.

장점

고배율로 입체적으로 관찰할 수 있으며 광학적 수차가 적기 때문에 선명한 상을 얻을 수 있다. 거울을 사용하면 주변부까지 관찰 가능하며 ora serrata attachment를 장착하면 거상연까지도 관찰할 수 있다. Panfunduscope로는 넓은 시야를 얻을 수 있다.

단점

세극등 현미경이 있는 암실에서만 검사 할 수 있다. 조작이 복잡하여 숙련을 요한다. 각막의 영향을 무시할 수 없고 피검사자의 고통도 크다. 또 감염의 위험성도 항상 염두에 두어야 한다. 안구를 압박하기 때문에 저안압의 경우는 Descemet막 주름벽이 생겨 안저 관찰이 곤란하다. 안구를 급격히 움직이면 렌즈가 각막에서 어긋나기 쉬우므로 동적인 관찰에는 적합하지 않다.

### ⓑ 전치렌즈를 사용하는 방법

전치렌즈에는 이전부터 사용하고 있는 Hruby lens(−58.6D의 평오목렌즈)와 EL−Bayadi−Kajiura lens(+58.6D의 볼록렌즈) 등이 있으나 최근에는 +60D, +78D, +90D의 비구면 렌즈가 자주 사용되고 있다. 관찰되는 상은 Hruby lens는 직립 허상을, 기타 렌즈는 도립 실상이다.

장점

각막과 접촉하지 않으므로 감염의 위험성이 없고 또 압박하지 않기 때문에 수술 직후부터 사용 가능하다. 동적 관찰을 하기 쉽다. 안저 상과 반사광이 떨어져 있으므로 세극등 현미경 사진 촬영에 적합하다.

단점

콘택트렌즈에 비하면 선명도가 약간 떨어진다. 피검사자의 눈과 세극등 현미경 사이의 거리가 길어지므로 검사거리가 짧은 세극등 현미경으로는 약간 조작하기 어렵고, 도상이기 때문에 위치 관계를 파악하기 힘들다.

# 3 직상검안경(Direct ophthalmoscope)

직상검안경은 안저를 관찰하기 위한 기본 기구이다.

## 원리와 부가 기능

1851년 독일의 von Helmhortz는 그림 1에 나타난 광학 원리의 직상검안경을 발명하였는데 이것이 현재 사용하고 있는 직상검안경의 기본 원리이다. 그림의 광원 A를 나온 빛이 유리판 B에서 그 일부가 반사되어 피검안의 망막 C에 조명되고 망막 C의 반사광선은 유리판 B를 통과하여 검사자의 망막D에 도달하여 직립 허상이 관찰되지만, 검사자와 피검사자 눈의 굴절력에 따라 삽입렌즈 E를 필요로 한다. 초기의 직상검안경 광원은 석유램프나 가스등이었고 태양광도 사용되었으나 회중 전등용 소형 텅스텐 백열전구(2860 K)의 발달에 의하여 전기 검안경(electric ophthalmoscope)이 완성되었다. 그후 할로겐 전구(3.5V에서는 3150K의 사용으로 광량의 증가를 거쳐 오늘날 여러 가지의 부가적 기능을 갖추게 되었다. 부가적 기능으로는 임의의 광량 조절, 각막 반사의 제거(실린더 렌즈를 조명 광로에 넣어 동공 아래쪽에서 타원 입사하는 작은 동공에 대한 대책이나 편광필터의 사용 등), 각종 spot를 구비한 aperture dial(주시표, slit, large spot, small spot, 적색 제거 필터 등), 먼지 방지 커버 겸용 편광필터 등이 장비되어 다기능이면서 사용하기 쉽도록 발전되어 왔다. 또 시도 다이얼이나 우수한 렌즈 타켓트 기구를 사용한 것도 있다.

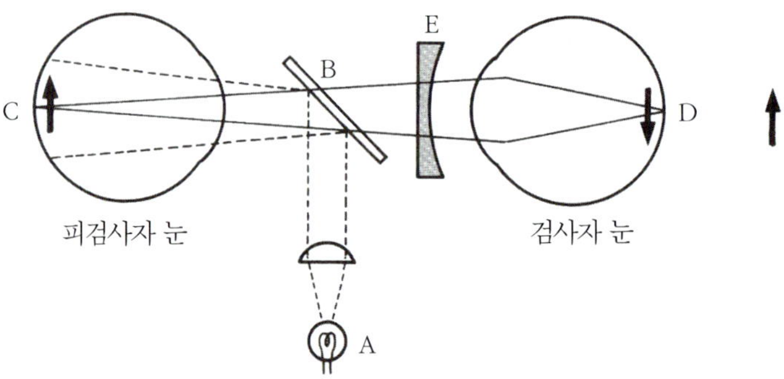

그림 1 직상경의 광학 원리

## 적용과 한계

### 장점

① 배율이 약 15배이며 미세한 변화의 파악에 적합하다

② 주시점의 확인이나 C/D비의 측정, 안저 혈압 측정에 필수적이다.

③ 렌즈의 삽입에 의하여 3차원적 관찰도 가능하다.
④ 각막에 비접촉적이며 무산동 상태에서의 검사가 가능하다.
⑤ 검사 방법이 간단하여 비전문가라도 쉽게 행할 수 있다.
⑥ 소형, 경량, 전원 불필요 등으로 휴대하기가 쉽다.

단점

① 시야가 약 10° 정도로 좁아 관찰 범위가 제한된다.
② 각막 혼탁이나 백내장 등 매질 혼탁이 있으면 검사가 곤란하다.
③ 광학적으로 안구 압박 등의 왜곡에 약하다.
④ 피검사자의 눈에 근접해야 한다.
⑤ 청결을 요하는 상황에서의 사용에는 부적합하다.
⑥ 먼지가 붙기 쉽고 구조적으로도 약해서 사용 기간에 제한이 있다.

## 기구의 선택

검사 장치로서는 소형이므로 휴대가 가능하지만, 비교적 중량이 있는 보급형 직상검안경 중에서도 가벼워서 휴대하기 쉬운 포켓(pocket)형도 있다. 보급형의 전원은 전지식, 충전식, 트랜스식, fiber용 할로겐 projector에 접촉하는 fiber식이 있으며, 광원은 할로겐 전구가 사용되고 조명 광량의 조절이 가능하다. 렌즈의 교환은 여유가 있는 기종에서는 −30～+38D로 상당히 광범위하며 일반적으로 1.00 D 간격의 연속 가변적이다. 렌즈를 연속적으로 가입하기 위하여 여러 가지 개량이 이루어지고 있으나 그 범위가 너무 넓게 되면 복잡해지기 쉽고 또 전체적으로 가입 도수를 나타내는 디옵터 표시창의 시인성이 좋지 않게 된다. 조리개로 large, small, red free, slit, 무적색, 주시표, 측정 시표, 반원, 백색(4000K) 등의 spot이 준비되어 있다.

포켓형은 전지 · 충전식이 일반적이며 할로겐을 사용하고 있는 것이 거의 대부분이지만 2.5-2.8 V로 작은 전구이다. 렌즈 교환의 폭도 좁고, -20 - +20 D로 그 간격도 빠진 것이 많으나 젊은 검사자는 조절력으로 해결할 수 있으므로 큰 단점은 아니다. 부속 조리개는 3가지 정도이다. 충전식은 충전을 되풀이 할 때마다 사용 시간이 짧아진다. 이 단점을 보충하기 위하여 때때로 충전 전에 완전 방전시키는 것이(10시간 정도 switch-on으로 방치) 필요하다.

어느 기구를 사용하는가는 각 검사자의 목적에 따르는데, 직상검안경은 먼지의 부착 등으로 장기간 사용은 곤란한 소모품이라는것, 비교적 싼 검사 기구라는것, 백열 전구와 할로겐 전구 모두 수명이 짧으며 기종마다 다른 특수한 전구가 사용되고 있는 소모품 이라는 것을 알고 있어야 한다.

## 검사 대상

직상검안경에 의한 직상 안저 검사는 시신경 유두, 황반부를 포함하는 후극부 망막의 관찰에 적합하며 약 15배의 확대가 얻어지므로 성인병인 고혈압성 병변, 모세혈관류 등 초기 당뇨병성 병변, 녹내장에 의한 시신경 병변 등의 관찰에는 적합하지만 중간부와 주변부 망막의 관찰, 망막 박리나 진행된 당뇨병성 망막증이나 입체적 관찰에는 적합하지 않다.

## 검사 방법

검사를 위하여 반드시 산동할 필요는 없으나 산동하는 것이 검사하기 쉽다. 검사자는 잘 쓰는 쪽 손에 직상검안경을 잡고 검지를 렌즈 회전반에 대고 오른쪽 안저의 검사는 오른쪽 눈으로, 왼쪽의 검사는 왼쪽 눈으로 관찰한다. 미리 검사자와 피검사자의 굴절력을 고려하여 삽입렌즈를 설정해 놓으면 좋다. 그러기 위한 삽입 렌즈의 도수는 (검사자와 피검사자 굴절력의 합) - (-2D)가 된다.

암실 내에 주시점을 만들어 양안으로 이것을 주시하게 하면서 직상검안경의 창을 통하여 관찰하는데 우선 렌즈 회전반을 회전시켜 관찰상을 보다 선명하게 해야 한다. 관찰에는 관찰 시야를 바꾸어 가는 것이 필요하며 이것으로서 단점인 좁은 시야 문제를 해결한다. 일반적으로 시신경 유두를 기점으로 하여 각 방향을 관찰한다. 3차원적 관찰은 렌즈 교환으로 유두함몰의 정도나 종양의 돌출도를 변화시키는데 요구되는 렌즈의 도수 차이를 이용하여 계측하는 방법과 슬릿을 사용하여 직선 상 편위로 판단하는 방법이 가능하다. 유리체 박리와 혼탁의 관찰을 위해서는 (+)렌즈를 가입한다.

# 4 단안 도상검안경(Monocular indirect ophthalmoscope)

단안 도상검안경의 원리는 그림 1-a와 같으며 집광렌즈로 조명광을 안저에 비추어 렌즈로부터 얻어지는 안저의 도립 실상을 관찰하는 것이다.

## 용구

### 1) 오목거울, 도상검안경

이전엔 조명광을 집광시키기 위하여 초점거리 25 cm 정도의 오목거울과 점광원을 사용하였으나 현재는 단안 도상검안경으로 불리는 것(그림 2)을 광원으로 한다.

### 2) 집광렌즈

+14D, +20D, +28D 등에서 선택한다. 굴절력이 높아질수록 시야가 넓어져 주변부를 관찰하기는 쉬우나 어두워지고 확대율이 낮아지고 움직임도 나빠진다. 일반적으로 망막의 미세한 병변의 관찰에는 +14D, 열공의 검색이나 유리체의 관찰에는 +20D가 널리 사용된다.

## 방법

그림 1과 같이 검사자의 눈, 광원, 집광렌즈, 피검사자 눈과의 관계를 유지한다. 피검사자와 약 50 cm 정도 떨어져 마주보고 앉아서 검사자 눈 가까이에 광원을 놓아 피검사자 눈을 비추고 피검사자 눈 앞에 집광렌즈를 놓는다. 피검사자 눈의 동공에서 렌즈까지의 거리는 사용 집광렌즈의 초점거리이다. 이 관계를 지속하는 것이 초보자에게는 어렵다. 피검사자가 정시인 경우 안저 상은 거의 평행으로 집광렌즈로 향하고 검사자 쪽의 렌즈 초점에서 도립 실상으로 된다. 그 상을 검사자는 명시거리(25~30 cm)에서 관찰한다(그림 1-b). 피검사자가 눈부심을 느끼지 않는 범위 내에서 관찰 광량을 조절하고 도상을 보이는 대로 그리는 것이 좋다. 따라서 실제 안저는 그려진 그림을 180° 회전시키면 된다.

## 특수한 검사의 요령

### ⓐ 주변부의 관찰

초점거리가 짧고 조작 거리가 어느 정도 자유로운 +20D를 사용하는 것이 가장 좋다. 피검사자의 협력과 산동이 잘 되었으면 거상연 가까이까지 관찰이 가능하지만 그보다 더 주변부는 도와주는 사람에게 공막을 누르게 하거나 누르개와 양안도상검안경을 사용한다.

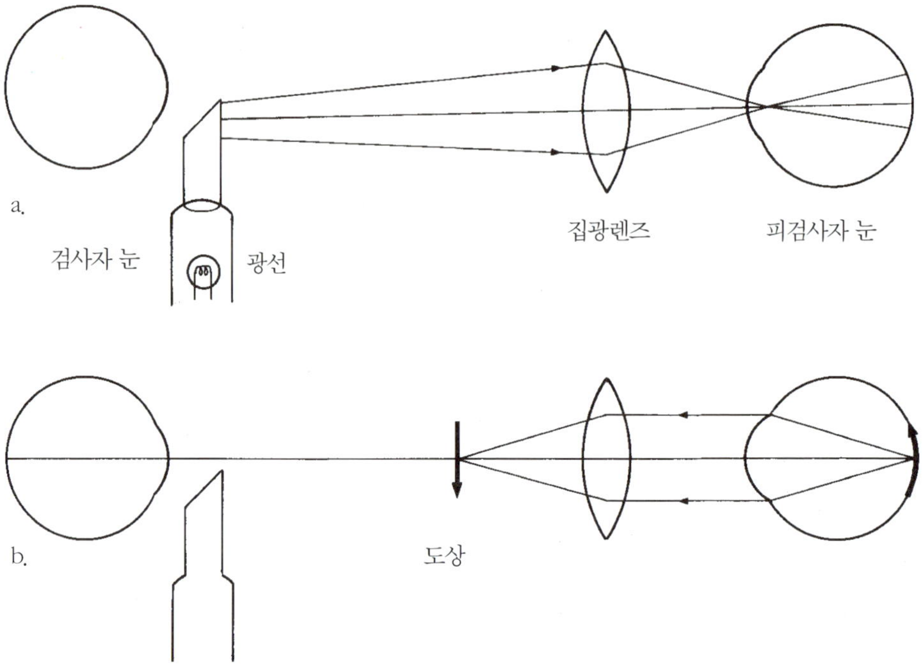


**그림 1** 단안 도상검안경의 원리

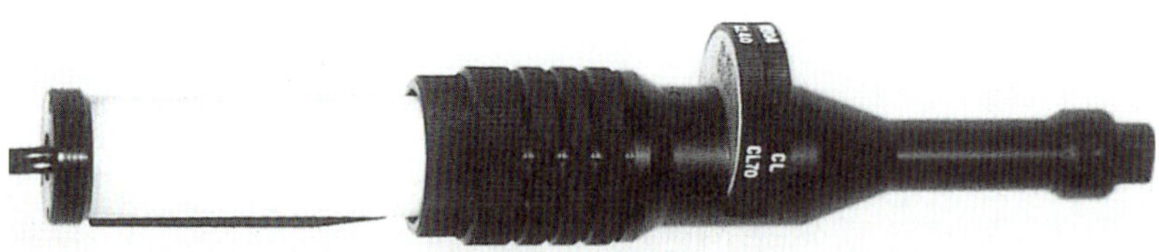

**그림 2** 단안 도상검안경

## ⓑ 유리체의 관찰

집광렌즈를 조금 떨어지게 하여 유리체 쪽에 초점이 오도록 한다. 또 광원의 광속을 작고 좁게하여 검사자 눈으로부터 조금 밀어 옮겨 비스듬히 빛이 닿도록하면 유리체 혼탁, 유리체 견인의 방향 등을 잘 관찰할 수 있다.

## 검사가 곤란할 경우

### ⓐ 백내장, 유리체 혼탁, 출혈이 있는 경우

입사광을 좁고 작게하여 강한 광량으로 관찰한다. 검사자 눈과 광원을 조금 밀어 옮기면 혼탁으로부터의 직접 반사가 감소되어 망막 관찰이 쉬워진다.

### ⓑ 산동이 안되는 눈

홍채에 빛이 닿아 난반사하지 않도록 광속을 작게 조인다. 안저가 보이면 피검사자의 주시는 그대로 두고 광속을 광원부(피검사자의 앞)에서 돌려 그 주위를 관찰하는 것을 반복한다. 황반부는 각막 표면에서의 반사와 대광반사 때문에 관찰이 곤란하다.

### ⓒ 유리체 내에 가스가 있는 경우

유리체 수술 후에 유리체에 가스(gas)를 넣는 경우가 있다. 가스가 수정체나 동공을 덮은 면적, 유리체액의 혼탁 등에 따라 곤란도는 다르지만 관찰의 기본은 피검사자와 검사자의 자세에 있다. 공기를 통하여 망막을 보는 경우는 피검사자를 복와위(ventral decubitus, 선자세나 앉은 자세에서 마루를 보게함)나 측면와위(cateral decubitus, 앉은 자세에서 목을 비스듬이 기울이게 함)로 하게 하고 검사자는 피검사자의 발밑에서 무릎을 꿇고 위쪽을 올려다 보기도 한다. 아래쪽에 액체를 통하여 망막을 보는 경우는 피검사자에게 약간 아래쪽을 보게 하고 검사자는 위에서 아래쪽 망막을 동공을 통하여 관찰한다. 측면와위도 마찬가지로 반대쪽을 관찰할 수 있다. 이와 같이 가스가 들어 있어도 안저 전체를 관찰하는 것은 가능하나 열공 폐쇄를 목적으로 가스를 채워놓은 경우는 관찰 중에 자세가 치료에 불리한 영향을 주지 않도록 해야 한다.

# 5 양안 도상검안경(Binocular indirect ophthalmoscope)

## 의의

양안 도상 검사는 일반적인 단안 도상 검사와 달리 양안으로 안저를 관찰하여 망막·유리체 병변을 후극부에서 주변 전역에 걸쳐 입체적으로 관찰할 수 있는 검사법이다. 입체적인 안저 관찰은 세극등 현미경에 의한 3면경 등을 사용한 안저 검사로도 가능하지만 양안 도상검안경에 의한 안저 검사법에서는 피검사자를 임의의 자세나 머리 위치를 바꾸면서 안저 관찰이 가능하다(그림 1). 또 자유로운 한쪽 손으로 공막 압박자를 사용하여 공막을 눌러 안쪽으로 함몰시키면서 검사를 할 수 있다. 따라서 양안 도상 검사는 망막과 유리체의 관계나 박리된 망막 그 자체를 보다 입체적이며 동적으로 파악할 수 있을 뿐 아니라 공막 압박에 의하여 숨겨진 망막 열공이나 작은 소열공을 확인할 수 있는 뛰어난 검사법이다(그림 2).

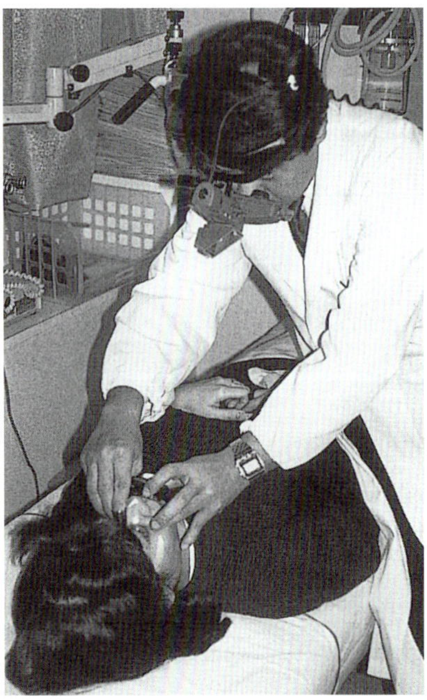

**그림 1** 양안 도상검안경에 의한 안저 검사법
피검사자를 똑바로 눕게 하여 상방 주변부의 열공을 관찰하고 있다. 정밀 검사를 하고 싶은 부위에 따라서 검사자 자세나 머리 위치를 바꾼다.

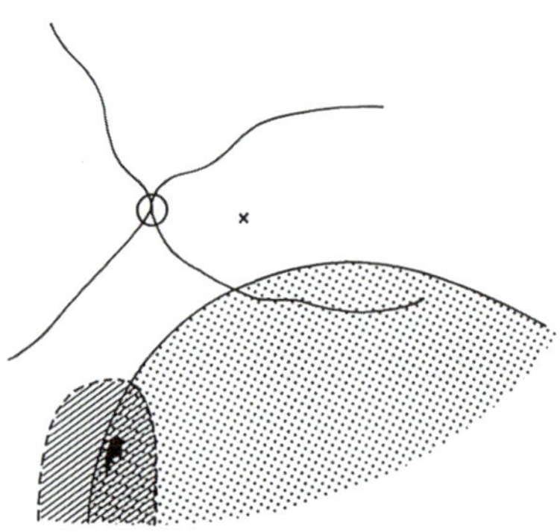

**그림 2** 망막박리의 경사면이나 주름 내에 숨겨진 망막 열공은 공막 압박으로 망막박리를 이동시키면 확인하기 쉽다.
또 선 모양의 열공이나 작은 열공은 공막 압박으로 열공이 확대되므로 보기 쉽다.

## 방법

우선 점안제로 피검사자의 동공을 최대로 산동시켜서 앉은 자세나 반듯이 누운 자세에서 양안 도상검안경에 의한 안저 검사를 한 후, 점안 마취를 하고 공막 압박자를 사용하여 검사하려는 부위의 공막벽을 안검 또는 결막 위로부터 안쪽으로 함몰시키면서 양안 도상검안경으로 관찰한다(그림 3). 일반적으로 +20D의 비구면 렌즈를 사용하지만 작은 동공이나 소아의 안저 관찰은 +28D의 렌즈를 사용하는 경우도 있다. 공막 압박법에 의한 검사를 할 때의 자세는 일반적으로 반듯이 누운 자세이며 정밀 검사를 원하는 부위에 따라 피검자의 자세나 머리 위치를 바꿀 필요가 있다. 실제는 냉동 응고법에 의해 Pneumatic retinopexy나 망막 열공 폐쇄술을 행하는 경우와 마찬가지 요령이며 검사 뿐 아니라 치료의 목적으로 자세나 머리의 위치를 변화시키면서 안저 관찰을 할 수 있도록 숙련해야 한다.

## 검사의 요령

우선 안구를 그다지 편위시키지 않고 후극부 안저를 관찰하고, 안저의 상이 양안 모두 렌즈 전체에 널리 퍼지게 해서 입체시를 할 수 있도록 양안 도상검안경의 동공거리 및 조명광의 방향을 설정한 후 후극부에서 연속으로 주변부 관찰을 하여 동일한 상이 얻어지도록 숙련한다. 이때 조명광을 약간 위쪽으로 향하게 하는 것이 관찰하기 쉬우며 검사자의 머리 위치는 타원으로 보이는 동공의 긴 축방향과 직각을 이루도록 한다(그림 4). 공막 압박법은 안구를 많이 편위시키지 않고 관찰하고 싶은 부위의 망막 병변(특히 가장 주변부 병변)을 관찰할 수 있는 시야 안으로 이끌어내는 것이 요령이다(그림 5). 안검 위에서 압박할 경우에는 압박자로 안검을 후퇴시키면서 행하면 관찰하기 쉽다. 그러나 지나치게 강한 압박을 가하면 통증 때문에 검사를 계속하는 것이 어렵게 된다. 강하게 압박할 필요가 있는 경우는 구후 마취를 한 후에 개검기를 장착하여 행한다. 작은 동공이나 부분적인 백내장으로 안저를 관찰하기 어려운 경우에는 시축간의 거리를 조절할 수 있는 작은 동공용 양안 도상검안경이 편리하다. 유리체 내에 주입된 가스를 통하여 안저를 관찰하는 경우는 기포 전면에 수직인 방향으로 기포의 중앙으로부터 관찰할 수 있는 자세와 머리 위치를 숙련해야 한다.

## 주의

산동 불량, 무수정체안, 안내렌즈 삽입안, 백내장, 유리체 혼탁 등에서는 충분한 양안 도상검안경 검사가 곤란한 경우가 있다. 어디까지나 수술 전 검사이므로 공막 압박에 의한 불필요한 침습은 피해야 하고 아울러 수술을 할 필요가 있는 경우에는 수술 중에 재차 충분한 검사를 할 생각으로 임할 필요가 있다.

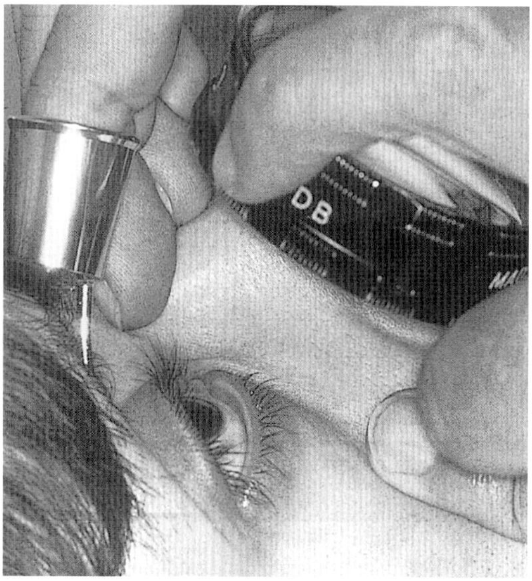

그림 3 공막 압박자를 사용한 양안 도상검안경에 의한 안저 검사.
위쪽 주변부의 열공은 공막 압박자로 공막벽을 안검 위에서 안쪽으로 함몰시키며 관찰하고 있다. 압박자로 안검을 뒤로 밀면서 행하면 보기 쉽다.

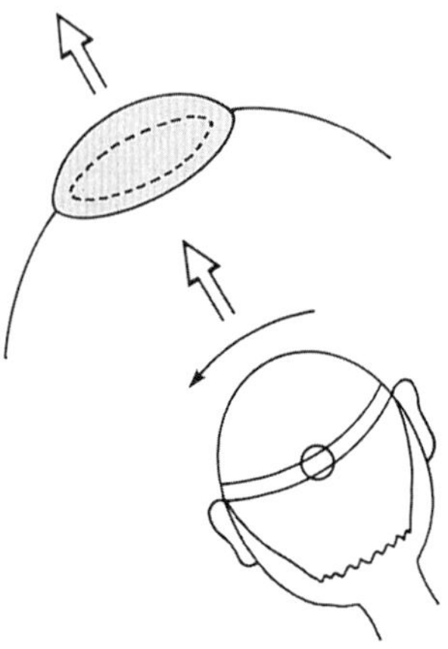

그림 4 주변부를 관찰하는 경우, 타원으로 보이는 동공의 긴 축방향과 직각이 되도록 검사자의 머리 위치를 기울이면 입체시를 하기 쉽다.

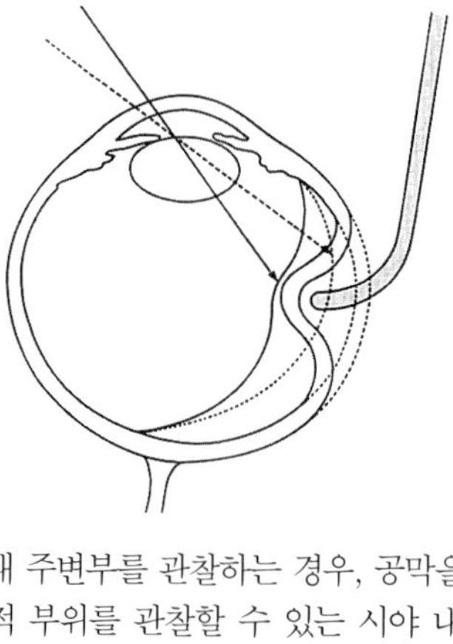

그림 5 최대 주변부를 관찰하는 경우, 공막을 압박하여 목적 부위를 관찰할 수 있는 시야 내로 이끌어 낸다. 특히 가스가 주입된 사례에서는 유용하다.

# 6 세극등 현미경

## 양안 삼면경(binocular three mirror)

양안 도상검안경에 의한 안저 검사 후 안저 및 유리체의 상태를 상세히 검사하는데 기본이 되는 것은 Goldmann 삼면경을 사용한 세극등 현미경에 의한 검사이다. Goldmann 삼면경의 구조는 각도가 다른 3장의 거울이 들어가 있고(그림 1), Ⅰ 부분으로 후극부, Ⅱ 부분으로 적도부에서 후극부, Ⅲ 부분으로는 주변부, Ⅳ 부분으로 모양체 편평부 및 우각을 보도록 되어 있다. 최대 주변부 망막 및 모양체 편평부의 관찰은 Eisner의 압박자(그림 2)를 병용하는 방법이 좋다.

사용 방법은 최대 산동을 얻은 후 점안 마취한다. 삼면경의 각막에 해당하는 부분에 겔(gel)을 바른 후 크게 개검하고 거품이 들어가지 않도록 삽입한다. 동양인의 경우 정상이라도 검열이 좁은 사람이 많으므로 10 mm 직경의 삼면경도 준비해 놓으면 편리하다. 렌즈의 고정과 회전을 쉽게 하기 위하여 팔꿈치의 지지대를 사용하는 경우도 있다. 유리체의 관찰은 슬릿 폭을 가늘게 하여 약간 비스듬하게 빛을 삽입하는 것이 관찰하기 쉽다. 먼저 후극부를 관찰한 후 주변 거울을 360° 회전시켜서 전체 주변부의 망막을 상세히 관찰한다.

## 90D 전치렌즈

망막과 유리체의 관찰용으로 개발된 렌즈(그림 3)로서 세극등 현미경에는 고정되어 있지 않고 손으로 렌즈를 유지하면서 사용한다(그림 4). 각막에 접촉하지 않으므로 백내장 등 안내 수술 직후에도 사용 할 수 있는 장점이 있다. 또 삼면경과 같이 점안 마취나 겔을 필요로 하지 않으므로 조작이 간편하여 외래 진찰을 능률화시키는 면에서도 유용하다. 산동이 양호하다면 최대 주변부도 충분히 관찰 가능하다. 이 렌즈를 사용하여 광응고를 할 수도 있다. 주의점으로는 안저가 도상으로 보이는 것, 후극부의 안저가 조금 전방에 돌출되어 보이는 점을 들 수 있으나 숙련되면 특히 문제될 것은 없다.

## Hruby lens

세극등 현미경에 장치할 수 있는 렌즈(그림 5)로 사용법은 쉽지만 렌즈 자체의 위치 이동이 한정되어 있으므로 안저 후극부의 관찰에는 적합하지만 주변부의 관찰은 곤란하다.

## El-Bayadi-Kajiura lens

Hruby lens와 마찬가지로 세극등 현미경에 장치할 수 있는 렌즈(그림 6)로, Hruby lens보다 시야가 넓고 위치 이동도 가능하지만 주변부 관찰에는 한계가 있다.

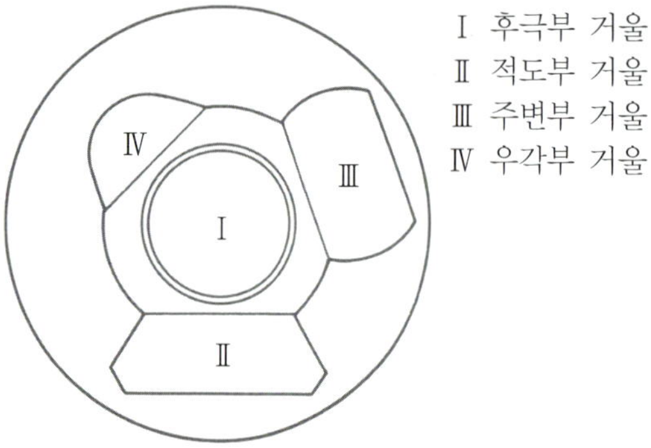


**그림 1** 삼면경의 구조
각도가 다른 3개의 거울이 내장되어 있다.

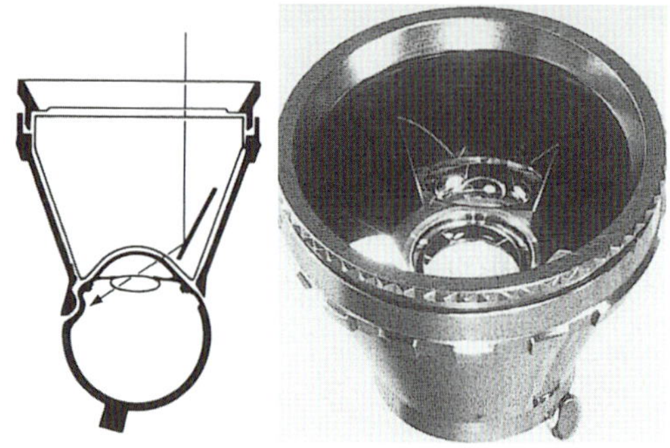

**그림 2** Eisner의 공막 압박자
3면경과 함께 가장 주변부 망막 및 모양체 편평부의 관찰을 쉽게 할 수 있다.

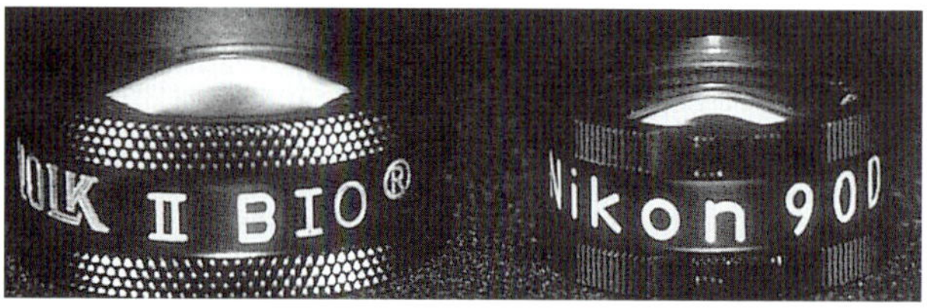


**그림 3** 90D 전치렌즈
렌즈는 작고 가벼워서 다루기 쉽다.

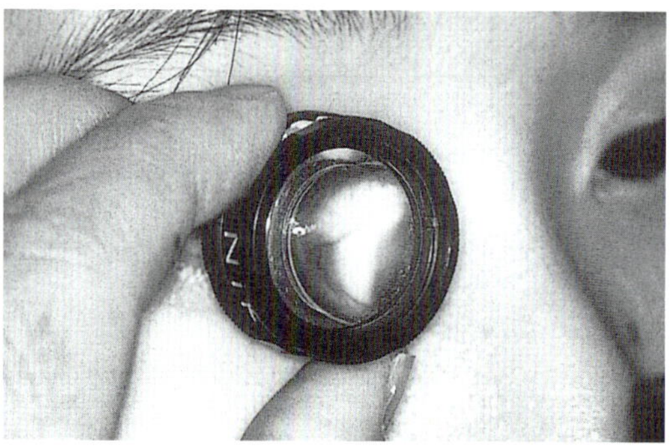

**그림 4** 90D 전치렌즈의 사용법
엄지와 검지로 렌즈를 잡고, 중지로 피검사자의 상안검을 밀어 올리면서 관찰한다.

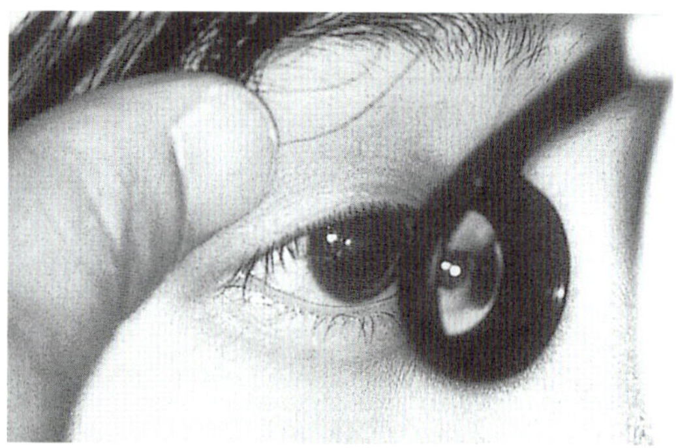

**그림 5** Hruby lens의 사용법
렌즈는 세극등 현미경에 고정되어 있으므로, 앞 · 뒤의 이동은 가능하나, 상 · 하 · 좌 · 우로는 이동할 수 없다.

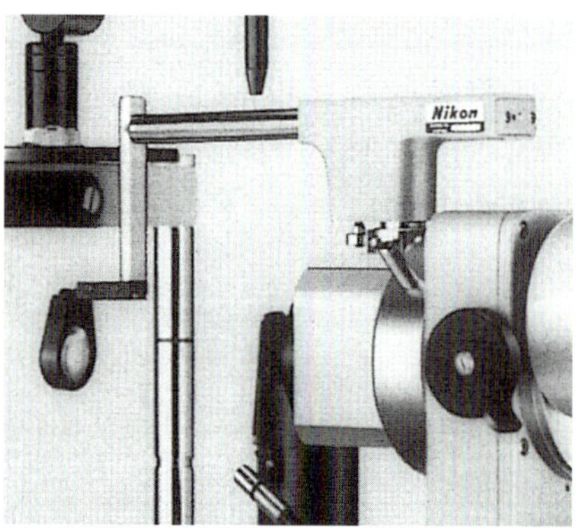


**그림 6** El - Bayadi-Kajiura lens
Hruby lens보다 시야가 넓다.

# 7 초음파 검사(Ultrasonoraphy)

## 초음파 검사의 이론

초음파의 펄스(pulse)는 사용하는 probe의 앞끝에서 발진되지만 생체 내의 조직 특성에 따라서 또는 서로 다른 음향 특성의 조직이 접하는 부분에서 반사되어 돌아온다. 이것을 시간 경과를 가로축으로, 초음파의 강도를 세로축으로 하여 브라운관 위에 표시한 것이 A-mode 상이다. 따라서 가로축은 병변의 깊이를 나타내고 세로축은 초음파 특성을 나타낸다. 딱딱한 것일수록 초음파의 반사도 강하므로 석회화를 수반하는 망막아 세포종 등은 강한 피크(peak)가 얻어진다. 또 초음파를 반사하는 막에서는 초음파가 막에 수직으로 부딪히는 경우에 가장 효율적으로 반사하며, probe를 부채꼴로 이동시키면 초음파가 지나는 면이 이루어진다. A-mode의 세로축을 브라운관 위의 계조성(gradient)으로 바꾸어 놓고 2차원적으로 절단면을 표시한 것이 B-mode이다. 최근의 우수한 기계에서는 매우 정확하게 절단면이 묘사되지만 상의 정밀함은 MRI에는 미치지 못한다. 그러나 초음파 검사의 뛰어난 점은 화상이 실시간으로 표시되어 안구 운동에 이르는 병의 움직임을 관찰 할 수 있다는 점이다(동적 초음파법). 임상에서도 할 수 있고 바로 결과가 나오는 간편성도 장점의 하나이다. 또 조직의 초음파 특성을 이용하면 종양과 낭종 감별 등의 조직 진단을 매우 정확하게 할 수 있다.

## 검사 방법

일상의 안과 임상에서 검안경 검사로 눈 안의 상세한 검사가 확실하지 않을 경우에 초음파 검사가 특히 유용하다. 일반적으로는 B-mode 검사가 편리하다. 우선 유리체 안을 확산 반향 반사로 충만될 정도로 감도를 상승시켜 관찰한다. 이때 유리체에 특수한 반향 반사가 나오지 않으면 망막 박리나 맥락막 박리가 없음을 알 수 있다. 유리체 수술 후의 재출혈에서는 거의 정상적인 초음파 상으로 되는 경우가 많다(그림 1). 유리체 중에 막모양 반향 반사가 관찰되면 후부 유리체막인지 망막 박리인지의 감별이 필요하다. Probe를 수평으로 대고 위치를 상하로 조금씩 밀어 올리거나 내리면 시신경 유두부를 포함하는 단면이 얻어지는데 이때의 유두와 막모양 반향 반사와의 위치 관계가 중요하다. 막모양 반향 반사가 유두와 연속되어 있지 않는 경우는 망막 박리는 아니다(그림 2). 그러나 오래된 망막 박리에서는 박리된 망막이 매우 엷어서 유두부와의 연속 반향 반사를 잡기 어려운 경우도 있다. 이러한 경우에는 probe를 좌우로 조금 밀어서 약간 코쪽이나 귀쪽에서 유두부를 잡는다. 이렇게 하면 probe와 막의 위치 관계가 수직에 가까워지므로 유두에 연속된 막모양의 물체가 매우 엷은 경우에도 초음파 반향 반사를 검출 할 수 있다. 또 probe를 댄 채로 안구 운동을 하게하여 막이 유두부에 연속되어 있지 않은지를 확인하는 것도 중요하다. 막모양 반향 반사가 유두부에 연속하여 깔대기 모양으로 되어있는 경우에도 대부분의 경우에서 망막 박리의 감별은

**표 1** 유리체 출혈과 망막 전체 박리의 감별

| | 유리체 출혈 | 망막 전박리 |
|---|---|---|
| 초음파 소견 | | |
| 유두와의 연속 | 완전–불완전 | 완전 |
| 막 반향 반사의 강도(A mode) | 약함 | 강함 |
| 막 반향 반사의 강도(B mode) | 엷고 불연속 | 명백히 연속 |
| 기타의 소견 | | |
| ERG | 정상 – 소실 | 소실 |
| 전방 flare 값 | 경도 상승 | 고도 상승 |
| 광원 위치 판별 능력 | 양호 | 불량 |

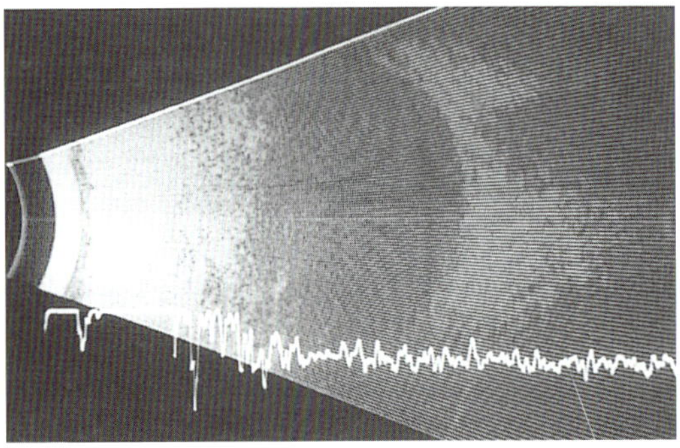

**그림 1** 증식성 당뇨병 망막증에 대한 유리체 수술 후의 재출혈.
감도를 상승시켜도 막모양 반향 반사는 관찰되지 않고 망막 박리는 없다.

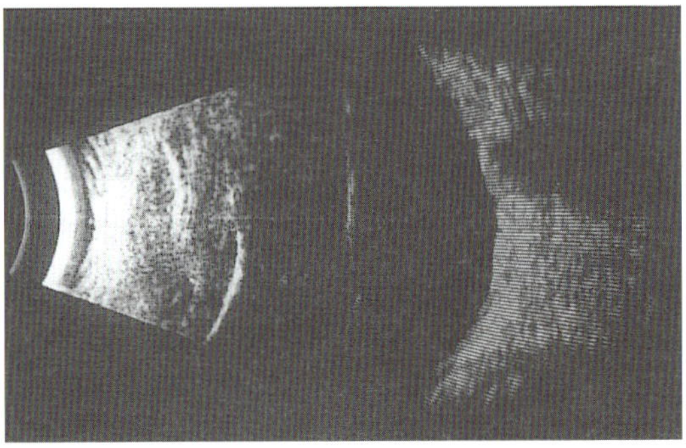

**그림 2** 증식성 당뇨병 망막증의 유리체 출혈.
막모양 반향 반사는 유두와 연속되어 있지 않으므로 망막 박리는 없다. 이후 수개월 후에 유리체 출혈은 자연 소멸되었다.

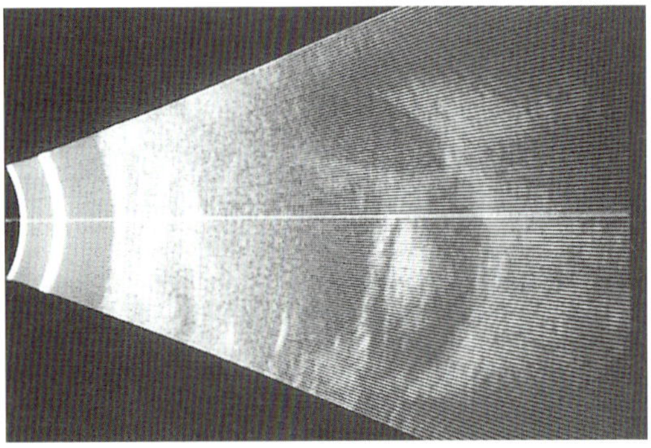

**그림 3** 증식성 당뇨병 망막증.
막모양 반향 반사는 유두와 완전히 연결되어 있으나, 유두와의 연결 부분이 가늘다.
ERG는 소멸되어 있으나, 광원 위치 판별 능은 양호했다. 유리체 수술에 의해 막모양 반향 반사는 후부 유리체막으로 확인되었다.

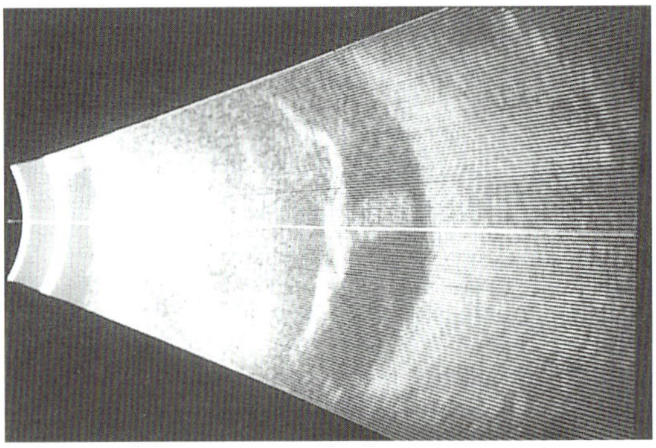

**그림 4** 증식성 당뇨병 망막증.
막모양 반향 반사는 뚜렷하게 굵고 연속되어 있다. 유두와의 연결부가 특히 굵다. 유리체 수술로 견인성 망막 박리가 확인되었다.

가능하며 그 요점은 표 1과 같다. 그림 3은 증식성 당뇨병성 망막증에 의한 유리체 출혈(유리체 박리), 그림 4는 백내장 때문에 볼 수 없었던 당뇨병성 견인성 망막 박리의 B-mode 상이다. 유리체 출혈과 망막 박리의 감별은 초음파 소견에만 국한하지 않고 다른 임상 소견과 종합하여 판단해야 한다.

# 8 안저 사진 촬영

## A 안저 촬영

안저 카메라의 원리 및 사용 설명서에 기재된 기본적 사항 등은 생략하고 실제 촬영하는 요점만 설명한다. 깨끗한 안저 사진을 찍기 위해서는 충분한 산동, 정확한 주시 유도, 안정된 시도 조절, 작동 거리 맞추기 등이 필요한다.

### 산동

충분한 산동을 얻지 못하는 눈을 촬영하는 경우에는 카메라의 setting을 작은 동공용으로 교체한다. Ring 슬릿를 작은 것으로 바꾸어 화각(angle of view)은 작게 하고 광량은 증가시킨다.

### 주시 유도

비촬영안으로 주시등을 보게 하지만 시표가 가까워 폭주를 유발하거나 코 방향에서 카메라가 방해되어 주시등을 사용할 수 없는 경우에는 가상의 한 점을 보게 한다. 한쪽 눈 촬영 후 잔영 때문에 그 눈으로는 주시등이 보이지 않을 때에는 촬영안으로 우선 ring 슬릿의 중심을 보게 한 후 조금 더 오른쪽 또는 왼쪽으로 유도한다. 몇 장 촬영하게 되면 처음에 촬영한 눈으로 주시등을 볼 수 있게 된다. 그러므로 촬영은 비교적 찍기 어려운 왼쪽 눈부터 하는 것이 낫다(촬영자가 오른손잡이일 경우). 턱이나 이마의 고정을 확인하면서 눈 깜박거림을 8~10초 간격으로 규칙적으로 하도록 지시한다. 관찰 광량은 필요한 최소의 밝기로 하고, 안검을 올리는 것은 지시한 깜박거림에 맞추어 해제해 준다. 또 중단할 때에는 눈을 가리는 등 피촬영자에게 주는 고통을 최소한으로 해서 최대한의 협력을 얻을 수 있도록 배려한다. 안검의 형상에 따라서 측방시를 할 때 동공이 가려지거나 속눈썹이 방해되는 경우에는 안구를 많이 움직이지 않고 카메라를 반대 방향으로 돌려서 촬영하면 좋다. 최대 주변부의 촬영에서는 작동 거리가 확보되는 범위 내에서 머리의 위치를 변화시켜 촬영한다.

### 시도 조절

일반 카메라에서는 필름면과 공액면에 해당하는 핀트 글라스(pint glass)는 불투명 유리로 되어 있으므로(그림 1-a) 핀트 글라스 위에 맺어진 상 이외는 선명하게 볼 수 없다. 따라서 상이 선명하게 보이는 위치(사진의 초점이 맞는 위치)는 한 곳 뿐이다. 그렇지만 안저 카메라의 핀트 글라스는 투명 유리에

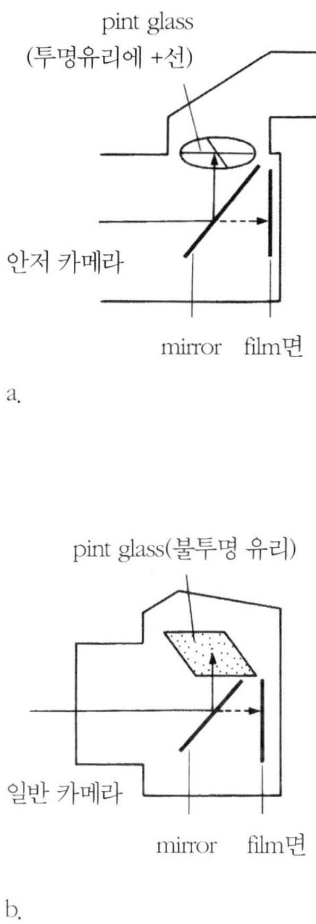


**그림 1** Pint glass

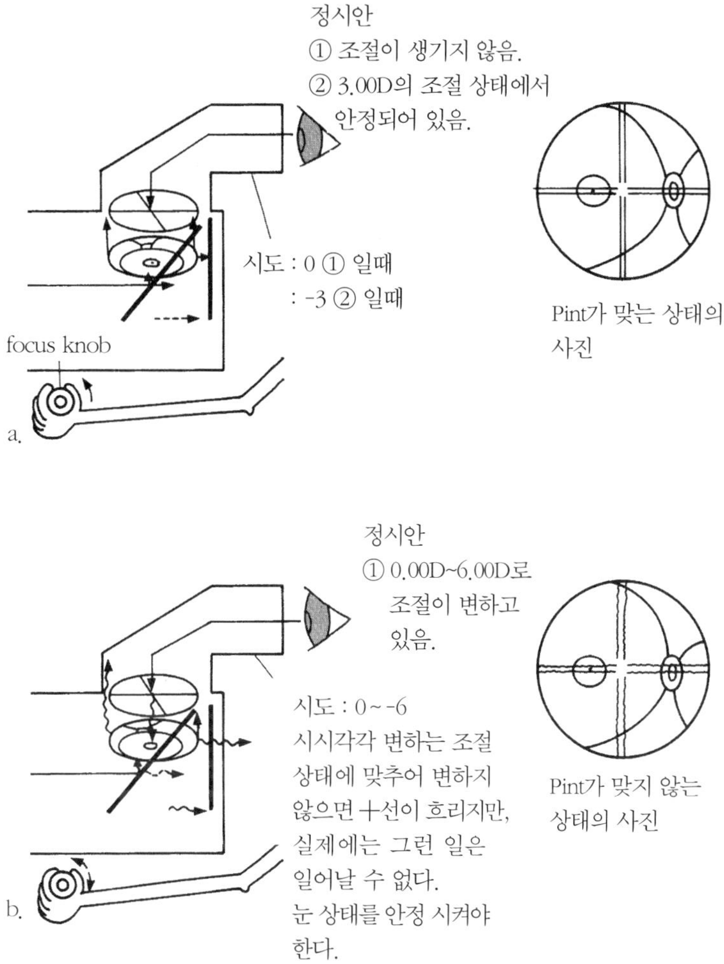


**그림 2** 시도 조절과 Pint

십자선(+)이 그려져 있으므로(그림 1-b), 십자선을 무시하면 그 외의 위치에 맺은 상도 선명하게 볼 수 있다. 그러나 십자선의 위치 이외는 필름면과 공액면이 아니기 때문에 사진에는 흐리게 찍히게 된다. 젊은 촬영자는 때때로 기계근시 때문에 시도의 불안정이 초래되기도 하는데 이것이 핀트가 맞지 않는 가장 큰 원인이므로 조절을 유발하지 않고 또는 안정된 조절 상태에서 파인더(finder)를 들여다 보는(그림 2-a) 요령을 숙련해야만 한다. 불안정한 조절 상태에서 파인더의 십자선을 보면 깜박 거리고 오래 보고 있으면 흐려지기도 한다. 이러한 상태에서는 안저가 선명하게 보이고 있다고 해도 사진에는 선명하게 찍히지 않는다(그림 2-b).

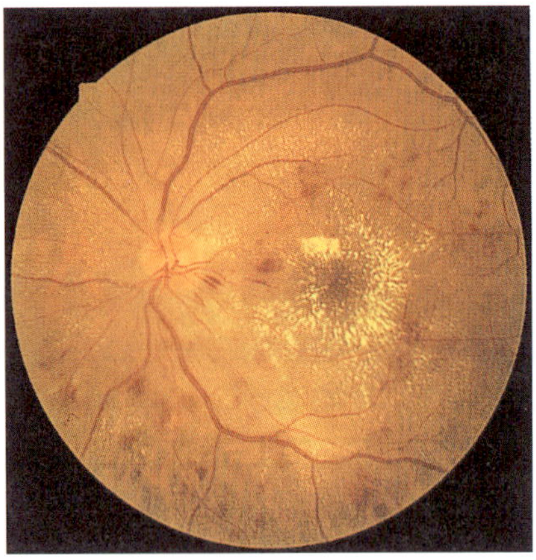

그림 3 후극부 촬영

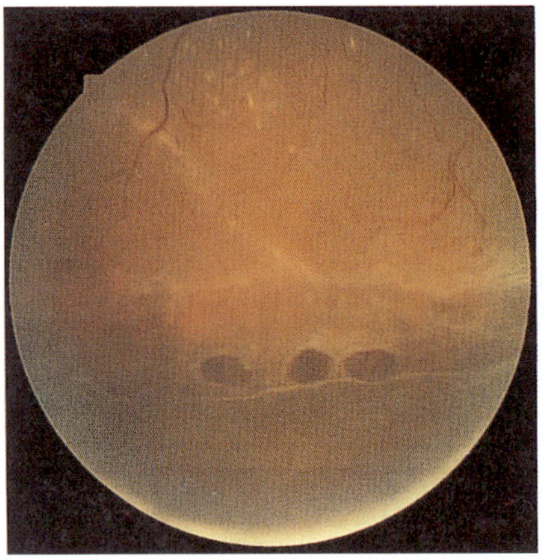

그림 4 주변부 촬영

## 광축, 작동거리 맞춤

후극부 촬영에서 광축 맞춤은 ring 슬릿이 홍채에 닿지 않도록 하는 것이 좋으며 외부에서 보면서 맞추면 간단하다(그림 3). 그러나 주변부 촬영에서는 동공을 경사지게 이용하기 때문에 파인더의 상 조정에 의존할 수 밖에 없다(그림 4). 작동거리는 기종에 따라 정해져 있으며 대물렌즈는 4 cm 전후의 것이 많다. 대물렌즈를 나온 광선은 수렴하고 결상하여 ring 슬릿을 만든 후 확산된다. 작동거리 맞춤은 ring 슬릿을 동공으로 갖고 들어가는 것처럼 하면 된다.

광축, 작동거리 맞춤의 조작 요령은 최종 단계까지 외부에서 ring 슬릿의 상태를 확인하면서 진행하여 동공에서 부주의하게 움직이지 않게 하는 것이다. 피검사자에게도 시선을 움직이는 일이 없도록 충분히 지시해 놓는다. 이 조작이 바르게 행해지면 양호한 조명 상을 볼 수 있다.

파인더를 들여다 보고 빨리 조명 상태를 보정하여 촬영하는데 처음부터 파인더를 들여다 보고 피검안에 다가가 양호한 조명 상태를 찾는 방법은 효율적이지 않다.

촬영 후, 완성된 사진은 반드시 한 장씩 확인하여 촬영자 자신이 연구를 거듭해 가는 것이 설명의 향상과 유지에 필요하다.

## B ┤ 세극등 현미경 촬영

세극등 현미경에 의한 안저 사진(그림 5)은 시야가 좁아 전체 상을 파악하기 보다는 일반 안저 사진의 보조적인 역할 밖에 되지 않는다. 사진 촬영의 실제는 삼면경 등의 보조 기구를 장착한 후, 세극등 현미경으로 안저를 검사하는 것과 마찬가지로 안저를 보고 사진을 촬영하는 것이지만, 촬영할 때 유의하여야 할 점은 우선 촬영자의 어느쪽 눈에 카메라가 장착되어 있는가를 확인하는 것이다. 오른쪽 눈에 카메라가 장착되어 있으면, 안저 관찰을 할 때 광원의 반사가 있어도 그것이 왼쪽 눈쪽이라면 그대로 안저를 촬영해도 완성된 사진에는 반사가 없지만, 반대로 안저를 관찰할 때에는 어느 정도 깨끗하게 보여지고 있어도 그것이 왼쪽 눈에서 보여진 상이라면 촬영된 사진에서는 해상력이 좋은 상을 기대할 수 없다. 이러한 의미에서 세극등 현미경으로 안저를 촬영할 때에는 안저 관찰 때부터 카메라가 장착되어 있는 눈만을 사용하는 것이 바람직 하다. 두번째는 슬릿 빔의 폭과 입사각이다. 일반적으로 세극등 현미경으로 안저를 촬영하는 목적은 보통의 안저 사진에서는 나타내기 어려운 입체 관계를 보기 위한 것이므로 이 슬릿 빔의 폭과 입사각도가 가장 중요 하다고 할 수 있다. 광속을 좁게하면 할수록 위치의 묘사에는 우수하나 전체의 상은 거의 알 수 없다. 피사체의 성격을 잘 파악하여 광속을 여러 가지로 바꾸어 사진을 촬영하고 사진이 완성 된 후에 좋은 것을 고르는 것이 무난하다. 입사각도 중요한데 세극등 현미경을 사용하여 안저를 관찰할 때에는 선택의 여지가 그다지 많지 않다.

## C ┤ 광각과 합성

현재 시판되고 있는 안저 카메라는 화각이 45~60° 인데 이보다 더 큰 화각은 주변부에서 핀트 어긋남이 생기기 때문에 콘택트렌즈 등을 장착하여 촬영해야 하므로 거의 필요하지 않다. 사진 기술이 발달한 현재는 이와같은 특수한 촬영법을 사용하는 것보다 일반적으로 사용하고 있는 안저 카메라로 촬영한 사진을 합성하여 파노라마 사진을 만들어 이것을 다시 한번 사진으로 찍는 방법이 더 유용할 것이다. 이 파노라마 사진 작성을 위하여 사진을 찍는 방법으로는 필요 이상으로 겹치는 사진을 찍는 것이다. 누구든지 연수 시절에 형광 안저 사진의 파노라마를 작성한 기억이 있겠지만 실패한 원인은 촬영할 수 없는 부분의 존재 때문일 것이다. 이것은 검사자가 머리속에서 최소의 사진 수로 최고의 완성을 생각하고 그리면서 촬영하기 때문에 생기는 실패이다. 그림 6에 나타낸 합성 사진은 고도의 숙련자가 촬영한 것이나 상이측과 하이측에 미촬영 부분이 있다. 이것은 "필요 이상 겹치는 사진을 찍는다"로 해결된다. 또 한가지 유의하여야 할 점은 주변 망막을 촬영할 때 "빛의 덮어씌움" 때문에 현상 작업에서 사진이 뿌옇게 되는 것에 대한 대책이다. 파노라마 사진 촬영을 목적으로 하는 경우는 이 "빛의 덮어씌움"을 주변부 쪽으로 가져가는 것이 유리한 방법이다. 핀트도 마찬가지이며 후극 가까이에 맞추는 것이 완성된 사진을 보기 쉽다. 이 현상은 형광 안저 사진에서는 거의 없으므로 먼저 형광 안저 촬영으로 합성 사진을 만드는 요령을 숙련한다.

## D ┤ 입체 안저 촬영

입체 안저 카메라가 시판되고 있으므로(그림 7) 이것을 사용하면 가장 간단하다. 조작법은 안저 사진 촬영과 같으나 입체 사진을 찍기 위한 프리즘 상의 좌 · 우 분리를 위해서 때로는 완성된 사진에서 좌 · 우 어느쪽으로 상을 기울여야 할 경우가 있다. 이것을 해소하기 위하여 촬영 축을 정확하게 눈 안으로 끌어 들이는 것이 가장 중요하다.

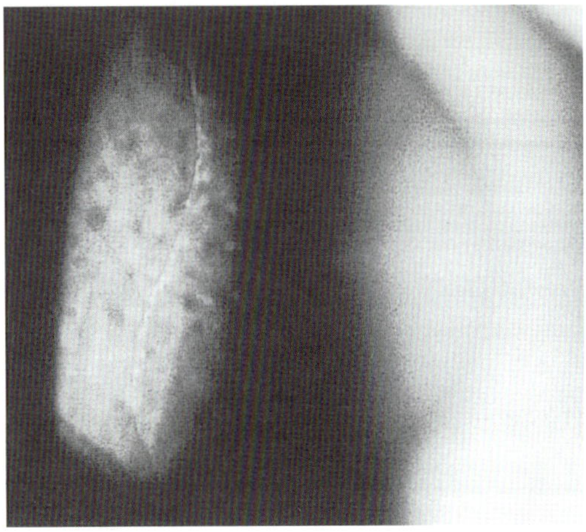

**그림 5** 세극등 현미경 촬영
하이측 후부 유리체막에 부착된 침착물

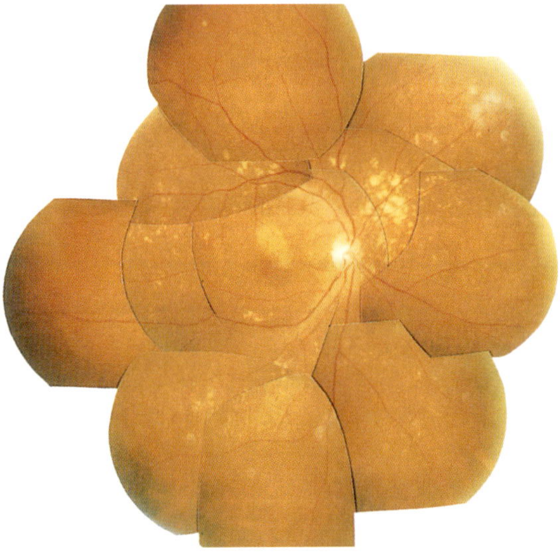

**그림 6** 연령관련 황반 변성 피검사자의 오른쪽 눈 합성 사진

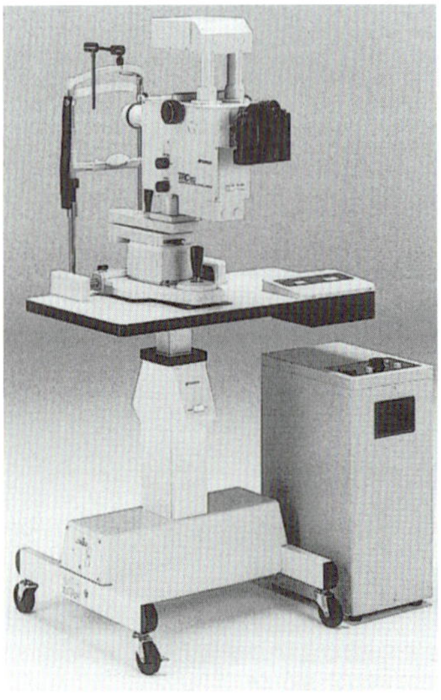

**그림 7** 입체 안저 카메라(Topon)

# 9 주사 레이저 검안경(Scanning Laser Ophthalmoscope)

Scanning laser ophthalmoscope(S.L.O)는 기존의 안저 카메라의 개념과는 전혀 다른 안저 관찰법이다. 망막에 장애를 입히지 않을 정도의 약한 레이저를 사용하여 안저를 고속으로 scanning 함으로서 화상을 만들어 그것을 T.V 모니터에 나타낸다. 안저 카메라와의 차이를 표 1에 나타내었다.

**표 1** S.L.O와 안저 카메라의 차이

| | 안저 카메라 | S.L.O | S.L.O의 특징 · 장점 |
|---|---|---|---|
| 관찰광 | 백색광 | 레이저로 입사 | 단색광 사진에 해당, 파장의 특성을 살림 |
| 광학계 | 카메라 렌즈계 | 공초점계 | 해상력 · 감도 양호 |
| 기록 | Film | Video | 현상 불필요, 연속적 기록 가능 |

## 검사 방법과 안저 관찰의 요령

현재 발매되고 있는 Rodenstock의 S.L.O에 대하여 설명한다. 산동을 하지 않더라도 검사는 가능하지만 산동을 하면 상이 안정되고 검사하기 쉽다. 먼저 기기의 전후 위치를 조절하고 관찰 레이저 광의 초점이 동공의 중앙에 오도록 조정하여 각막 정점에서 약간 전방 내에 오도록 맞춘다. 이 위치는 피검사자의 위치가 바뀌지 않는 한 움직일 필요는 없으나 위치가 좋지 않으면 그림 1b와 같이 주위에 그림자가 들어간다. 화각은 대각 40°와 20°가 있으며 관찰 대상에 따라 선택한다. 설정할 수 있는 변수는 ① 레이저의 종류와 출력, 아르곤 레이저(파장 488 nm), 헬륨네온 레이저(파장 633 nm), 반도체 레이저(파장 780 nm), ② 공초점 개구부(confocal aperture)의 크기와 종류(중앙에 개구하고 있는 것과, 주위가 개구하고 있는 2종류) ③ Video gain(비디오 감도)이 있다.

기계의 초점을 피검사자의 굴절력에 맞추면 핀트는 대체로 맞지만 모니터를 보면서 미조정한다. 좋은 화면이 얻어졌다고 생각해도 좀 더 기계를 사방으로 움직여 보면 더욱 좋아지는 경우가 있다. 안저 상이 모니터에서 선명하게 보이면 기록하기 위하여 비디오를 작동한다.

검사는 비디오 모니터를 보면서 연속적으로 행하므로 시간이 오래 걸리게 되는 경향이 있다. 피검사자에게는 안저 카메라에 의한 flash(섬광)와 같은 눈부심은 없으나 일정한 자세를 계속하는 것은 매우 힘들므로 때때로 휴식을 취하게 한다. 이러한 배려가 훗날에 병의 경과를 알기 위한 반복 검사로 연결된다. 검사 시간을 짧게하기 위해서는 병변의 성질을 이해하여 설정하는 변수의 선택을 적합하게 하는 것이 중요하다.

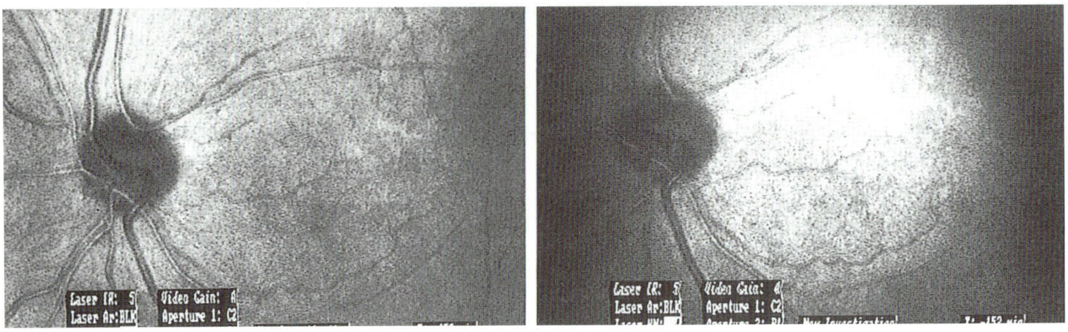

a. 좋은 화상.
눈과 기계의 위치가 좋음.

b. 좋지 않은 화상.
눈과 기계가 너무 멀거나 가까우면 모니터의 주위에 그림자가 들어 간다. 중앙에서 밀려 좌우로 지나치게 가도 그림자가 들어간다.

**그림 1** 당뇨병 망막증의 사례

## 조영 검사

관찰광으로 아르곤 레이저를 사용하여 플루레신 형광 안저 검사를 하고, 반도체 레이저를 사용하여 인도사이아닌 그린(Indocyanine Green Angiography, ICG) 형광 안저 검사를 한다. 각각의 조영법 특징은 다른 교재를 참고하기 바란다. 검사의 요령은 기계 조작을 숙련하여 원활하게 하는 것이다. 모든 것을 컴퓨터 화면에서 조작하기 때문에 안저 카메라 검사와는 달리 처음에는 조작이 미숙한 경우가 많다. 앞에서 설명한 조영제를 사용하지 않는 검사를 여러번 경험하여 기계와 검사 할 눈의 위치, 핀트 맞추는 방법, 주변부를 촬영하기 위한 안구 운동의 지시 방법, 그때의 기계를 움직이는 방법, 비디오 조작법 등이 숙련되어 있어야 한다.

일반적인 형광 안저 검사와 마찬가지로 점적로를 확보하고 색소 정맥 주사와 동시에 타이머를 작동시켜야 하며 관찰계에 필터를 넣는다. 비디오 기록은 조영 개시전 조기 단계에서 시작하는 것이 안전하며, 보조자에게 비디오 기록에 대한 주의를 환기시켜 놓는 것도 좋다. 형광 안저 조영술(FAG)에서는 피검사자가 눈부심을 느낄 때에는 광량을 적게하거나 검사를 중단한다. 그러나 ICG에서의 여기 레이저광은 근적외 영역으로 검사자에게는 거의 보이지 않으므로 aiming beam으로 He-Ne 레이저를 강도 2 정도로 켜놓는다. 기계의 위치가 눈과 어긋났을 때에는 이 빛을 지표로 하여 되돌릴 수 있다. 그리고 ICG에서는 혈중 색소의 양이 분단위로 감소하므로 화상이 어두워지면 레이저의 출력을 올리거나 비디오의 감도를 높인다. 좋은 조건의 조영제의 양과 관찰광의 강도를 결정할 때까지는 어느 정도의 시행 착오가 있다. 조영 검사 중에도 앞에서 설명했듯이 때때로 검사를 중단하여 피검사자에게 휴식을 주는 것도 좋은 방법이다. 단, 기록을 다시 시작할 때에는 비디오의 재시작을 작동해야 하는 것도 잊지 말아야 한다. 검사 종료 후 결과는 인쇄할 수 있으므로 현상할 필요는 없다. 이것을 피검사자에게 보여 설명하면 피검사자와의 신뢰 관계를 잘 유지할 수 있고 즉시 치료에 들어갈 수도 있다. 단, 비디오 녹화를 재생하면 실제 검사 때보다 화상이 좋지 않은데 이것을 인쇄한 것은 더 좋지 않다.

**표 2** S.L.O 검사 순서(조영제를 사용하지 않을 때는 8을 생략)

1. 피검사자에게 검사 내용이나 필요성을 설명
2. 산동
3. 기계 위치를 맞춤(전 · 후 · 좌 · 우)
4. 관찰 레이저의 종류 · 출력 선택
5. 화각 · 공초점 개구의 선택
6. 핀트 맞춤
7. 비디오 기록 시작
8. 조영제 주사
9. 필요에 따라 비디오 프린터 사용

# 10 형광 안저 촬영(Fluorescein Fundus Angiography)

형광 안저 조영은 형광 색소를 망막이나 맥락막 혈관에 조영하여 안저 질환의 병태 파악, 진단, 치료 방침 등에 도움을 주는 검사법이며, 안저 질환의 임상에서 가장 많이 사용되고 있다. 원리나 방법에 다른 교재를 참고로 하고 여기에서는 실제 촬영에 있어서의 주의 사항이나 요령을 설명한다(표 1). 안저 촬영과 형광 안저 촬영 장치에 숙련되는 것이 유용한 형광 안저 조영 사진을 얻기 위한 필요 조건이다.

## 촬영전 : 검사자의 주의 사항

검사자는 형광 안저 조영을 하려는 피검사자의 안저 소견을 숙지하고 피검사자의 검사 목적을 확실히 파악해야 한다. 예를 들면, 중심성 망맥락막증에서는 누출점을 검출하여 그곳에서부터 부종 부위 색소가 확대되는 것을 확인하는 것이 목적이며, 범 망막 광응고의 적응으로 생각되는 당뇨병 망막증에서는 광범위한 영역을 촬영할 필요가 있다(표 2). 또한 필름 장착, 피검사자 ID, 타이머 설정 등의 확인을 한다.

## 촬영전 : 피검사자의 필요 사항

가능한 한 충분한 산동을 해야 하는데 당뇨병 피검사자, 축동제 사용중인 피검사자, 고령자 등에서 충분한 산동을 얻을 수 없을 때에는 산동제의 점안 회수를 늘려야 한다. 촬영 부위나 영역에 따라 피검사자에게 안구 움직이는 방법을 미리 지도해 놓는다. 촬영 중에 비촬영안을 감지 않고 주시등을 쳐다보게 한다. 주시등을 쳐다보는 것만으로 촬영할 수 없는 영역이거나 한쪽 눈 실명인 경우에서는 "좀 더 오른쪽, 왼쪽, 위쪽, 아래쪽"과 같이 말로 한다는 것을 설명을 해 놓는다.

**표 1** 형광 안저촬영 검사의 순서

① 형광 안저 조영 : 피검사자에게 설명
② 산동, 안저 검사(당일 또는 그 이전)
③ 안저 사진 촬영
④ 충분한 산동(당일)
⑤ 점적로의 확보
⑥ 안저 카메라 앞에서 핀트 맞춤
⑦ 색소 주입, 타이머 작동 시작
⑧ 8초전후부터 촬영 시작
⑨ 질환에 따른 촬영 계획에 따름
⑩ 종료, 소변색에 대한 설명

**표 2** 형광 안저 조영 검사의 point

1. 생리적으로는 망막 혈관에서의 색소 누출이나 맥락막으로의 색소 유출은 없다.
2. 시간적 이상, 색소 출현의 지연은 없는가? 과형광인가? 저형광인가?

위의 2 요점을 바탕으로 안질환의 특징을 숙지하여 무엇을 확인해야 하는지 미리 파악해 놓아야 한다. 다음에 열거된 것은 치료를 고려한 3가지 point를 나타낸 것이다.

① 망막정맥 분지폐쇄증의 예
폐쇄부에서의 정맥관류 지연, 무관류 영역의 확대를 찾아내며 광응고의 적응을 정하기 위한 촬영 계획을 세운다.

② 중심성 망맥락막증의 예
부종 부위를 조기에 촬영하여 누출 부위와 그 부위에서의 누출 확대를 확인하여 광응고의 적응성을 정한다.

③ 범광응고 후 당뇨병 망막증의 예
망막증 진정화를 확인하고 시력 저하의 원인을 찾아 광응고의 적응성을 검토한다.

## 촬영 시작할 때

색소 주입 주사 바늘이 확실히 혈관 내에 고정되어 있음을 확인한다(점적로를 사용하는 경우는 쉽게 확인된다). 색소가 혈관 밖으로 새면 강한 통증이 발생되어 다음의 형광 안저 조영 때에 공포심을 주게 되므로 주의한다. 검사자의 소리침과 동시에 타이머와 형광 색소 주입을 시작한다. 촬영을 시작할 때에는 그 이전의 setting이 어긋나 있는 경우도 많으므로 가급적 촬영 시작 전까지 안저 소견을 파악하고 있는 것이 좋다. 촬영 시작 직전에 필터를 건다.

## 촬영 중

검사 목적에 따라 촬영 영역과 시간 경과를 생각하면서 확실하게 촬영한다. 안구를 이동시키기 위한 주시등, 소리침 및 안저 카메라 본체의 이동을 잘 연동시켜야 한다. 또 눈부심으로 인하여 촬영이 어려울 경우에는 피검사자에게 격려와 안심감을 주고 말을 걸어 개검하는 순간에 선명한 촬영을 하도록 노력한다. 때로는 피검사자에게 야단을 칠 필요도 있다. 단, "치료상 중요한 사항이었으므로 똑바로 하시도록 강하게 말씀 드린 것입니다"라고 하여 피검사자와의 관계가 나빠지지 않도록 한다.

## 촬영 후

촬영 직후에는 피검사자에게 "피곤하시죠."와 같은 위로의 말을 해주는 것이 좋다. 이것은 형광 안저 조영으로 피검사자의 치료 경과를 추적할 필요가 있는 경우에 이후의 검사를 부드럽게 진행할 수 있게 한다. 촬영 필름의 현상과 인쇄가 완료되면 자신이 예상한 정보가 촬영한 형광 안저 사진에서 얻어졌는지의 여부를 확인하여 기능 향상을 도모한다(그림 1에 나타냄).

## 그 외에 중요한 것

형광 색소 주입으로 쇼크(shock), 오심과 구토, 과민증, 두통 등의 증상이 나타나는 경우가 있으므로 "사용 할 때의 주의 사항"을 숙독하며, 빈도는 적지만 쇼크 증상에 대한 준비도 필요하다. 경도의 오심과 구토는 일과성임을 피검사자에게 이야기하여 이해하게 하면 촬영을 계속할 수 있을 것이다.

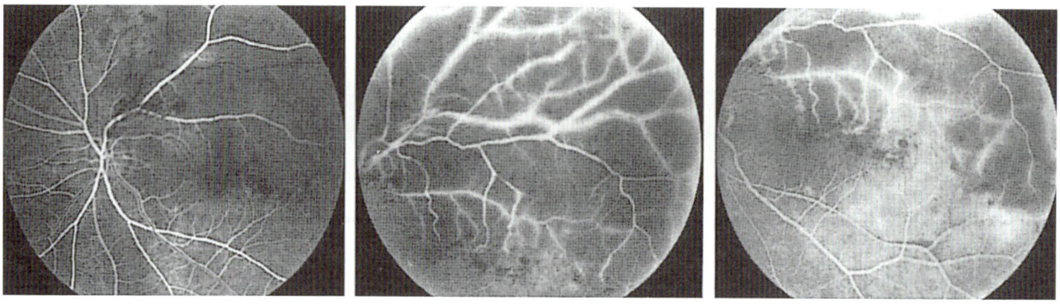

① 망막 정맥분지 폐쇄증
광응고 부위를 정하기 위하여 정맥 폐쇄의 영향 영역을 모두 촬영하도록 한다.

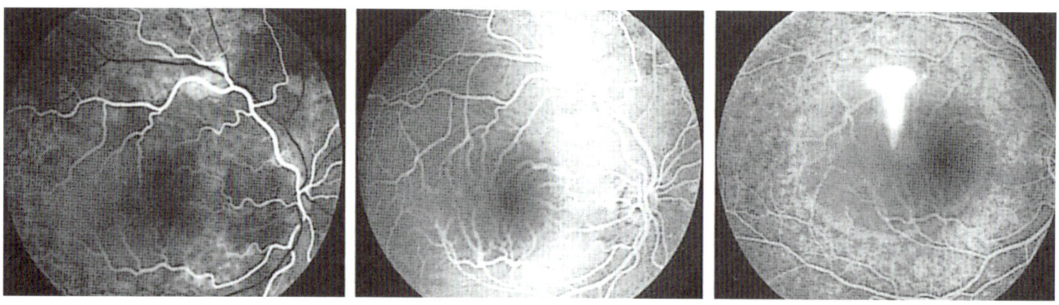

② 중심성 망맥락막증
부종 부위에 핀트를 맞추어야 함에 주의한다. 이 사진은 핀트가 약간 벗어나 있다.

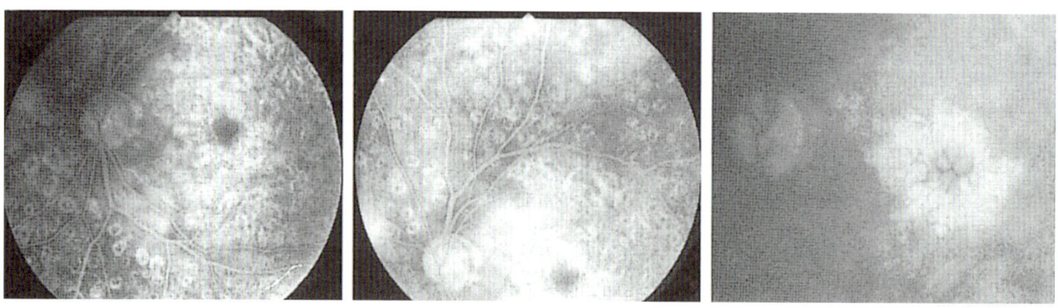

③ 당뇨병 망막증
검안경으로 불명확한 시력 장애에 대하여, 시간이 걸리더라도 그 상황을 촬영한다. 이 예에서는 낭포성 황반 부종이 확인된다.

**그림 1** 표 2에 제시된 사례

# 11 ICG 형광 안저 촬영(Indocyanin Green Fundus Angiography)

인도사이아닌 그린(Indocyanin Green)형광 안저 조영은 1973년에 Flower 등에 의하여 개발된 방법이지만, 근적외선을 사용하기 때문에 필름 감도가 얕은 사진 촬영에서는 충분한 화질은 얻을 수 없었는데 Hayashi 등이 비디오 카메라를 사용하는 방법을 개발하여 1990년 경부터 임상적으로 널리 사용하게 되었다.

근적외광을 사용하므로 황반부의 망막 내 크산토필(xanthophyll) 및 색소상피와 맥락막 내의 멜라닌(melanin) 색소에 의한 흡수가 적어 맥락막의 조영에 적합하다. 또 혈중 단백과 98% 결합하므로 혈관 밖으로 누출되는 경우가 적다. 이것도 투과성이 높은 맥락막 혈관을 조영하는데 적합한 장점이 된다(표 1).

**표 1** ICG 형광 안저 촬영의 특징

· 근적외광을 사용하므로 안저의 색소를 쉽게 통과하여 맥락막에 도달한다.
· ICG가 단백과 결합하므로 혈관에서 밖으로 누출되기 어렵다.
· ICG는 간에서 대사되어 신속히 혈중에서 감소한다.
⇩
· 맥락막 혈관 조영에 적합하다.
· 비디오로 연속적으로 기록할 수 있다.

## ICG 촬영 방법과 검사 요령

### a 약 준비

인도사이아닌 그린 앰플을 1~3개 준비한다. 한 개의 앰플에 대하여 증류수 0.8~1 ㎖로 용해한다. 용해할 때의 요령은 옆으로 기울여 천천히 돌려 거품이 나지 않도록 한다. 완전히 녹으면 5 ㎖의 주사기에 넣어 총량이 2~3 ㎖가 되도록 한다. 병에 남은 ICG를 다시 1 ㎖의 증류수로 녹여서 시험용으로 한다.

점적 셋트를 준비하여 점적로에 3 way extension tube를 접속하고 점적로를 확보한 후, ICG를 3 way extension tube-ll에 주사하여 조영을 시작한다.

### b 피검사자에 대한 준비

피검사자에게 검사에 대한 설명을 하고 동의서에 서명을 받는다. 다시 한번 알레르기, 갑상선 질환의 유무, 요오드 과민에 대하여 문진을 한다. 점적로를 확보한 후 밝은 곳에서 시험용의 ICG를 정맥 주사한다. 10~15분 후 피검사자의 상태를 확인하여 이상 없음이 확실하면 조영 검사를 진행한다.

## 기계의 조작

안저 카메라를 기본으로 한 TRX-501A(Topcon)에 대하여 설명하려고 한다. Scanning laser ophthalmoscope를 사용한 ICG 형광 안저 조영도 가능하지만 기본적으로 ICG의 성질과 색소량과 여기광의 Balance, 망막에 대한 허용량을 이해할 수 있으면 큰 차이는 없다.

여기 필터를 넣은 상태에서 안저의 초점이 맞으면 비디오 기록을 시작한다. 차단필터(barrier filter)를 넣어 촬영을 시작한다. 조영되면 재빨리 목적하는 부위에 초점을 맞춘다. 기계와 눈과의 위치 관계는 기본적으로 안저 사진을 찍을 때와 같다. 비디오에 의한 연속 기록을 위해 검사가 길게 되기 쉬우니 조영 시작 3분 후에도 상이 변하지 않으면 피검사자에게 휴식을 준다. 조영 10분이 지나면 상은 어두어지고 연속광으로는 촬영이 불가능하게 되므로 섬광 촬영으로 바꾸어 정지 화면으로 기록해야 하며, 이 때의 섬광 광량은 시행착오를 거쳐 알 수 있다.

ICG는 간에서 단시간에 대사되므로 혈중 색소량은 급속히 감소되며 나타나는 형광량은 플루레신의 1/25 정도로 적으므로 검사의 요령은 기계의 광량에 대한 성능을 잘 생각하여서 적당량의 ICG를 정맥주사하는 것이다. ICG투여 직후는 관찰 광량을 최대로 하여 초기 상이 나타나는 것을 기다린다. 초기 상에서 색소가 최대로 된 시점에서 상이 점점 어두워지므로 그것에 대응하여 여기 광량을 증가시킨다. 초기 상에서 헬레이션(halation, 광선이 너무 강해서 피사체 주변이 뿌옇게 되는것)을 일으키는 정도가 투여 ICG량 으로는 적절하다. 후기 상이 필요한 경우는 투여량을 많이 하고 목적과 관찰 광량, 피검사자의 간기능을 고려하여 투여량을 조절한다.

모니터에서 실시간으로 화상을 관찰할 수 있으므로 비디오 기록만 잊지 않으면 검사의 실패율은 낮다(그림 1a, b). 모니터 조정을 미리 해놓지 않으면 모니터에서는 화상의 농담이 적절하더라도 비디오

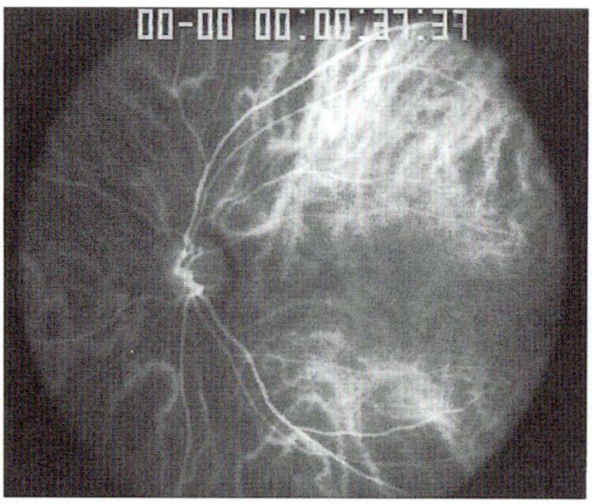


a. 정상 맥락막(후극부)

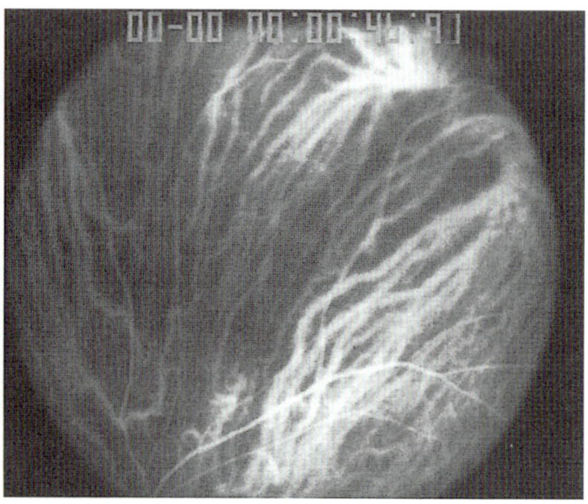

b. 정상 맥락막(중간 주변부~적도부, 와정맥 팽대부가 오른쪽 위에 보인다)

그림 1

기록 상은 부적절한 경우가 있다.

## 소견의 기록

비디오 화상을 나중에 진찰할 때에 다시 보고 검토하는 것은 중요하므로 비디오 프린터가 있으면 검사 직후나 검사 중에 출력하여 carte를 붙여 놓는다.

## 검사할 때의 주의

부작용 : 일반적인 플루레신 형광 안저 보다 구역질, 구토, 과민증의 빈도가 적지만 요-드 과민은 ICG의 특징적인 소견이므로 문진을 충분히 한다. 또 쇼크의 빈도는 플루레신과 같은 정도로 알려져 있으므로 쇼크에 대한 응급 조치를 평소에 준비해 놓는 것이 중요하다.

# 12 Fluoro-flowmetry(형광 혈류속도 측정 검사) · Laser Doppler(레이저 도플러)

## A ┤ Fluoro-flowmetry

Fluoro-flowmetry는 정맥 주사한 플루레신이 안혈액 장벽(barrier)을 지나 유리체나 전방 내에 출현하는 것을 정량화하는 방법으로 여러 가지 안내 염증의 결과 장애된 안혈액 장벽의 기능을 투과율로 객관적으로 판정할 수 있다.

포도막염, 당뇨병성 망막증, 술후 염증 등의 정량적 염증 평가나 약효 평가의 면에서 널리 이용되고 있다(그림 1).

### 안혈액 장벽의 해부학적 고찰

안구에는 혈액 장벽이 있어 여러 가지의 독소로부터 보호하도록 되어 있다. 안혈액 장벽에는 혈액 망막 장벽과 혈액 방수 장벽이 있다. 전자는 망막 혈관 내피세포의 tight junction과 망막 색소 상피의 tight junction에 벽기능이 있고, 후자는 홍채 혈관 내피 및 모양체 무색소 상피의 tight junction에 있다.

일단 이들 장벽 기능에 장애가 있으면 맥락막 혹은 모양체 혈관의 유창모세혈관에서 누출된 플루레신은 망막이나 홍채의 실질을 쉽게 통과하여 전방이나 유리체에 출현한다. 정상안도 홍채 색소 상피나 시신경 유두 주위의 망막에는 장벽이 존재하지 않는 부위가 있어 생리적으로 플루레신이 눈 안으로 유출될 수 있다(그림 3-a).

### 원리

정맥 주사 후 눈 안에 출현한 플루레신을 일정 파장으로 여기시켜 눈 안의 각 점의 플루레신 형광 휘도를 측정하는 것으로서 그 정확도는 $10^{-9}$g/mℓ이다. 또한 눈 안의 150개의 측정 부위를 연속적으로 측정하는 장치도 있으며 최근에는 컴퓨터의 진보로 측정의 복잡함과 오차가 줄어 들었다. 눈 안과 혈액 중의 플루레신 농도의 관계에서 망막 혹은 전방의 플루레신 투과율을 구하여 안혈액 장벽의 기능을 수치로서 비교할 수 있다.

### 임상

예를 들면, 폐쇄성 혈관염을 호발하는 Behcet병에서 정맥 주사된 플루레신은 장애된 망막 혈관에서 즉시 눈 안에 출현하며 관해기(remitted state)에 있어서도 지속된다. 또, 망막 색소 상피에 장애가 있는

Harada병에서는 맥락막을 통과한 플루레신이 일단 망막 아래에 저류된 후에 유리체 안으로 퍼져가기 때문에 투과율은 낮다. Kirisawa형 포도막염에서는 주변 망막의 괴사성 변화가 주체이기 때문에 후극부의 혈액 망막 장벽은 그다지 장애를 받지 않아서 투과율은 얕으나 플루레신은 정맥 주사 후에도 눈 안으로의 누출이 계속된다(그림 3).

당뇨병 막막증에서는 비증식성 시기에서 이미 투과성의 항진을 볼 수 있다. 이외에 녹내장은 약물에 의한 방수량의 변동을 조사할 수 있다.

### 검사의 요령

산동을 충분히 유지하여 광 안저검사와 마찬가지의 방법으로 플루레신을 정맥 주사하고 순환 시간을 고려해서 약 1분 후부터 측정을 시작한다. Fluoro-flowmetry는 측정 그 자체에는 어려움이 없고 1회 측정 시간도 약 10초 정도로 짧으나 그 목적에 따라서는 플루레신 정맥 주사로부터 수 시간 후의 측정까지 피검사자를 구속하는 경우도 있으므로 심리적 및 육체적 부담을 고려해야 한다.

따라서, 이 검사의 의의와 검사 방법에 대하여 사전에 충분히 설명해 놓는 것이 무엇보다도 중요하다. 눈을 깜빡거리거나 이쪽 저쪽을 자주 보거나 하면 측정을 할 수 없으므로 그것을 미리 이해시켜서 협력을 구하도록 한다. 정맥 주사 전에 측정 연습을 하면 그 후의 측정이 잘 진행되는 경우가 많다. 측정 도중에서도 주의를 환기시켜야 한다. 안구에 대해서는 무침습이므로 피검사자의 고통이 없는 것이 장점이지만 플루레신에 의한 쇼크의 위험성과 단기간에 반복 검사를 할 수 없는 단점이 있다.

## B ┤ Laser Doppler 막망 혈류 속도 측정 장치

레이저 도플러 장치는 망막 혈류 속도의 절대값을 비침습적 연속적으로 측정할 수 있는 기기이다. 망막에 장애를 주지 않는 정도의 약한 He-Ne 레이저를 조사하여 망막 혈류 속도의 절대값을 얻게 된다.

### 측정의 원리

망막 혈관에 조사된 레이저는 혈관 안을 흐르는 적혈구에 닿아서 산란하고 도플러 효과에 의하여 파장이 변한다. 산란한 빛을 광전자 증배관으로 감지하여 전기 신호로 바꾸고 나서, 어느 정도 파장이 편위되었는지 전기적으로 해석한다. 이 변화된 파장은 흐르고 있는 적혈구의 속도에 비례하므로 계산에 의하여 흐르는 속도가 구해진다. 1964년에 발표된 이 LDV의 원리를 1972년에 Riva 등이 망막 혈관의 혈류 측정에 응용한 후 개량이 거듭되어 적혈구에 닿아 산란된 빛을 2 방향(bi-directional)에서 감지하는

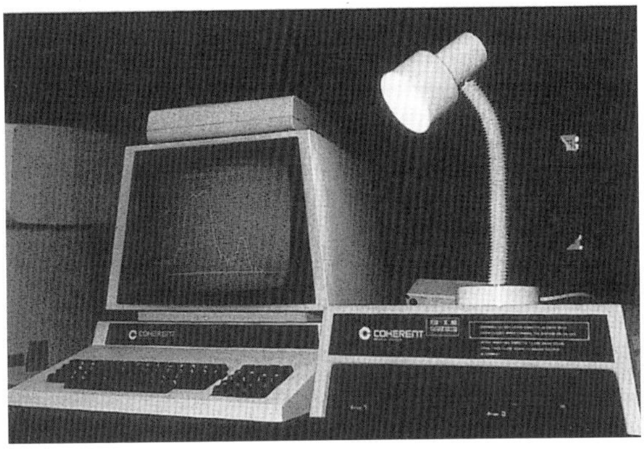

그림 1 Fluoro-flowmetry

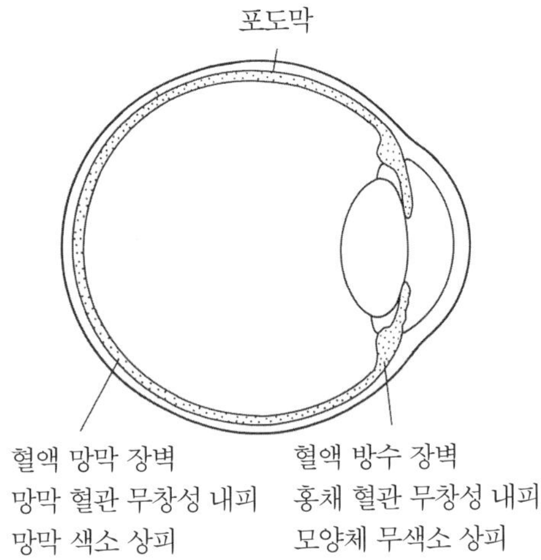


그림 2 안혈액 벽

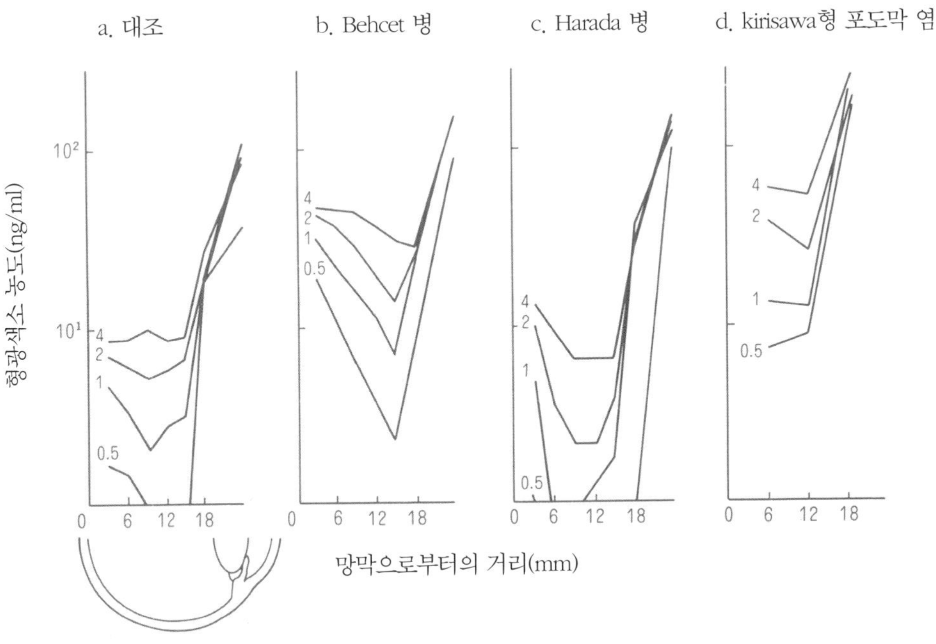


그림 3 각종 포도막염에서의 눈 안 플루레신의 농도 변화
각 그래프는 아래에서부터 플루레신 정맥 주사 후 0.5, 1, 2, 4시간 후 눈 안에서의 플루레신 농도의 변화를 나타낸다.

시스템으로 되어 절대적 혈류 속도를 알 수 있게 되었다. 세극등 현미경을 기본 구조로 하고 있는 기기도 있으나 여기서는 안저 카메라를 기본 구조로 한 bi-directional LDV 장치에 대하여 설명한다. 기계의 회로 구성도를 그림 1에 나타내었다.

## 측정 방법

피검사자는 일반적인 안저 사진을 촬영 할 때와 마찬가지로 LDV 장치 앞에 앉는다. 안저 관찰에는 일반적으로 할로겐 램프를 사용하지만 혈관의 대비 향상과 피검사자의 눈부심을 경감시키기 위하여 녹색 필터를 사용한다. 양호한 신호를 얻기 위해서는 피검사자의 미세한 주시를 필요로 하므로 다른 검사와 마찬가지로 검사의 내용을 충분히 설명하여 피검사자의 협력을 얻는 것이 중요하다.

피검사자가 검사에 집중하면 눈깜박임(blinking)이 줄어들어 각막이 건조되고 레이저의 투과가 나빠지므로 수 초에 한번씩은 강제적으로 눈을 깜박이게 하는 것이 요령이다. 그림 3과 같이 검사자는 안저를 보면서 측정하고 싶은 혈관 위에서 유두로부터 1~2 mm 유두직경 이내에 있는 부위에 프리즘을 조절하여 레이저 빔을 이동시킨 다음 관찰 광로에 들어가 있는 작은 프리즘를 돌려서 적혈구에서 반사된 레이저를 2광로 나누어 각각에 대하여 광전자 증배관에서 감지할 수 있도록 이동시킨다. 검사자는 스피커에서 들려오는 혈류의 소리를 들으면서 레이저 빔의 위치를 혈관 위에서 미묘하게 바꾸어 가장 높은 음(pitch)의 소리가 들릴 때 즉, 최대 속도의 적혈구를 측정한다.

높은 음의 소리를 구별하는 것도 요령이다. 보조자는 spectrum analyser에 표시된 파형(그림 4)으로 cut-off 값이 확실한지를 판단하여 검사자에게 측정의 조건에 대한 정보를 준다. 검사 보조자를 훈련시켜 검사할 때 유용한 정보를 제공받는 것도 요령이다. 좋은 신호가 얻어지고 있다고 판단될 때 녹음하여 기록한다. 검사 종료 후에 재생하여 신호가 양호한 곳을 채택하여 제 1 · 2 channel 신호의 cut-off 값의 차이를 계산하여 혈류 속도를 구한다. 혈류량은 LDV로 측정한 부위의 망막 혈관 직경을 안저 사진에서 구해서 계산식으로 1개 혈관을 흐르는 혈류량을 알 수 있다.

## 측정의 의의

$\beta$ flicker 융상역치로 점안 전후의 망막 혈류의 변화 등 약물에 의한 망막 순환의 변화를 볼 수 있고, 당뇨병 피검사자의 병기에 따르는 혈류 변화를 측정하여 병기에 의한 변화나 광응고 치료의 영향을 검토할 수 있다. 앞으로 시신경 유두의 혈류 측정이 실용적으로 되면 녹내장을 포함하여 시신경 순환 장애의 병변 해석에 유용할 것이므로 이 검사가 더욱 보급 될 가능성도 있다.

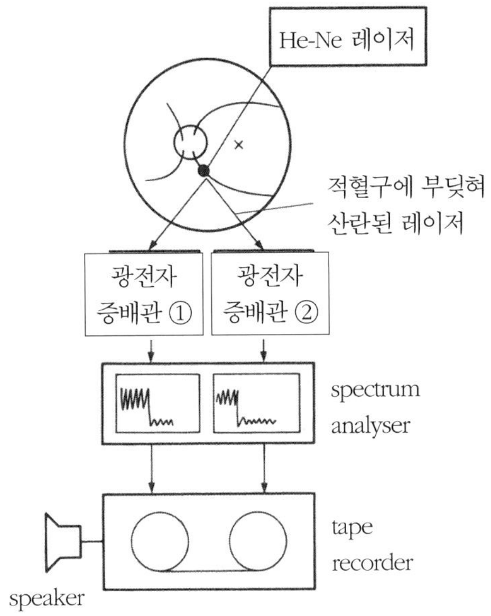


**그림 1** Laser Doppler 장치의 회로 구성도

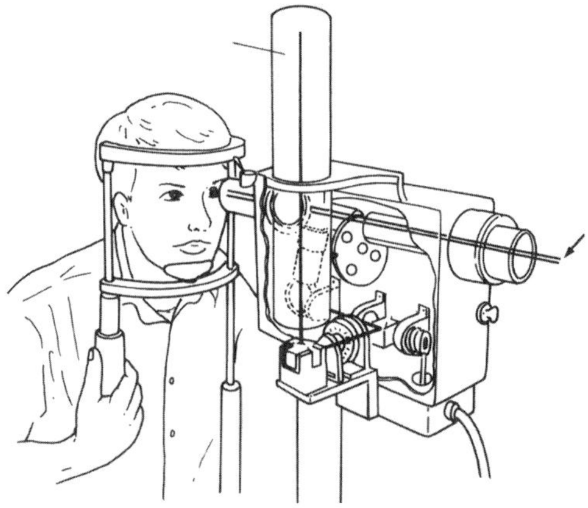

**그림 2** 레이저 도플러를 장치한 안저 카메라앞에 앉는다.
실선은 레이저가 눈 안으로 들어가는 광로를 나타낸다. 화살표 부위 관이 놓여져 거기에 산란한 레이저빔이 들어간다.
검사자는 화살표 부위에서 안저 카메라를 들여다 볼 때와 같이 안저를 보면서 레이저의 위치를 조정한다.

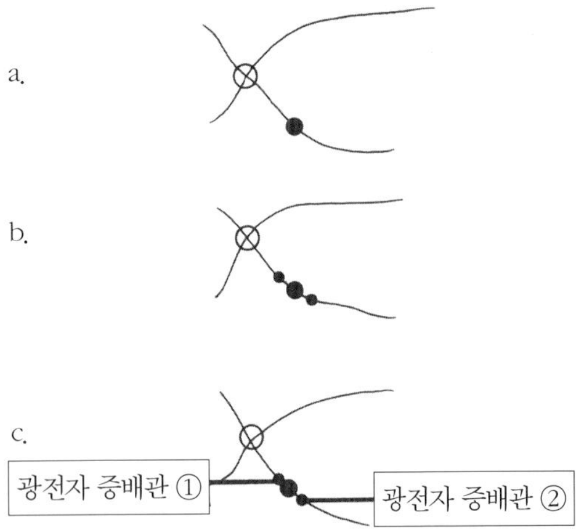


**그림 3**

a. 망막 혈관에 있는 He-Ne 레이저 빔으로 측정하고 싶은 혈관 위에 프리즘을 움직여서 임의의 방향으로 이동시킬 수 있다.

b. 관찰 광로에 놓여진 다른 프리즘에 의해 산란된 빛을 2방향에서 잡는다. 검사자는 레이저 빔 옆의 2개의 광점을 본다.

c. 2개의 광점 위에 광전자 증배관을 이동시키면 측정이 시작된다.

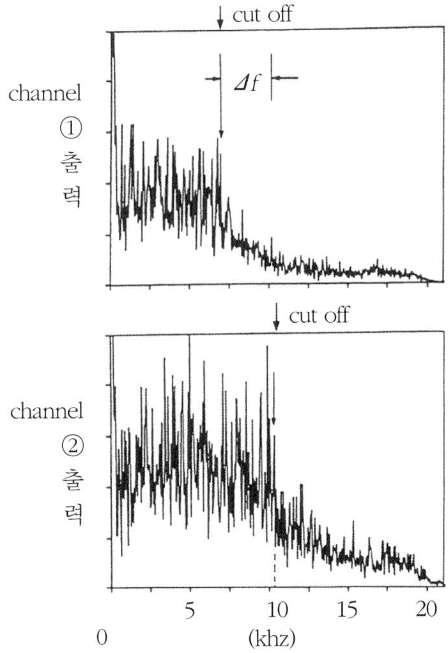


**그림 4** Oscilloscope에 비쳐 나오는 파형(채널 1과 2) cut-off 값의 차이(△f)로 계산하여 혈류 속도를 얻는다.

# 13 안저 혈압 측정(Ophthalmodynamometry) · Dopper 혈류 검사

## A ┤ 안저 혈압 측정

### 원리

안구를 압박하여 안압을 상승시키면 망막 중심동맥이 박동한다. 그때의 안압이 망막 중심동맥압(central retinal artery pressure, CAP)이다.

### 의의

정확한 안 순환압(동맥압과 안압과의 압력 차이)을 알 수 있다.

### 기계

금속저로 안구를 압박하는 가압식 안저 혈압계는 압력을 가할 때 안구가 편위 되므로 정확한 가압값을 얻기 어렵다. 또 종래의 가압식이나 흡인식 안저 혈압계는 환산 곡선을 이용하므로 오차가 생기기 쉽기 때문에 여기서는 OCVM(oculocerebrovasculometer, Argon사)를 사용하여 압력을 가할 때의 안압을 직접 측정한다.

### 측정법

① 검사 30분 전에 산동세를 점안한나.

② 피검사자를 bed에 등을 대고 똑바로 눕게 하여 점안 마취 후에 개금기를 장착하고 안저를 관찰할 수 있도록 직상경의 초점을 맞춘다.

③ 안구를 내전하도록 하고 suction unit의 흡판을 안구의 귀쪽에 대고 흡인압을 100 ㎜Hg로 하면 흡판이 안구에 압착된다. 안저를 들여다 보면서 흡인압을 서서히 올리면 안압이 상승하고 망막 중심동맥이 박동을 시작한다. 이것이 망막 중심동맥의 확장기 혈압이다. 각막이 건조해지면 안저를 보기 어려우므로 점안제로 각막 표면을 적신다.

④ 다음에 안저를 들여다 보면서 단숨에 흡인압을 올려서 망막 중심동맥의 박동이 아주 끊어지면 서서히 흡인압을 내리기 시작한다. 그리고 박동이 재개될 때의 안압을 측정한다. 이것이 수축기 혈압값이다.

⑤ 흡인압을 내려 흡판 및 개검기를 떼어내고 항생제를 점안한다. 흡판으로 압박한 것에 의해 출혈이나

결막하 출혈이 생기는 경우가 있다.

## 특징

종래의 흡인식 안저 혈압계의 suction unit와 PTG(pneumotonography, Argon사)로서도 정확한 망막 중심동맥압을 측정할 수 있다. OCVM를 이용하면 5배로 확대된 안구 맥파의 진폭이 안구 압박에 의해 소실되는 시점의 안압(안구 맥파 소실압)도 측정할 수 있다(그림 1). 소실압은 망막 중심동맥압의 수축기압보다 7~8 mmHg 낮다. 안구 맥파는 주로 맥락막 순환을 반영하고 있으므로 맥락막 수축기 혈압이라 생각된다. 맥파를 이용하므로 안저를 볼 수 없는 사례에서도 측정할 수 있는 장점이 있다. 망막 중심동맥압 및 안구 맥파 소실압을 통칭하여 안저 혈압이라 한다.

## 주의점

① 피검사자의 압통을 적게하기 위해서 흡인압은 550 mmHg까지로 한다(필요할때에는 더 올린다).

② 수축기 혈압을 측정할 때에 눈 안의 혈류량이 격감하고 있으므로 가급적 단시간에 측정한다.

③ 안저 혈압의 정상값은 상완 혈압의 60% 정도이며, 50% 이하인 경우는 중추측 혈관의 협착이 의심된다(표 1). 특히 안저 혈압이 50 mmHg 이하로 되면 허혈성 안병변이 생기기 쉽다.

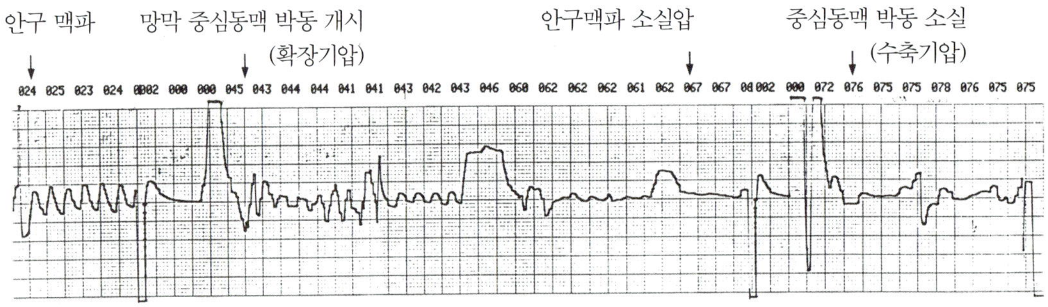


**그림 1** OCVM에 의한 안저 혈압 측정

**표 1** 안저 혈압과 협착 부위

| 망막 중심동맥압 | 안구맥파 소실압 | 협착 부위 |
|---|---|---|
| 저 하 | 정 상 | 망막 중심동맥 기시부 |
| 정 상 | 저 하 | 맥락막 동맥 |
| 저 하 | 저 하 | 안동맥, 경동맥 |

## B ┤ Dopper 혈류 검사

안동맥 안을 흐르는 혈구에 초음파를 대면 반사한 음파와의 사이에 도플러 효과에 의한 울리는 소리가 발생한다.

### 의의

검사 결과를 해석하면 혈류 속도 뿐 아니라 비침습적인 심장에서 안동맥에 이르기까지 혈관의 동맥 경화도나 협착성 병변 유무를 쉽게 진단할 수 있다. 안저 혈압의 저하가 없는 경도의 협착이라도 진단이 가능하다(표 2).

**표 2** 유속 맥파 · 안저 혈압과 협착 부위

| 유속 맥파 | 안저 혈압 | 협착 부위 |
|---|---|---|
| 정 상 | 저 하 | 망막 중심동맥 기시부 |
| arch형 | 정상 ~ 저하 | 안 · 경 동맥 |
| 역류파형 | 저 하 | 내경 동맥 기시부 폐쇄 |

### 측정법

① 점안 마취 후 안구를 내전시켜서 초음파 혈류계의 probe를 귀쪽 구결막에 대고 안동맥이 흐르고 있는 시신경관의 방향에 초음파를 입사시킨다. 혈류음이 최대로 청취될 수 있도록 한다. 혈류음을 해석 장치에 입력하면 즉시 T.V 화면에 유속 맥파가 그려진다.

② 유속 맥파는 경~안동맥의 혈관 탄력성(동맥 경화), 협착이나 폐쇄의 유무를 진단하는데 유용하다(그림 2). 동맥 경화가 진행됨과 동시에 맥파의 최초 피크가 저하된다. 협착이 생겨나면 맥파의 올라감은 완만하게 된다. 내경 동맥 폐쇄가 오면 외경 동맥계의 전측두동맥(arteria temporalis superficialis)이나 악동맥(arteria maxillaris)에서 안동맥을 거쳐 뇌로 흐르는 측부로(bypass)가 형성되기 때문에 안동맥은 역류한다.

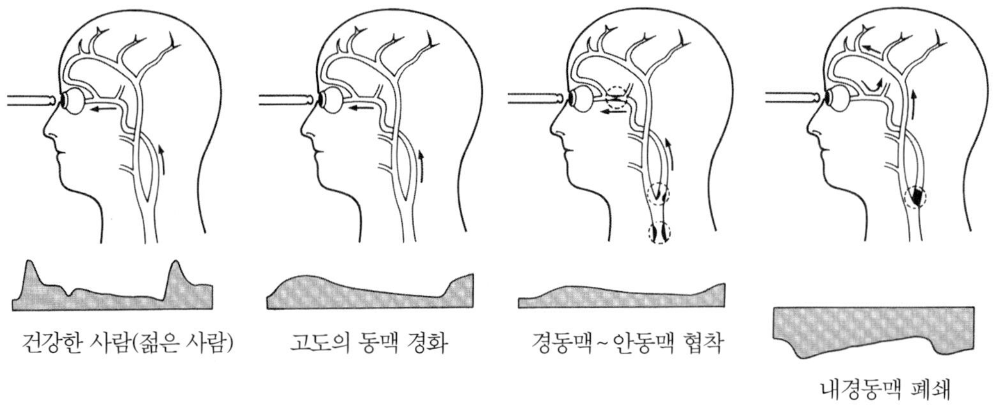


그림 2 안동맥 도플러 혈류 검사

# 14 안내 이물 검사

안내 이물은 안외상 중에서도 피를 보는 수술을 요하는 경우가 많은 질환이다. 또 정확한 진단에 의해 적절한 치료법을 결정할 수 있으므로 진단을 위한 검사로는 매우 중요하다. 안내 이물의 유무, 재질 및 위치를 아는 것이 중요하다.

## 이물 유무의 확인

우선, 이물의 유무를 알기 위하여 두부 X선 촬영(정면 및 측면)을 한다(그림 1). 이것으로 재질이나 위치도 어느 정도 추측할 수 있다.

안내 이물의 대부분은 철편이다. 이물의 위치는 유리체강내, 망막 또는 혹은 망막을 꿰뚫어 맥락막 내에 있는 경우도 많으나 때에 따라서는 2중 천공과 같이 다시 한번 공막을 뚫고 눈밖에 이르는 것도 있다. 각각의 이물 부위에 따라서 적절한 수술법을 선택해야 한다.

두부 X선 촬영에 의하여 이물의 존재를 확인한 후 이물의 정확한 위치를 파악해야 한다.

## 이물의 위치

이물의 위치를 알기 위해서는 다음과 같은 방법을 사용한다.

### a 중복 촬영법

우선, 이물이 눈 안인지 눈 안 어느 곳에 있는지를 알기 위하여 X선 촬영의 한 방법인 중복 촬영법(2중 촬영)을 한다. 이 방법은 피검사자의 머리부를 고정시킨 다음 동일 필름면에 상방시와 하방시(우방시와 좌방시도 무방)를 한 2 방향에서의 안구 상태를 촬영하여 안내 혹은 안구벽에 이물이 있으면 이물이 2개 찍혀지지만 만약 안구 밖에 있으면 하나만 찍혀 나온다(그림 2). 단, 이물이 안구 밖에 있어도 테논낭(Tenon's capsule) 주위의 조직이나 안근의 움직임에 따라 이동하여 이물이 이중으로 찍혀져 나오는 경우가 있으므로 주의를 요한다.

### b Comberg법

눈 안에 이물이 있는 경우, 눈 안의 어느 위치에 있는가를 알기 위해서 X선 콘택트렌즈(그림 3)를 각막 위에 놓고 머리부 정면과 측편의 X선 촬영을 하여(그림 4) 이물 위치 결정 도표(Comberg 좌표)를 사용하여 이물의 위치를 아는 방법이다. 그러나 콘택트렌즈(그림 3에서와 같이 흡인으로 고정되게 이루어져 있으나)의 위치가 촬영할 때에 밀리거나 또 안축장도 개인차가 있기 때문에 반드시 정확하지 않다. 물론 안저를 볼 수 있는 사례에서는 안저 검사로 파악하는 것이 정확하다.

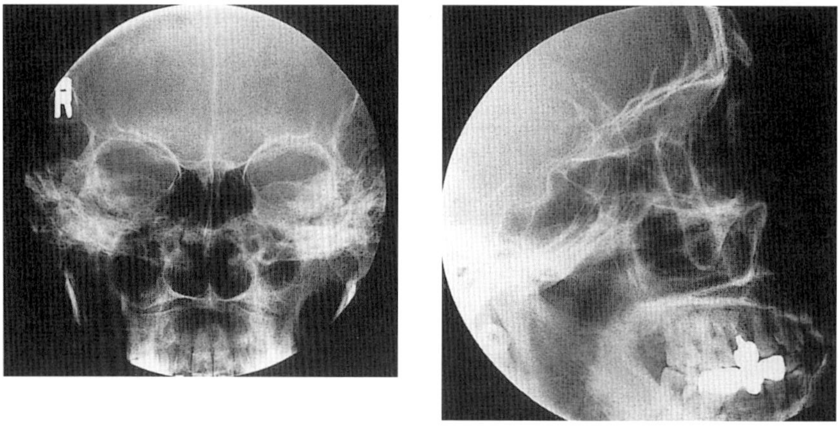

**그림 1** 두부 X선 촬영(정면 및 측면)

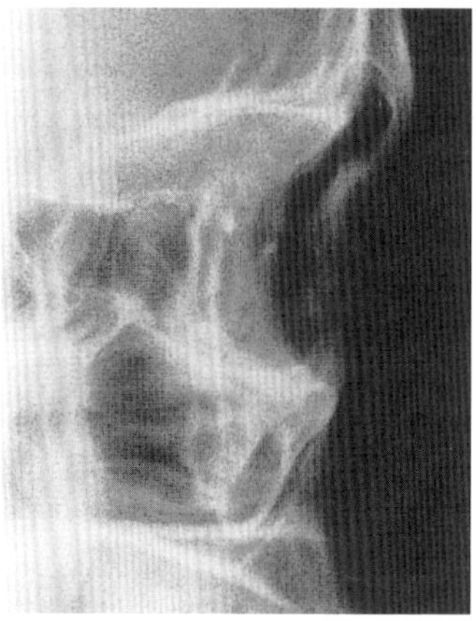

**그림 2** 중복 촬영
이물이 안구 내에 있어 이물의 상이 2개 보임.

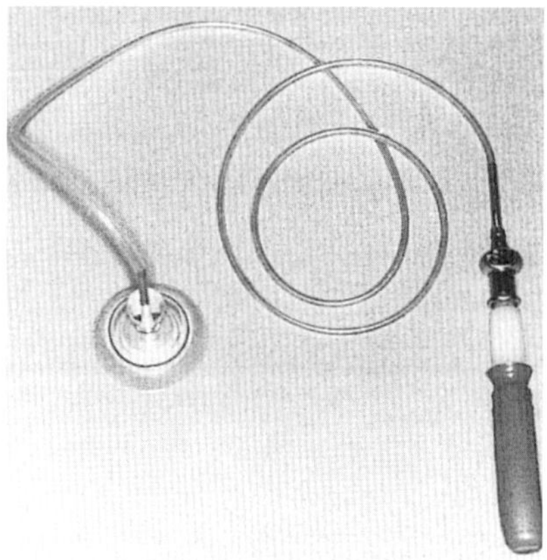

**그림 3** Comberg법용 콘택트렌즈

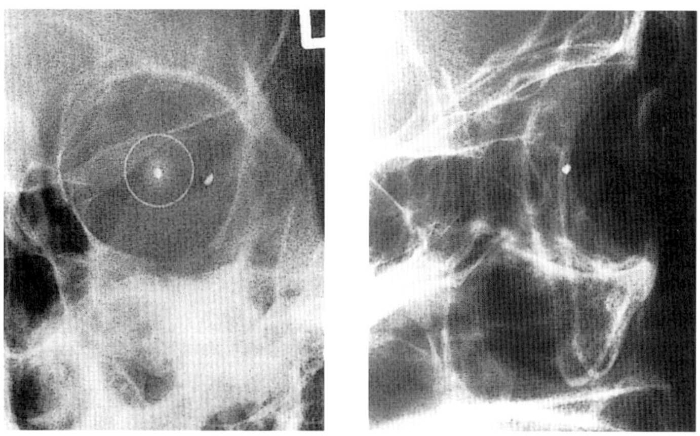

**그림 4** Comberg법 촬영

### CT scan, Metal Locator

CT scan은 안저를 볼 수 없는 경우에 유용하다. 그러나 CT scan의 경우는 단층 폭 때문에 매우 작은 이물질은 못보고 놓칠 가능성이 있다. 이물의 위치를 수술 중에 알기 위하여 Metal Locator가 사용되는 경우도 있다. 비자성(non-magnetic) 금속 이물에 대하여도 유용하다.

초음파 검사도 때로는 매우 유용할 경우가 있다.

## 안내 이물이 의심될 경우의 검사 순서

① 세극등  현미경 검사, 안저 검사

② 머리부 정 · 측면, 2중 촬영, Comberg X선 촬영

③ 초음파, CT 검사

④ Metal Locator 검사

안저를 볼 수 있고 이물 확인이 될 경우에는 ①, ②로 이물의 존재와 위치가 확인되고 이물의 재질도 확정되면 그 이상의 검사는 그다지 필요하지 않다.

①, ②로 이물의 존재와 위치가 확인되어도 이물의 재질을 확정할 수 없을 경우나 이물의 존재와 위치도 확인되지 않는 경우는 ③, ④로서 확인한다.

## 이물은 1개라고 한정할 수 없다.

비록 1개의 이물로 판정되더라도 그것으로 간단히 결정하는 것은 위험하다. 모든 검사를 모든 촬영 방향에 대하여 충분히 검토해야 한다.

# 찾아보기

## ㄱ



## ㄴ

### ㄷ



### ㄹ



### ㅁ



### ㅂ

ㅅ

## ㅈ



## ㅊ

## ㅋ



## ㅌ



## ㅍ



## ㅎ

# INDEX

## F



## G



## H



## I



## K



## L

# 눈의 검사법

2009년 1월 16일 초판 발행 값 20,000원

공 역 | 이혜정 · 엄정희 · 두하영 · 김홍선 · 배승선 · 성덕용 · 황정희
발행인 | 윤진영
발행소 | 도서출판 대학서림
110-530 서울시 종로구 혜화동 78-2
전화: (02) 744-2811, 744-2812, 763-1220, 745-1220 FAX : (02) 744-1210
등록: 1965년 1월 20일
번호: 제 1-88호
ISBN 978-89-8016-743-2 93510

http://www.daihaks.com